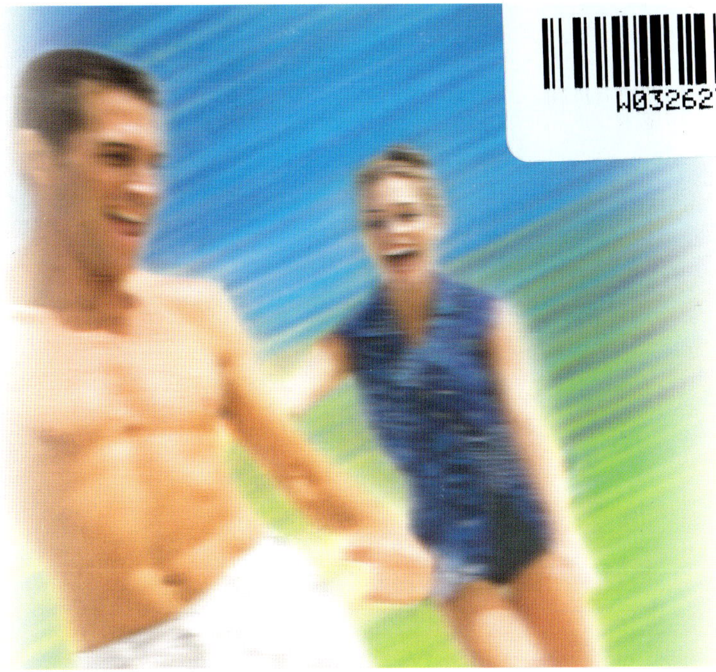

DR. MED. ULRICH STRUNZ

forever young

Das Muskelbuch

➤ *Stimulieren Sie Powerhormone und bleiben Sie jung, fit & attraktiv*

➤ *Bodystyling, Fatburner-Workout, Problemzonen-Training*

GU

INHALT

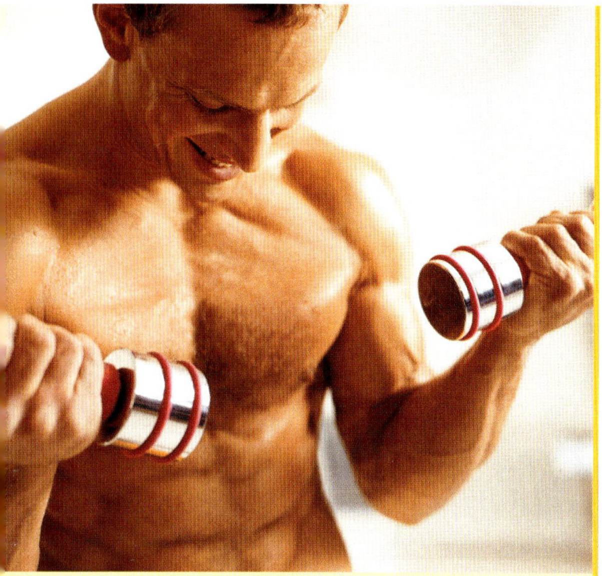

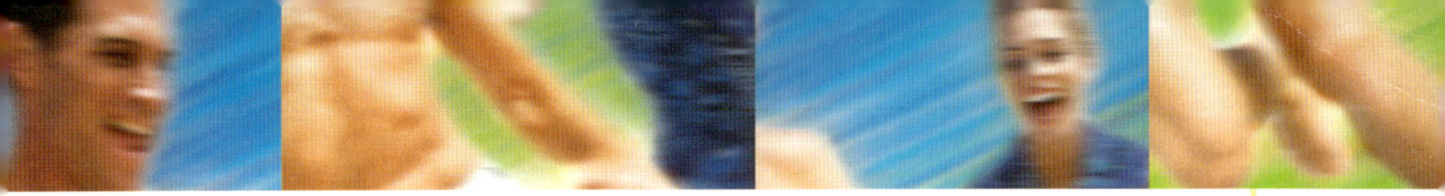

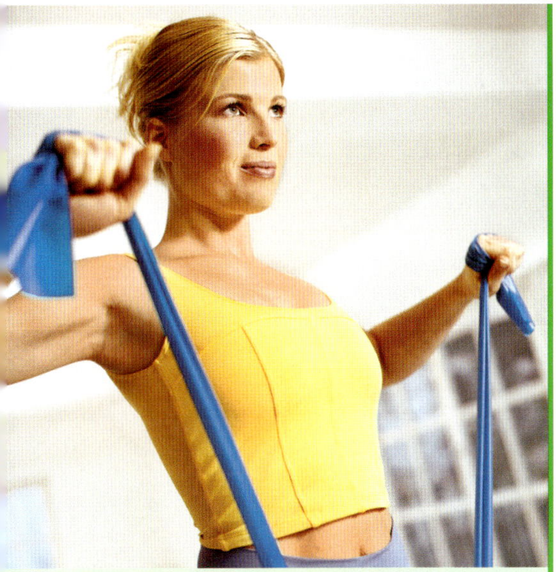

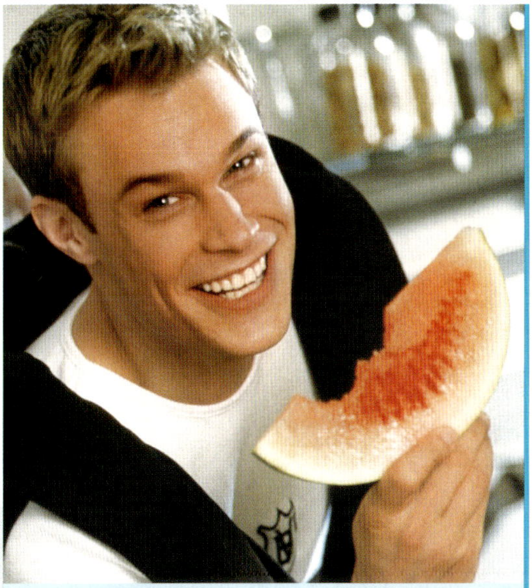

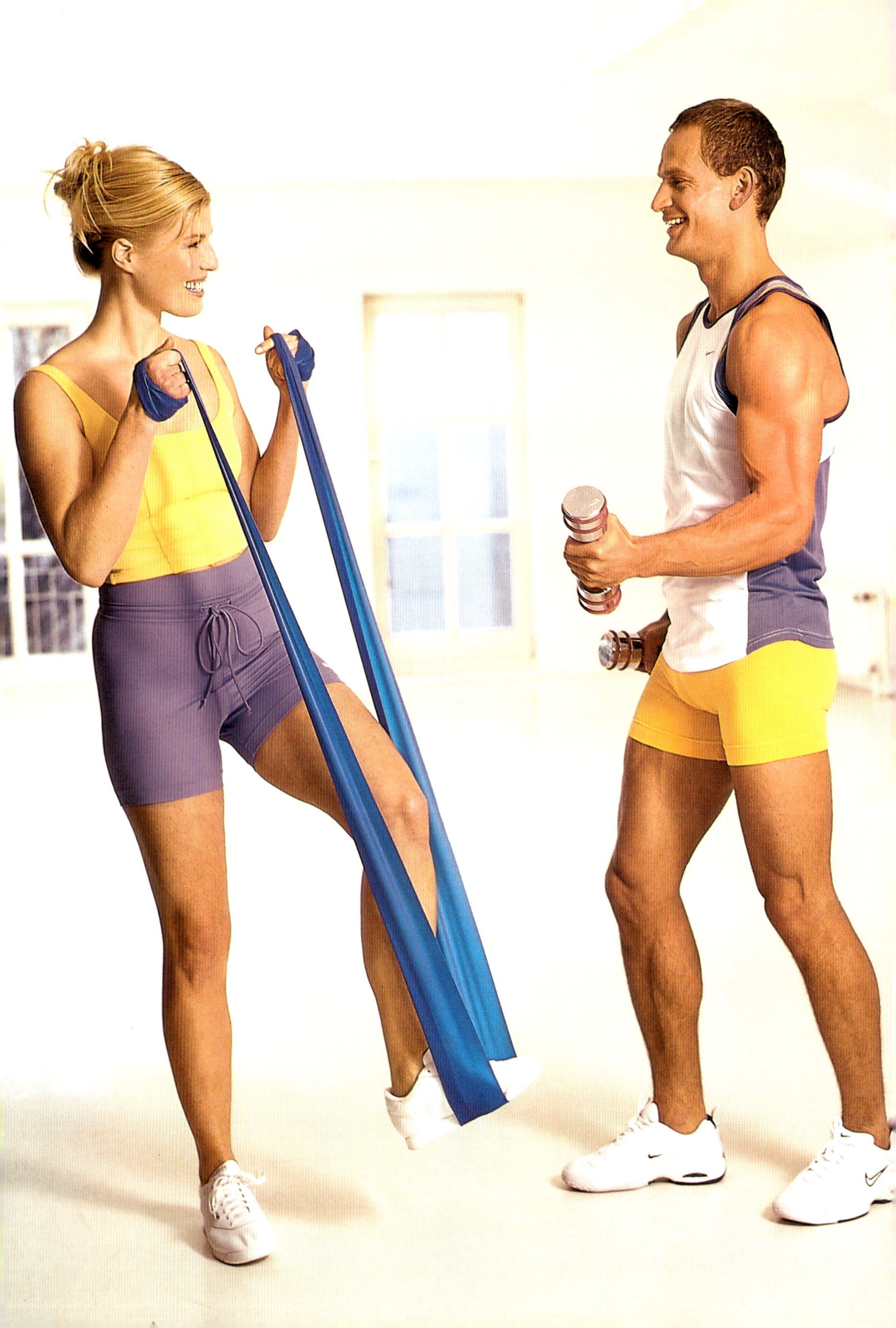

Ein Wort zuvor

Goethe hat zwar gesagt: »Das ewige Leben ist nicht jedermanns Sache.« Aber lange jung bleiben – wer will das nicht? Darum gibt es in Amerika sogar schon ein Anti-Aging-Waschmittel. Sie wollen auch jung bleiben – sonst hätten Sie dieses Buch nicht in der Hand. Gut so. Denn ein Waschmittel wird Ihnen dabei nicht helfen – höchstens kurzfristig Ihr schlechtes Gewissen reinigen. Aber es schenkt Ihnen keine Sekunde mehr Jugend. Da müssen Sie schon auf Ihre Gene hören. Und in denen steht: »Laufe!« Dort steht: »Laufe täglich, du schaffst sogar 40 Kilometer!« Wenn Sie also täglich laufen, gewinnen Sie viel. Sie gewinnen 80 Prozent mehr Lebensenergie, Lebensfreude, Lebenskraft. Denn Sie setzen Ihren größten Muskel ein.

Wer mehr will – 100 Prozent oder sogar noch mehr –, sollte einen zweiten Blick in seine Gene riskieren. Dort steht nicht: »Rackere dich stundenlang an Kraftmaschinen ab«, sondern: »Schwinge ab und zu die Keule.« Also: »Tu etwas für deine Muskeln.« Wie beim Laufen gilt auch für das Muskeltraining: »Light« ist genug. Es schenkt Ihnen die restlichen 20 Prozent: den idealen Körper. Die Voraussetzung für Kreativität und Höchstleistung.

Unser Blitz-Programm, 3-mal 15 Minuten die Woche, regt die Fettverbrennung an und strafft den Körper. Wer die Muskeln ein bisschen wachsen lassen will, den Körper profilieren – wie es so schön heißt –, der macht eben 2-mal 45 Minuten unser Bodystyling-Programm. Natürlich finden Sie auch Tipps für die Problemzonen – der Waschbrettbauchträumer genauso wie der Rückengeplagte. Und wer doch lieber ins Fitness-Studio geht, der fühlt sich dann beim Heavy-Duty-Training gut aufgehoben.

Und Sie werden es nicht glauben, wie beim Laufen gilt auch fürs Krafttraining: Erfolg wächst aus der Langsamkeit.

Ist Ihnen alles zu viel? Glaube ich nicht. Denn: Bewegung = Lebensfreude.

Ihr Dr. 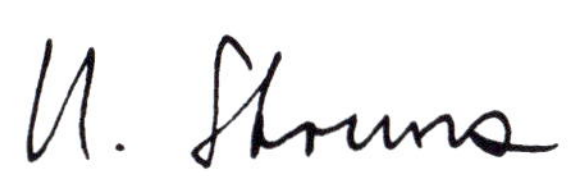

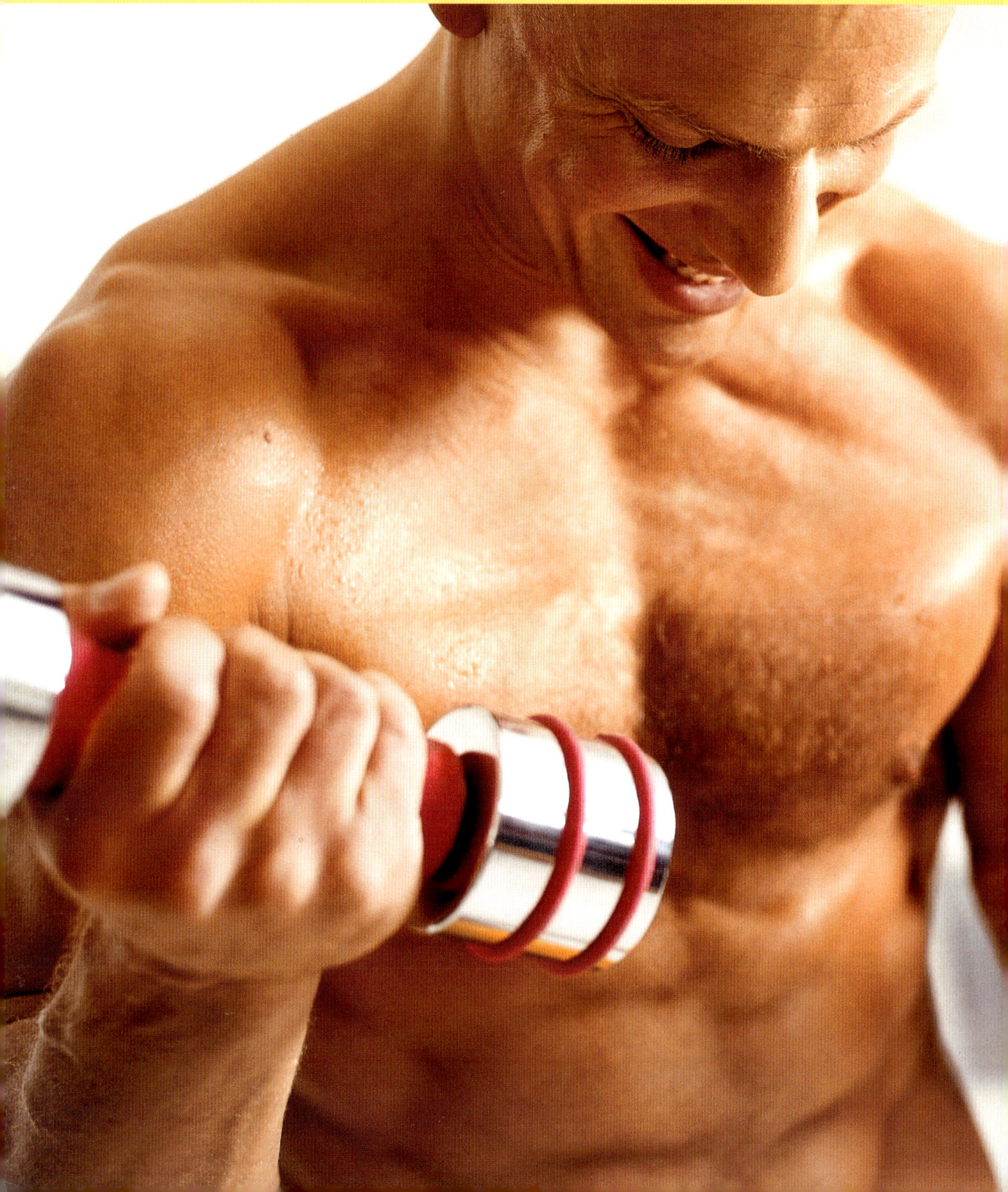

Garant für Jugend: Der Muskel

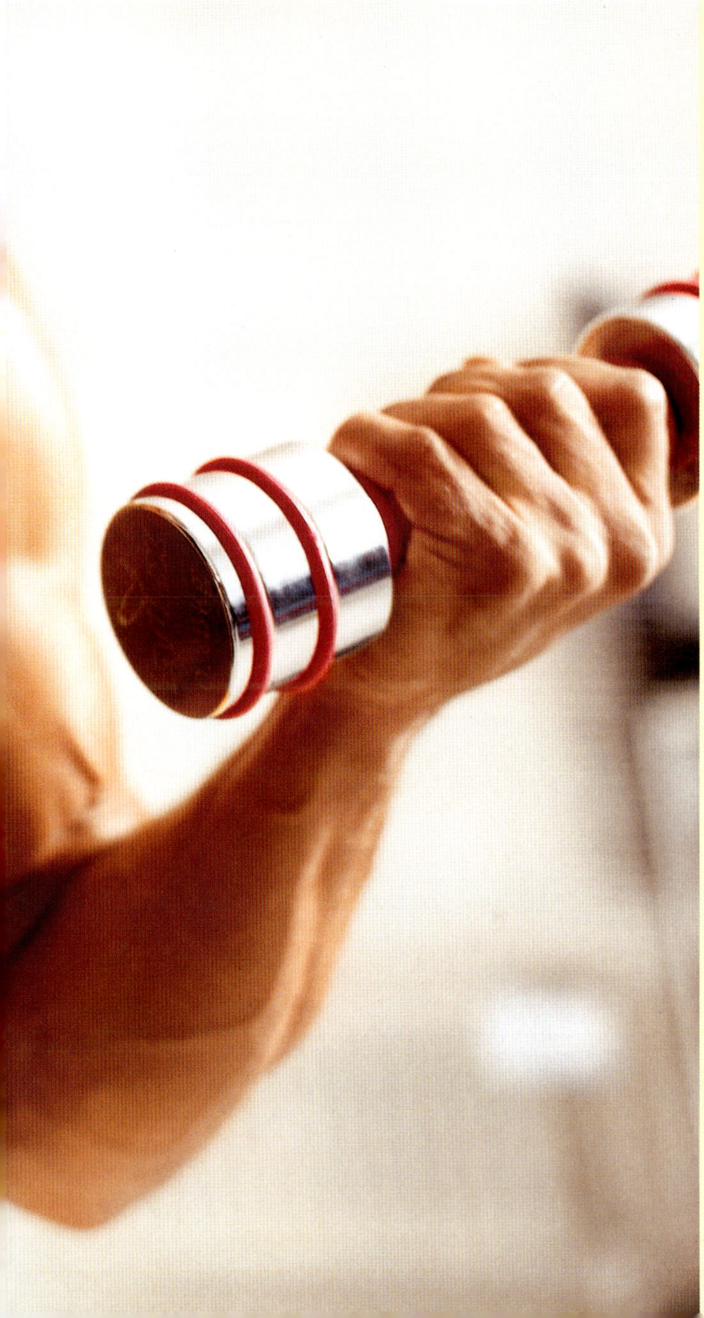

Vor 5000 Jahren stemmte der Mensch Bäume, Felsen, Tiere – um seine Kraft zu demonstrieren und seinen Körper zu stählen. Heute gibt's handliche Hanteln und jede Menge Gründe sie einzusetzen: Der Muskel erzeugt Lebensenergie, Glücksbotenstoffe und Powerhormone. Er macht Sie zum Sieger, hält Sie schlank, jung und gesund. Aber nicht, wenn Sie ihn im Sessel verkümmern lassen. Wecken Sie also Ihre Muskeln auf – und glauben Sie mir: Sie gewinnen Jahre.

Lauter Kraftakte

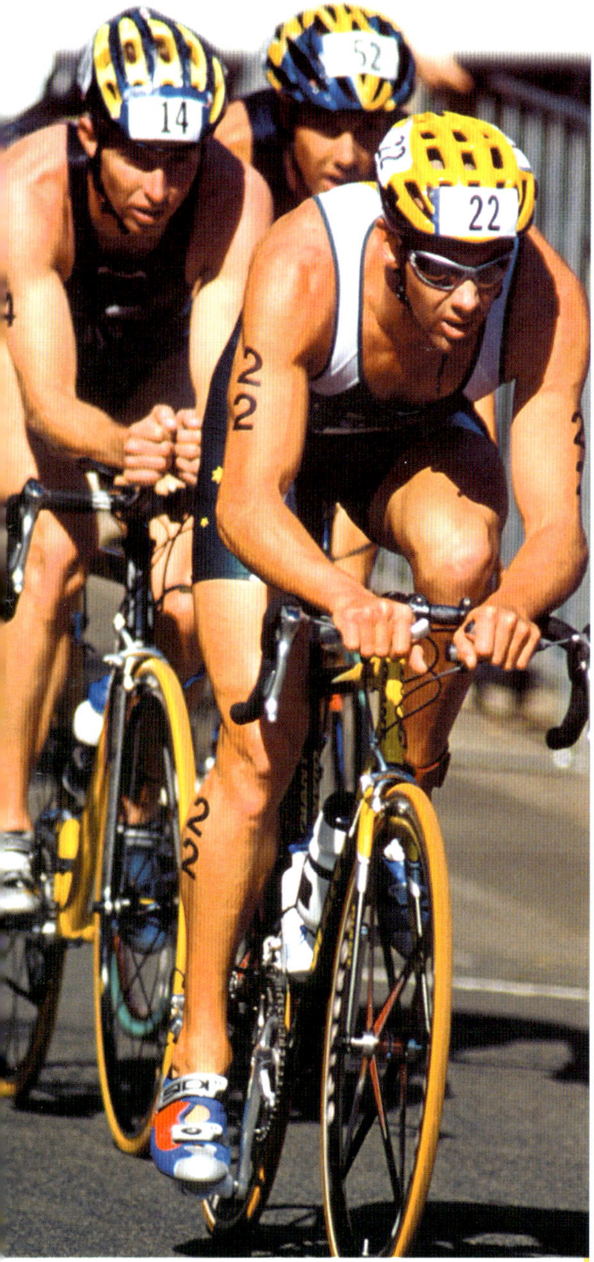

Ein Kunstwerk der Natur spiegeln die Körper von Triathleten wider. Körper zum Anbeten. Adler.

Von Ameisen und Adlern

Ameisen glauben, im Leben alles selbst tun zu müssen. Strampeln sich ab. Sind ständig unterwegs. Eilen geschäftig von links nach rechts, von rechts nach links, von links nach ... Sie starten früh mit der Arbeit und hören spät auf. Tag für Tag. Ameisen sind erfolgreich. Und wenn Ameisen einmal sehr erfolgreich sind, werden sie sogar zu Flugameisen. Heben ab, ein paar Tage ihres Lebens. Werden zu Überfliegern – ein paar Tage ihres Lebens sind sie Sieger. Um dann wieder abzustürzen. Wieder am Boden zu krabbeln und ihr Lebtag lang zu schwärmen von den großen Tagen damals. Ihren Enkeln zu erzählen von den Siegen damals. Ameisen werden nie verstehen, dass es auch Adler gibt. Tiere, die jeden Tag ihres Lebens abheben, fliegen, Überblick haben und gewinnen. Die nicht die Kraft ihrer Flügel einsetzen, sondern die Kraft des Windes.

Die Götter des Olymp

Alle vier Jahre, wenn die Götter des Olymp herabsteigen, um sich Medaillen zu ergattern, freut sich die Welt über die Wunder der Natur. Über Körper, die im Spiel von Licht und Schatten wie Kunstwerke erscheinen. Über Athleten im wertvollsten Designerkostüm – im herrlichen Muskelkleid. Körper zum Anbeten. Adler.

Nein, ich spreche hier nicht von den Kampfkolossen, die aussehen wie Sumo-Ringer, nur um 472,5 Kilo zu reißen und zu stoßen – leichtfüßig tänzelnd, aber dickbäuchig. Die Zunft der gewichthebenden oder kugelstoßenden Olympioniken erfreut selten das Auge. Das Training meißelt Ästhetik eher in Zehnkämpfer, Läuferinnen, Triathleten, Ruderinnen, Stabhochspringer, Weitspringerinnen, Beachvolleyballer, Fechterinnen ...

Und wie sich das lohnt: Der athletische Körper dieser Medaillen-Götter und -Göttinnen ist stolz, aufrecht, die Haut straff, das Spiel der Muskeln sanft wie ein Augenzwinkern. Aus jeder Pore strömt Vitalität, Kraft, Jugend. Beneidenswert. Das Geheimnis der Adler, der Sieger dieser Welt: Sie kümmern sich um ihre Muskulatur. Dort entsteht Lebensenergie – sie lässt einen Tag für Tag hüpfen, fliegen ...

Ameisen, die von Adlerschwingen träumen, rackern sich in Fitness-Studios ab. Pumpen an Kraftmaschinen. Stunden um Stunden. Zahlen bis zu 20 000 Mark im Monat für Anabolika, um nur einmal in ihrem kurzen Leben zu fliegen. Und dafür nehmen sie den Absturz in Kauf – bis in Grabestiefe.

Ein gewagtes Experiment

Der mexikanische Künstler Héctor Falcón unternahm einen gewagten Selbstversuch. Der damals 27-Jährige ging in die Apotheke und besorgte sich die Zweijahresration eines Bodybuilders an Anabolika. Dabei handelt es sich um einen synthetischen Stoff, der die muskelaufbauende Wirkung des Testosterons nachahmt, also Bodybuilder-Muskeln aufpumpt. Und mit diesem Mittel verwandelte sich der pummelige Héctor binnen 7 Wochen in einen Herkules. Das hielt er in Fotos fest. Die sah ich im Magazin »stern«. Also wahr.

Warum er das gemacht hat? Er sagt: »Ich will die heutige amerikanische Schönheitsideologie anprangern« – eben die schuftenden, Anabolika schluckenden Ameisen.

> **➤ Tipp**
>
> ### *Lassen Sie die Finger vom Doping*
>
> 10 Jahre? Das dauert Ihnen zu lange und ist Ihnen zu hart? Verstehe ich. Sie wollen lieber 7 Wochen ... Doch den brutalen Versuch von Héctor Falcón sollten Sie besser nicht nachahmen. Da er mit Sicherheit nicht weiter dopt, sieht er schnell wieder aus wie eine Luftmatratze, aus der man den Stöpsel zieht. Er hat Glück gehabt, dass nicht auf seinem Grabstein steht: Verstarb jung mit XXL-Muskeln.

So sieht es in der Natur aus: 10 Kilo, 10 Jahre

Wie sieht es in der Natur aus? Nehmen wir einen 90-Kilo-Kerl mit 45 Prozent Muskelmasse, der nun anfängt, mehr Muskeln zu machen. Dafür trainiert er an 5 Tagen in der Woche je 2 Stunden. Nun raten Sie mal, wie lange er braucht, um 10 Kilo pure Muskeln zuzulegen – ohne Dopingmittel aus der Apotheke? 10 Jahre. Er braucht 10 lange Jahre harten Trainings. Dann sieht er allerdings gewaltig aus. So richtig voll gepackt mit Bizeps und Trizeps. Und er kann den Mr. Universum oder etwas Ähnliches gewinnen. Wenigstens eine ehrliche Ameise – fleißig wie Marcel Barkowski. Er schaffte es zum Mr. Germany mit 900 »Sit-ups extrem« plus 300 Rumpfbeugen morgens, 300 mittags, 300 abends. Tägliches Grundpensum.

Es geht auch einfacher: mit Köpfchen. Man macht den Mr. Fitness-Universum – den Titel gibt's neuerdings auch – und sieht wohl definiert und richtig gut aus.

Wie's geht, lesen Sie ab Seite 107. Dort führt Sie Stephan Deininger, der Mr. Fitness Universum 2000, persönlich durchs Heavy-Duty-Training. Seine Philosophie lautet: »Mit minimalem Aufwand das Maximale erreichen.« 1 Stunde Muskeltraining langt.

Frau wird Mann, Mann wird Frau

Damit alle, die nun Anabolika auch nur in Erwägung ziehen sollten, gleich wissen, was ich davon halte: Nichts. Man muss nur einen kurzen Blick in den »Pschyrembel« werfen, das grüne, dicke Buch für Mediziner, wo alles drinsteht, von Anabolika bis Steinlaus (eine Erfindung von Loriot, die ebenfalls in die Annalen des Ärztewissens Einzug hielt). Dort also steht über die Wirkung von Anabolika – frei übersetzt: Dem Mann wachsen Brüste, der Frau ein Bart. Ihre Stimme wird dunkel, der Körper nimmt männliche Formen an. Pickel sprießen, die Gefäße verkalken, das Herz versagt. Die Leber geht kaputt, die Niere auch. Die Lust am Sex versiegt. Er wird impotent. Die Spermien verkrüppeln. Auch Krebs wird diskutiert im Zusammenhang mit Anabolika. Und wenn das noch nicht reicht: Nach dem Absetzen kriegt man schwere Depressionen.

Und wo bleibt der Sportsgeist?

Ich bin künftig für zwei Olympiaden. Alle zwei Jahre eine. Eine für Adler, eine für Geier. Eine ehrliche und eine für Doping-Anhänger. Für die Doping-Olympiade hätte man die Pharmaindustrie als Sponsor. Iso-Getränke fallen weg. Auf den Trikots stehen dann Sprüche wie: »Trink Trimapolan, dann bist du schneller als ein Hahn«. Die Trikots müssen, einmal durchgeschwitzt, selbstverständlich auf den Sondermüll. Natürlich muss bei der Doping-Olympiade jeder, der bei der Urinprobe als nicht gedopt hervortritt, sofort das Gelände verlassen. Dann langweilt uns die Presse auch nicht mehr damit, wie viel Nudeln wer wann gegessen hat. Bei der Pressekonferenz wird nur die Zutatenliste der Pharmaindustrie bekannt gegeben, die zum Sieg verholfen hat. Und natürlich die Anwendungstricks. Ich stelle ihn mir genau vor, den Doping-Olympioniken: drei Schläuche im Muskel und ein Fläschchen am Rücken, zur Direkteinspritzung beim Abstoß der Kugel. Natürlich muss man sich bei so einer Olympiade auch über den plötzlichen Ausfall der Athleten Gedanken machen und anstatt der Rettungswagen mehr von diesen großen schwarzen Limousinen parat halten. Und damit Umweltschützer nicht auf die Barrikaden gehen, werden an jedem Baum rund um die Sportanlage Schilder aufgestellt: »Gedopten Sportlern ist das Urinieren strengstens verboten«. Um die Bäume davor zu schützen, dass sie im Jahr nach der Olympiade 4 Meter hochschießen.

Und was machen Adler?

Sie schlucken kein Anabolikum und rackern sich auch nicht 5 Tage in der Woche 2 Stun-

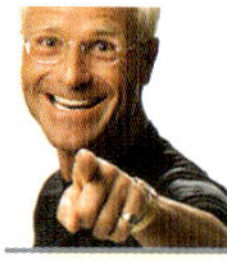

Mein Tipp für Sie

Machen Sie den Spiegeltest

STELLEN SIE SICH vor den Spiegel. Heben Sie Ihr Hemd, Ihr T-Shirt hoch. Was sehen Sie? Mit einer Wahrscheinlichkeit von 20 Prozent einige olympische Ringe. Mit einer Wahrscheinlichkeit von 50 Prozent zumindest ein gemütliches Bäuchlein. Wenn Sie damit nicht zufrieden sind, dann laufen Sie los, jeden Tag 30 Minuten, um die Muskeln von der Fettschicht zu befreien. Starten Sie eines unserer Forever-young-Trainingsprogramme ab Seite 63. Und in 7 Wochen werden Sie sich wundern. Ihr Körper ist straffer, die Haltung gut, Sie sehen besser aus, fühlen sich frischer – und jünger.

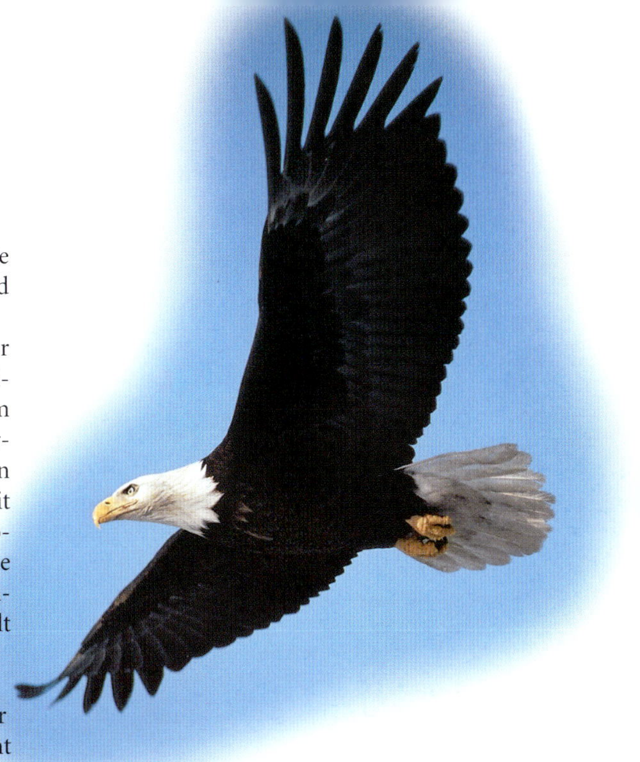

den an Kraftmaschinen ab. Sie nutzen die Kraft des Windes. Mit wenig Aufwand genießen sie 100-prozentigen Erfolg.
Tun Sie das doch auch. Sportwissenschaftler haben festgestellt: Alle, die schon einmal trainiert haben, brauchen nur wenige Tage, um schlafende Muskulatur wieder aus der Reserve zu locken. Und Unsportlichen genügt ein Minimalprogramm, um binnen kurzer Zeit die Muskeln zu stärken. Schon nach 2 Wochen stellen sich die ersten positiven Effekte ein. Die Haut wird straffer, das Fett schwindet, man wird messbar stärker – und fühlt sich pudelwohl. Nach 4 Wochen hat man ein kraftvolleres Muskelkorsett. Und irgendwann fliegt man dann davon. Wer hingegen zu viel trainiert, den Muskeln nicht 48 Stunden Pause gönnt (das gilt natürlich nicht für den täglichen Ultralight-Lauf), der riskiert viel: Überlastungserscheinungen, erhöhte Verletzungsgefahr, Müdigkeit bis zum Burn-out-Syndrom.

Kraft ist Lebensenergie

Ihre Lebensenergie, Ihre Dynamik, Ihr Elan am Schreibtisch wird in den Körperzellen gemacht. »Mitochondrien« heißen die kleinen Kraftwerke. Dort wird gelebt, dort wird gestoffwechselt, dort wird Energie erzeugt. Dort wird lästiges Fett verbrannt. Und wo stecken die kleinen Kraftwerke des Lebens? Nicht im Fett, nicht im mittleren Ring. Nicht in den verstopften Adern. Im Muskel. Und das Sensationelle: Durch Muskeltraining können Sie diese Kraftwerke vermehren. Im ganzen Körper. Sie können sich 6-mal so viele Kraftwerke bauen, 6-mal so viel Lebensenergie. Und ganz nebenbei verlieren Sie Ihr lästiges Fett. Was kostet ein durchtrainierter Körper mit fein definierten Muskeln, wohl proportioniert, mit keinem Gramm Fett? Natürlich die tägliche halbe Stunde Laufen, um die Muskeln erst mal aus dem Fett herauszuschälen. Die Anleitung dazu finden Sie in meinem »Leichtlauf-Programm« (siehe Seite 140). Und je nach Ausgangssituation bauen Sie Muskeln auf mit einem der Trainingsprogramme in diesem Buch.

Wie viel Kraft hätten Sie denn gerne?

Suchen Sie sich ein Muskeltrainingsprogramm aus:
➤ **Das Bodystyling-Programm.** Sie verbrennen Fett, produzieren Powerhormone, tanken Jugend, Vitalität, entwickeln mehr

Kraft bedeutet Lebensfreude, Aktivität, Elan – am Schreibtisch genauso wie beim Klettern.

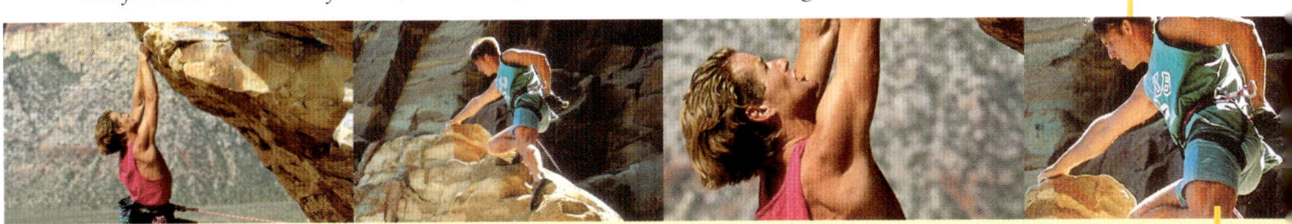

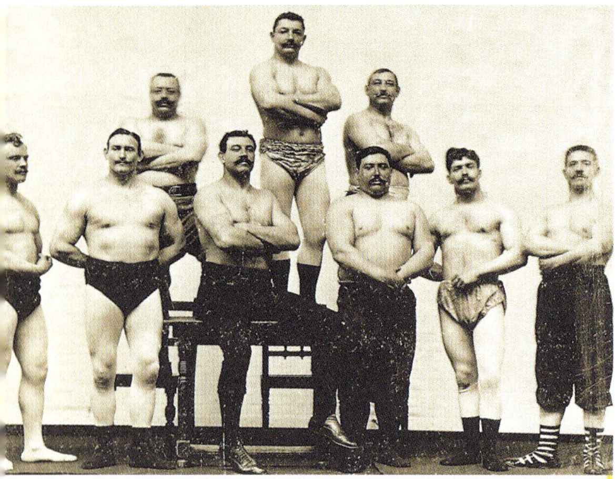

Wohl geformte, schöne Körper und kräftige Muskeln stehen seit langem hoch im Kurs. Hier Bodybuilder um die Jahrhundertwende.

Lust auf Sex, stärken das Immunsystem, kräftigen die Muskulatur – und ernten Glück; siehe ab Seite 63.

➤ **Das Blitz-Programm** mit Fatburner-Effekt. Dann trainieren Sie 3-mal 15 Minuten in der Woche. Die Übungen fordern gleichzeitig mehrere Muskelpartien heraus, heizen vor allem die Fettverbrennung an. Kräftigen den gesamten Körper schnell und sichtbar. Starten Sie ab Seite 88.

➤ **Das Problemzonen-Programm** gibt Ihnen die Möglichkeit, gezielt (Muskel-) Schwachstellen zu stärken; siehe ab Seite 94.

➤ **Training im Fitness-Studio.** Wenn Sie noch mehr wollen: Muskelzuwachs, sich so richtig anstrengen, in kurzer Zeit das Maximale aus Ihrem Körper herausholen und das Spiel der Hormone herausfordern – dann müssen Sie nur 2-mal in der Woche 30 Minuten in Ihre Muskeln investieren. Stephan Deininger begleitet Männer ab Seite 110 durchs Programm. Und Frauen halten sich ab Seite 114 an die Kraft-Ausdauer-Tipps von Fitness-Expertin Carmen Westenbaum.

Ein bisschen Historie ...

Wie lange hängt der Mensch schon an der Hantel? Vor 5000 Jahren stemmte er Bäume, Felsen, Tiere. Man weiß nicht genau, ob er damals schon das progressive Muskeltraining kannte – also das Üben mit steigenden Gewichten. Erst viel später, im 6. Jahrhundert vor Christus, zur Zeit der antiken Olympiade, machte ein Mann mit einem durchaus cleveren progressiven Muskeltraining von sich reden: Milon von Kroton. Der Ringkämpfer war seinerzeit der stärkste Mann Griechenlands. Er hob täglich ein Kalb. Und so wie das Kalb wuchs, entwickelte sich seine Kraft. Bis er den ausgewachsenen Stier stemmte. In dieser Zeit tauchten übrigens die ersten Hanteln auf, die das tägliche Training weniger tierisch gestalten ließen. Historische Zeichnungen aus dem alten Ägypten zeigen, dass Männer und auch Frauen trainierten. Heute geben die Deutschen für Hanteln und Heimtrainer an die 400 Millionen Mark im Jahr aus.

➤ **INFO**

So ein Zirkus

DER VATER des Bodybuilding hieß Karl Friedrich Miller (geboren: 1867). Er war einer der Kraftprotze, die im Zirkus durch die Welt tingelten und ihre Muskelkraft mit gigantischen Hanteln zur Schau stellten oder einen kleinen Elefanten hoben. Sein Künstlername: Eugen Sandow. Sein Körper: Er war nicht nur stolz auf seine Kraft, sondern legte auch Wert auf gepflegte Eitelkeit. Zum Entzücken der Damenwelt präsentierte der Zirkus-Adonis seinen Body nur mit einem Feigenblatt bedeckt.

... und ein wenig Zukunft: Muskeln aus dem Labor

»Praller Bizeps mit 60.« Das versprechen US-Forscher von der University of Pennsylvania. Mit Hilfe einer Gentherapie. So funktioniert es: Im Muskel sitzt ein Molekül mit dem Namen IGF-1. Ein Wachstumsfaktor. Er wird dann aktiviert, wenn der Muskel verletzt ist. Und hartes Training bedeutet ja nichts anderes, als dass sich mikrofeine Risse in der Muskelfaser bilden. Und dann wird dieses IGF-1 aktiv und sagt zum Muskel: »Vermehre dich, kitte das Loch, wachse!« Nur im Alter klappt das nicht mehr ganz so hervorragend. Nun

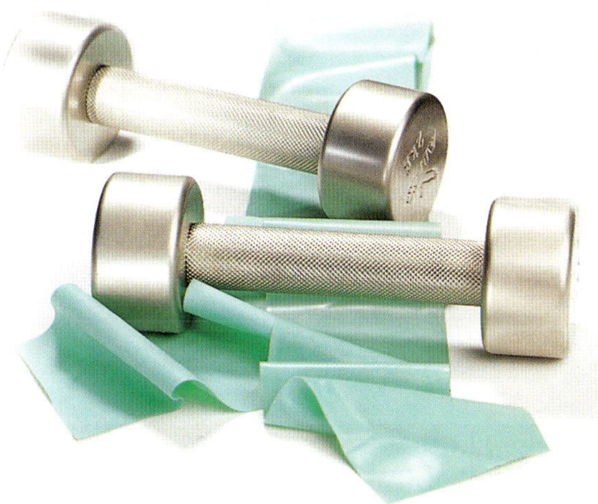

haben die Forscher mittels eines harmlosen Virus das Gen für die IGF-1-Produktion in betagte Muskelzellen geschleust. Bei Mäusen klappt's: Ältere Nager legten durch das Gendoping 27 Prozent an Muskelkraft und -masse zu. Junge Mäuse 15 Prozent. Bis eine Gentherapie einmal auch am Menschen das hält, was sie an Mäusen verspricht, fließt noch viel Schweiß den Rücken runter. Halten Sie sich besser an Hanteln – das ist ehrlicher, ethisch nicht angreifbar, sicherer, gesünder.

➤ INFO

Lauter kleine Kraftakte

UNGLAUBLICH, was Muskeln so können.

♦ **Muskeln machen** den Menschen zur Rakete. Merlene Ottey sprintete beispielsweise noch mit 40 Jahren 100 Meter in 11,8 Sekunden. Und Florence Griffith Joyner siegte ihrerzeit mit 10,49 Sekunden. Nur verstarb sie an einem Herzmuskelschaden. Man vermutet: die Folge von langfristigem Doping. Die US-Sprinterin Marion Jones mit einer Bestzeit von 10,65 Sekunden. Carl Lewis brach 1988 den Weltrekord mit 9,92 Sekunden. Auch ganz schön schnell: Die High-Tech-Schuhe von Maurice Greene sind noch leichter: 9,79 Sekunden.

Hier stellt sich die Frage: Was haben Sprinter eigentlich den Normalmenschen voraus? Training und einen genetischen Vorsprung: Ihre Muskeln wandeln Energie blitzartig in Schnellkraft um. Während eine Marion Jones ganze 47 Schritte fliegt, ohne an Kraft zu verlieren, liegt der Normalmensch nach 35 röchelnd am Straßenrand.

♦ **Muskeln machen** Menschen zu wahren Terminatoren: Der stärkste Mann der Welt heißt Hossein Rezazadeh und kommt aus dem Iran. Der Olympic Champion holte sich in Sydney 2000 die Goldmedaille mit 472,5 Kilo im Reißen und Stoßen. Und schnappte kurzerhand unserem Ronny Weller (467,5 Kilo) Titel und Platz 1 weg.

♦ **Muskeln schreiben** Guinness-Rekorde: Kurt König lief 1997 sage und schreibe 86 Stockwerke des New Yorker Empire State Building (1860 Stufen) in 10 Minuten hoch. Ein 12-Zylinder-Mensch! Wie geht es Ihnen im 4. Stockwerk? Oder wie viele einarmige Liegestützen schaffen Sie? Frank Rheder kam ins Guinness-Buch, mit 700 Stück in einer halben Stunde.

Muskeln machen sich dünne

Haben Sie schon einmal ein Rehlein gesehen, das wegen seines dicken Bauches und dünner Beinchen nicht mehr über den Graben kommt? Nicht in die Höhe kommt? In den Graben fällt? Ein Plumps-Reh? Haben Sie nicht. Gibt es nicht. Tiere benützen ihre Muskeln. Ein Leben lang.

Wenn ein Baby in die Welt plumpst, hat es 640 Muskeln. Sie lassen es lächeln, die Stirn runzeln und mit den Beinchen strampeln. Die kleinen Fingerchen greifen schon fest zu. Wenn das Baby dann 25 Jahre alt ist, hat es immer noch 640 Muskeln. Zum kräftigen Händeschütteln, zum Grinsen oder zum schnellen Sprint zum Bus. 640 wertvolle Helfer – nur manchmal sind sie ziemlich mickrig und oft unter Fettmassen vergraben. Wer nichts tut, verliert ab dem 20. Lebensjahr jedes Jahr ein Pfund Muskulatur. Das heißt: Bis zum 70. Lebensjahr schwinden 40 Prozent des wertvollen Forever-young-Organs.

Der Muskel-GAU

»Use it, or lose it« – »Gebrauche es, oder verliere es«, heißt der wichtigste Satz in der Medizin. Und wenn Sie Ihren Muskel nicht benutzen, dann verlieren Sie ihn.

Sie wissen, was passiert, wenn ein Bein im Gips ist? Nach 3 Wochen kommt der Gips ab, und das Bein ist ausgemergelt. Die Muskeln sind weg. Und es tut ganz schön weh, sich diese langsam wieder hinzuzüchten. Sich 3 Wochen nicht zu bewegen reicht, um eine muskuläre Katastrophe anzurichten. Den GAU, den größtmöglichen anatomischen Unfall. Das können Sie im Fernseher beobachten. Wenn Astronauten vom Mond zurückkommen. Dann schwanken sie, können kaum laufen. Nein, sie sind nicht allkrank, sondern sie haben keine Muskeln mehr. Sie müssen erst das Gehen wieder lernen. Ohne Gravitation, ohne Schwerkraft fällt das tägliche Lauf-Muskel-Training weg. Sie fahren zwar nicht zum Mond, aber Sie sitzen den ganzen Tag. Verpassen sich Tag für Tag einen Ganzkörpergips. Weil Sie wenigstens noch zum Kopierer gehen oder zum Auto oder vom Fernsehsessel ins Bett, verschwinden die Muskeln nicht ganz so schnell, aber immerhin.

➤ **INFO**

Jedes Jahr ein Pfund Muskelschwund

Sie verlieren jedes Jahr ein Pfund Muskeln. Das macht im Alter von 30 Jahren 5 Kilo weniger, mit 40 Jahren 10 Kilo weniger, und mit 50 sind es 15 Kilo weniger. Glauben Sie nicht, sieht man nicht? Nein, sieht man erst nicht. Fett lagert sich ein. Fettinsel für Fettinsel verwandelt stramme Muskulatur in Schwabbelmasse.

Sehen tut man es erst, wenn das Muskelgewebe als Fettspeicher nicht mehr reicht, dann lagern sich die gelben Butterpäckchen im Unterhautfettgewebe ein. Schicht für Schicht, Ring für Ring verwandelt sich der Mensch in ein wandelndes Butterfässchen. Sie verlieren nicht nur an strammer, straffer Schönheit. Sie verlieren Lebensenergie und setzen Ihre Gesundheit aufs Spiel.

Muskeln machen schön

Das ernten Sie, wenn Sie Ihre Skelettmuskulatur trainieren:

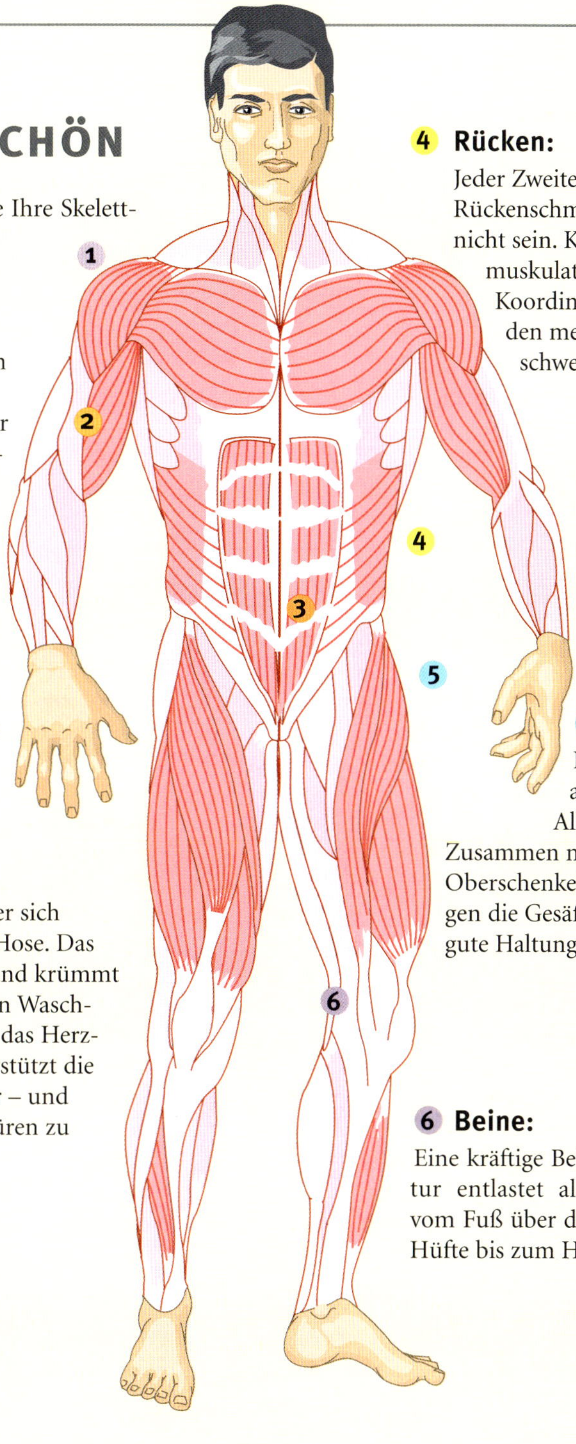

1 Schultern:
Kopfarbeiter leiden nicht mehr unter Verspannungen der schlaffen Muskulatur zwischen den Schulterblättern.

2 Arme:
Ein kräftiger Bi- und Trizeps sehen imposant aus. Ein fester Händedruck öffnet Türen im Geschäftsleben.

3 Bauch:
Untrainiert wölbt er sich unschön über die Hose. Das Becken kippt vor und krümmt die Wirbelsäule. Ein Waschbrettbauch dimmt das Herzinfarktrisiko, unterstützt die Rückenmuskulatur – und öffnet Männern Türen zu Frauenherzen.

4 Rücken:
Jeder Zweite leidet unter Rückenschmerzen. Das muss nicht sein. Kräftige Rückenmuskulatur und eine gute Koordination beugen den meisten Rückenbeschwerden vor.

5 Po:
Nichts ist schöner als ein knackiger Allerwertester. Zusammen mit Bauch- und Oberschenkelmuskulatur sorgen die Gesäßmuskeln für eine gute Haltung.

6 Beine:
Eine kräftige Beinmuskulatur entlastet alle Gelenke vom Fuß über das Knie zur Hüfte bis zum Halswirbel.

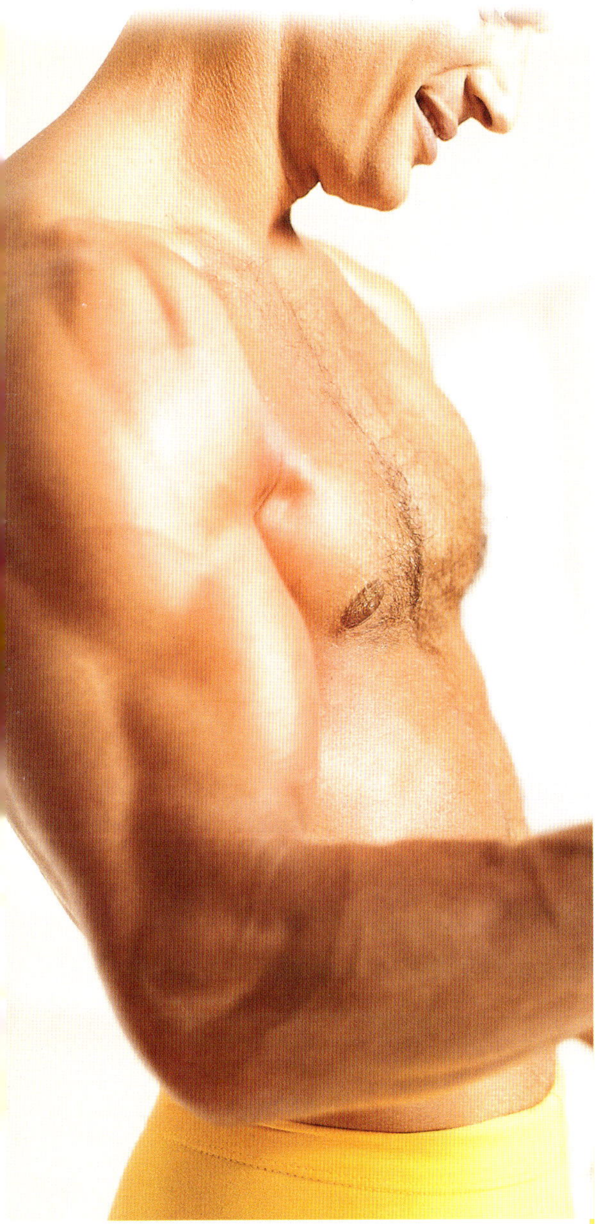

Ein schöner, gesunder und kraftvoller Körper besteht zur Hälfte aus Muskelmasse – der Dank für kontinuierliches Muskeltraining.

Muskelzahl und Muskelmasse

So, jetzt denken Sie mal an den Kollegen, der Sie kürzlich geärgert hat – und schon tun Sie etwas für Ihre Jugend. 43 Muskeln legen Ihre Stirn in Zornesfalten. Gäbe es da nicht das Zornhormon Adrenalin, das den positiven Effekt aufhebt, wären Sie schon ein paar Sekunden jünger. Küssen ist schöner und effektiver: Sie brauchen zwar nur 34 Gesichtsmuskeln – aber wer küsst schon nur mit dem Gesicht? Eines ist noch wirkungsvoller: Laufen. Dabei sind 70 Prozent Ihrer Muskeln aktiv. Und für den Rest sorgen die Muskelprogramme ab Seite 63.
Insgesamt haben Sie etwa 640 Muskeln. Etwa deshalb, weil in der Literatur manche Muskelgruppen zu einem Muskel zusammengefasst werden. Diese Muskeln koordinieren Ihre Bewegung, ob Sie Eis essen oder auf dem Eis Pirouetten drehen. Auch wenn Sie sitzen oder liegen, sind noch Muskeln aktiv, welche in steter Kleinarbeit Ihre Haltung kontrollieren. Und Muskeln formen Ihren Körper bis zur Perfektion. Je nachdem, wie viel Sie davon haben. Die Muskelmasse macht bei der Frau etwa 25 bis 35 Prozent des Körpergewichtes aus, beim Mann 40 bis 50 Prozent. Ein gesunder, kraftvoller Körper besteht also nahezu zur Hälfte aus Muskelmasse.

Der kleine Unterschied

Frauen haben evolutionsbedingt 10 Prozent mehr Fett in ihrem Körper – und deswegen auch weniger Muskelmasse. Sie tun sich auch schwerer mit dem Muskelzuwachs als Männer. Frauen haben – so will es scheint's die Natur – 30 Prozent weniger Kraft. Nur beim Kauen können sie ebenso kraftvoll zubeißen wie das männliche Geschlecht.

Der Panter und der Schlurfer

Ein Panter setzt zum Sprung an. Bewegungen, die einem die Luft rauben. Ein Kraftpaket. Ein Bild der Vitalität, der Energie, der Lebensfreude. Und nun denken Sie mal an einen Menschen, der vom Bürostuhl zum Kopierer schlurft. Ein Bild des Jammers. Des Alters.
Muskelmasse alleine schreibt noch nicht die Formel für das Gesetz der ewigen Jugend. Muskeln müssen fröhlich, dynamisch und koordiniert zusammenspielen.

Das perfekte Spiel

Das Einzige, was Muskeln tun, ist: sich zusammenziehen – und locker lassen. Weil der Mensch die Arme nicht nur beugen kann, sondern auch strecken, hat jeder Muskel einen Gegenspieler: den Antagonisten – der immer genau das Gegenteil tut. Und da die meisten Bewegungen mehr als zwei Muskeln brauchen, gibt es den Begriff Synergisten. Darunter fallen alle Arbeiter, die an einer Aktion mithelfen. Das können viele sein – und das Ergebnis eines gut eingespielten Muskelteams kann unglaublich gut aussehen: zum Beispiel bei einer Kür auf dem Barren.
Eine schöne Bewegung, eine akkurate Haltung hängen ab vom harmonischen Zusammenspiel, der Koordination mehrerer Muskeln. Glauben Sie mir, es macht ziemlich wenig Sinn, wenn Sie sich den Ausriss einer Zeitschrift schnappen und mit der Blitzanleitung hoffnungsvoll nur gezielt einen einzigen Muskel trainieren. Ein Waschbrettbauch oder ein dicker Bizeps machen noch keine jugendliche, dynamische, kraftvolle Bewegung aus. Sie schlurfen weiter zum Kopierer. Anders sieht es allerdings aus, nachdem Sie sich an die Übungen in unseren Forever-young-Programmen gehalten haben.

➤ INFO

Wie viel Muskelmasse haben Sie?

DAS SAGT IHNEN Ihre normale Waage nicht. Sie bildet nur Kilos ab, aber nicht, ob diese aus alt machenden Fettmolekülen bestehen oder aus jung haltender Muskulatur. Es kommt auf den Fettgehalt im Körper an. Und mit dem Gewicht, das die Waage anzeigt, hat das nicht viel zu tun: Denn Fett ist viel leichter als Muskulatur. Nie werde ich das Model vergessen, die erfuhr, dass sie bei schlanken 48 Kilo 42 Prozent Körperfett herumschleppte. Sie hatte sich die Figur erhungert – auf Kosten der Muskeln. Allerdings kenne ich auch dynamische 90-Kilo-Brocken mit nur 10 Prozent Fett – sie bestehen aus Muskeln. Nicht das Gewicht zählt, sondern die Zusammensetzung. Schmeißen Sie Ihre alte Waage weg. Und besorgen Sie sich eine elektronische Körperfettwaage (gibt's ab ca. 50 Mark).

Wie funktioniert so eine Waage?
Sie schickt über die Fußsohlen einen schwachen elektrischen Strom durch den Körper und misst so die fettfreie Körpermasse – die enthält mehr Wasser, hat also einen anderen elektrischen Widerstand.

Nehmen Sie die Haut in die Zange.
Ein so genannter Fettcaliper, eine Plastikzange, die es in Apotheken oder im Sportfachhandel für ca. 45 Mark gibt, misst über die Hautfaltendicke, wie viel Fett Sie im Körper haben.

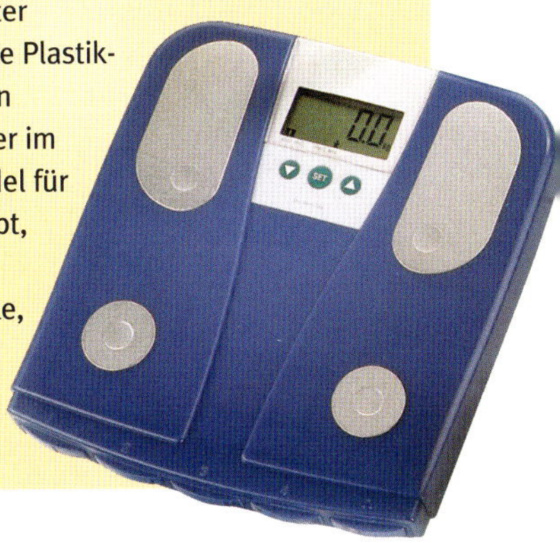

Der Muskel: der David der Schöpfung

Zum Weinen schön ist der Muskel, dieses Kunstwerk der Natur, wenn man ihn unter dem Mikroskop betrachtet. Das Wunderwerk der Energie. Der Lebenskraft, der Lebensfreude. Sie können hier ruhig weiterblättern, wenn Sie sich nicht für die Biologie Ihrer Körperzellen interessieren. Es reicht auch, wenn Sie wissen: Ich habe Muskeln. Neugierige gucken jetzt in ihren Muskel rein, andere lesen weiter ab Seite 20.
Kennen Sie diese kleinen, russischen Puppen? Man öffnet sie, und drin steckt wieder eine Piroschka, die man öffnen kann, und wieder kommt ein Püppchen zum Vorschein. Und wieder und wieder. In der Medizin nennt man das Enkapsis-Prinzip – und das beschreibt nichts anderes als den Aufbau Ihres Muskels.

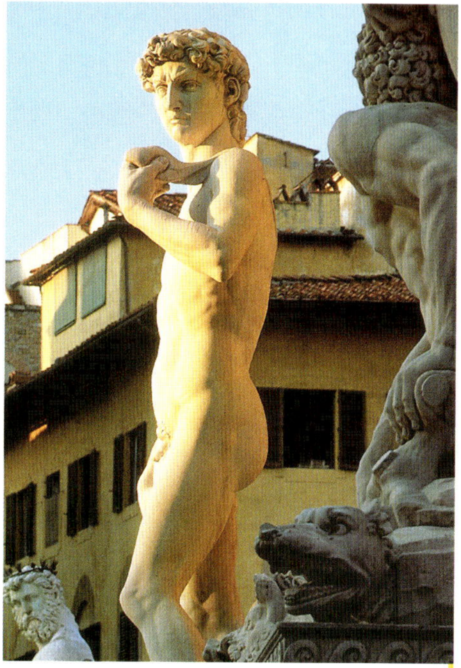

1501 bis 1504 schuf Michelangelo in Florenz David, »den Geliebten«, – ein muskulöser Körper in seiner ganzen Schönheit.

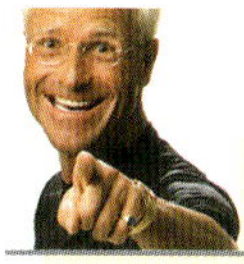

Mein Tipp für Sie

Testen Sie Ihre Muskelfunktion

INTERESSIERT ES SIE, wie gut Ihre Muskeln funktionieren? Dafür haben Sportwissenschaftler einen Muskelfunktionstest entwickelt. Einzelne Muskeln werden auf Kraft und auf Dehnfähigkeit getestet und bewertet. Zum Beispiel von 0 (= Lähmung) bis 6 (= Spitze). Ein Computerprogramm wirft dann einen individuellen Trainingsplan aus. Schwache Muskeln werden aufgebaut, verkürzte Muskeln sanft gedehnt. Wenn Sie so einen Muskelfunktionstest machen wollen: Sprechen Sie mit einem Sportmediziner, fragen Sie im Fitness-Studio nach, ob er angeboten wird – oder kommen Sie nach Mallorca zu unserer Forever-young-Trainingswoche. Infos finden Sie auf Seite 140.

Lauter kleine Energiekabel

Der Skelettmuskel besteht aus einem Bündel einzelner Fasern, die bis zu 12 Zentimeter lang und von einer Hülle aus Bindegewebe umgeben sind. Stellen Sie sich den Muskel einfach als dickes Kabel vor, in dem die einzelnen Fasern wie lauter kleine Energiekabel liegen. Und jede Faser ist umgeben von einer Zellwand und enthält Mitochondrien, die Zellkraftwerke, und wiederum Hunderte kleine Energiekabel, die Myofibrillen. Diese sind wie ein Regenwurm aus lauter Segmenten aufgebaut – Myriaden von Sarkomeren. Alleine im Bizeps stecken 10 Billionen solcher Sarkomere. Der Sitz Ihrer Bewegungsmotoren sind zwei Eiweißfäden: das dünne Aktin und das dicke Myosin. Am Myosin hängen kleine Häkchen, die eine Querverbindung zum Aktin herstellen.

Das Tauziehen im Muskel

Schläft der Muskel, sind diese Myosinhäkchen krumm und hängen kraftlos am Aktin-Eiweißfädchen. Arbeit, auch die des Muskels, braucht immer Energie. Und wenn der Körper Energie zuschießt, öffnet sich die Querverbindung, streckt sich das Myosinhäkchen und greift ein Stück weiter am Aktinfädchen ein. Es krümmt seinen Haken, das Sarkomer schrumpft, und der Muskel kontrahiert sich – bis zu einem Drittel. Dieses Tauziehen setzt sich bis zu 50-mal in der Sekunde fort. Der Muskel aktiviert Milliarden dieser Querverbindungen, um eine einzige Stecknadel zu heben.

Das schnelle Futter: ATP

Stellen Sie sich einfach Streichhölzer vor. Sie entzünden sich am Myosinhäkchen. Das Streichholz des Muskels, die energetische Währung, heißt ATP (Adenosintriphosphat). Damit sich die Querverbindung zwischen Aktin und Myosin löst und das intramuskuläre Tauziehen stattfinden kann, verbraucht der Muskel immer ein Streichholz. Er hat einen Vorrat für 7 Sekunden. Für einen Sprint-Weltrekord, für das Stoßen von 200 Kilo. Für den Run zum Bus. Geht dem Muskel der ATP-Vorrat aus, ist er so erschöpft, dass er nicht mal mehr Hände schütteln kann. Dieser Vorrat wird wieder aufgefüllt, durch die beiden anderen Energietanks des Körpers: Kohlenhydrate und Fett. ATP ist übrigens auch der Weichmacher des Muskels. Geht es aus, wenn der Muskel zu müde wird, bleibt er hart. Oder er krampft.

➤ **INFO**

Die drei Muskeltiere

UNTER DEM Mikroskop unterscheidet der Wissenschaftler drei Muskelgruppen:

♦ **Die glatte Muskulatur,** die einfach so funktioniert, ohne dass der Kopf sagt: »Hey, tu was!« Sie organisiert beispielsweise die Verdauung, wie das Zusammenziehen des Magens, die Bewegungen des Darms. Dirigiert wird die glatte Muskulatur vom vegetativen Nervensystem, das heißt, der Wille kann diese Muskelaktionen nur schwer beeinflussen.

♦ Dann **die quer gestreifte Skelettmuskulatur.** So benannt, weil sie unter dem Mikroskop wie ein Zebrastreifen aussieht. Der Bizeps zum Beispiel, dem Sie mit Ihrem Willen Kommandos geben können – von »Streichle mal!« bis »Schlage zu!«

♦ Und die ebenfalls quer gestreifte, aber dem Willen nicht unterlegene, sondern vom vegetativen Nervensystem kontrollierte **Herzmuskel.** Er ist, dem Himmel sei Dank, vom Kopf abgekoppelt. Sonst könnte man ja vor lauter Freude einfach sagen: »Herz, schlage schneller!« Oder in tiefem Kummer: »Herz, hör auf!« Allerdings lässt sich die Herzmuskulatur indirekt schon ein wenig beeinflussen: Autogenes Training besänftigt zum Beispiel den Herzmuskel.

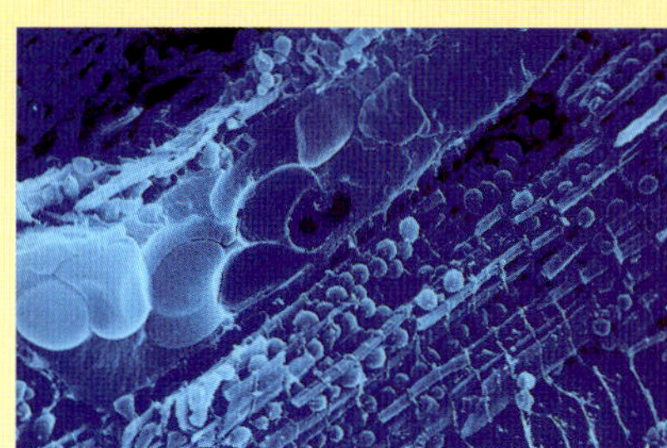

Quer gestreifte Muskulatur.

Eine Ode an die Kraft

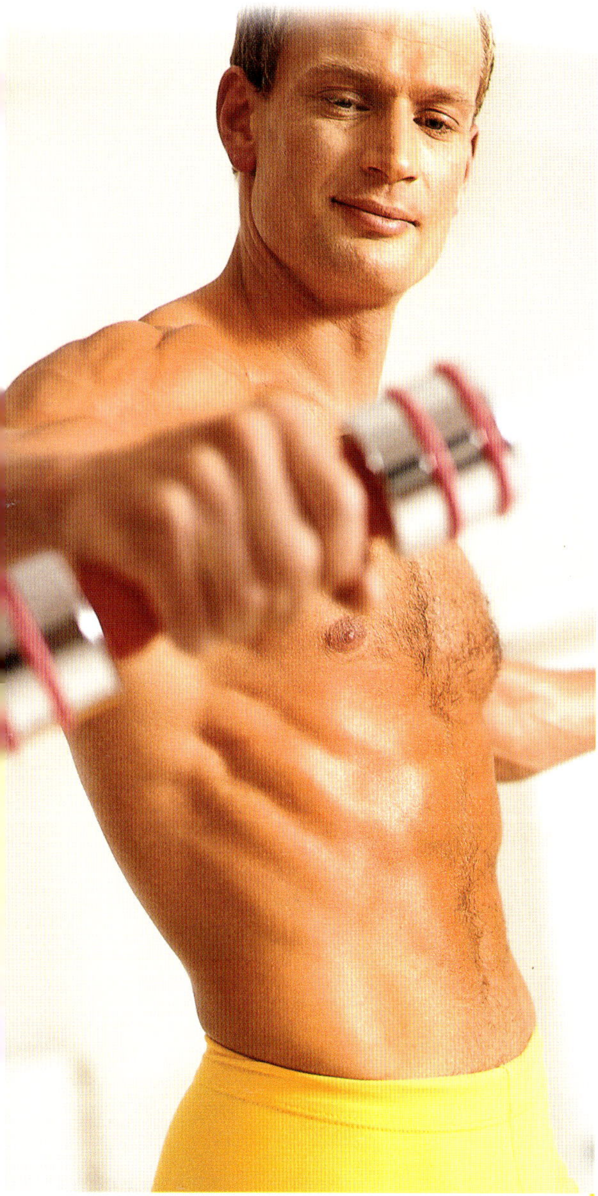

Greifen Sie zu Hanteln und wecken Sie Ihre schlafenden Muskeln auf – so werden Sie vom 2-Zylinder zum 12-Zylinder.

Werden Sie vom 2-Zylinder zum 12-Zylinder

Sie kennen die Formel aus der Physik: Leistung ist Kraft mal Weg pro Zeiteinheit. Sobald Sie in mehr Kraft investieren, sparen Sie sich Zeit und kürzen den Weg ab. Glauben Sie mir: Mehr Kraft heißt auch ein kürzerer Weg auf der Erfolgsleiter nach oben. Und mehr Kraft können Sie machen. Warten Sie nicht länger. Werden Sie vom 2-Zylinder zum 12-Zylinder.
Sie stemmen allenfalls den Briefbeschwerer und hieven sich von einer Sitzung zum nächsten Sessel? Es macht Sie eher die Technik mobil, das Kraftfahrzeug, als die eigene Körperpower? Sie sind ein 2-Zylinder. Eine Ente. Dann sind die Muskeln verkümmert und von diesen müden Schlaffis auch nur 30 Prozent aktiv, der Rest tut nichts und schaut zu. 70 Prozent jedes Muskels schlafen. Liegen brach, arbeiten nicht für Ihre Jugend, für Ihre Gesundheit, für Ihre Lebensenergie. Sie ver-kraft-en Jahr für Jahr weniger.

Sie wollen wieder mehr Kraft?

Dann wecken Sie Ihre Muskeln auf. Ein Jaguarmensch, der als 12-Zylinder durchs Leben düst, muss nicht mehr Muskelmasse haben als die Ente – seine Muskeln sind nur wach. Wenn Sie 12 PS haben, hat er 400 PS. Und so benimmt er sich auch. Das würden Sie ganz schnell einsehen. Wir müssten nur einmal zusammen in einem Hochhaus 40 Stockwerke hinauf rennen. Im Treppenhaus, im Stockwerk 38, ginge Ihnen ganz spontan der Unterschied zwischen einer Ente und einem Jaguar auf. Wetten ...
Schlafende Muskeln mit 30 Prozent Kraft – das ist wenig. Das merkt man schon beim

Händeschütteln. Ein schlaffes Etwas liegt in der Rechten, so vertraueneinflößend wie ein toter Fisch in der Sonne. Eine Hand, mit der man keinen Vertrag besiegeln möchte. Weil man automatisch vom Händedruck auf den Träger schließt. Das kennen Sie. Das wissen Sie: Entschlossenheit, Wille, Durchsetzungskraft sind genauso ausgebildet wie die Muskulatur. Man muss ja nicht gleich Schwarzenegger-Statur annehmen und einen Knochenbrecher-Händedruck entwickeln. Nein. Fordern Sie die Muskeln zur Aktion, bauen Sie Ihre Muskeln wieder auf, wecken Sie vor allem die schlafenden Muskelfasern.

Die Kraft wächst am Widerstand ...

70 Prozent jedes Muskels Ihrer 640 Kraftorgane werden nicht benutzt. Sie erinnern sich: Ein Muskel ist so etwas wie ein Kabel und besteht aus vielen, vielen Fasern. Und in diesen fließt die Lebensenergie. Nun sagt das Gehirn: »Maßkrug heben!« und schaltet genauso viele Muskelfasern ein, wie für den Vorgang nötig sind. Die kontrahieren sich, und der große Rest der Fasern hängt einfach schlaff mit dran.

Sobald Sie das mit dem Maßkrug häufiger machen, also heben, senken, heben, senken ..., geht das Gehirn auf Suche nach frischen Fasern. Immer neue Fasern lösen die müden Fasern ab – und diese haben Zeit, sich zu erholen. Das geht so weiter, bis das Gehirn keine fitte Faser mehr findet. Der Muskel ist erschöpft. Der Maßkrug bleibt auf dem Tisch kleben. Nun ist das Training am Bierkrug kein effizientes, weil man ja nach dem Heben einen Schluck trinkt, die Maß leert, der Widerstand immer geringer wird – und der Trainingseffekt wegfällt. Nun: Der Muskel wächst am Widerstand. Fangen Sie deshalb mit einem leeren Krug an und füllen Sie bei jedem Training ein Schnapsglas voll Flüssigkeit mehr hinein, dann wächst der Muskel. Im Fachjargon heißt das progressives Muskeltraining. Das macht man sinnigerweise statt mit der Maß mit der Kraftmaschine, dem Flexband oder der Hantel.

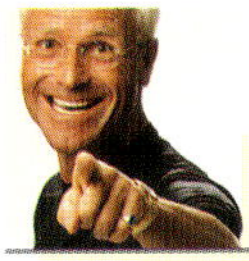

Mein Tipp für Sie

Ohne Eiweiß kein Muskel

TRAINING FÜHRT zu mikroskopisch kleinen Verletzungen im Muskel. Das muss es, das ist nicht schlimm. Diese repariert der Körper. In den folgenden 48 Stunden nach dem Training. Er repariert mit Eiweiß aus der Nahrung das durch das Training verletzte Gewebe. Und um für den nächsten Kampf gegen die Hantel gerüstet zu sein, wird er vorsorglich gleich noch dicker. Das tut er aber nur, wenn Sie Ihrem Muskel Eiweiß geben. Ohne Eiweiß keine Reparatur, kein Muskel. Essen Sie täglich Eiweiß. Und zwar alle 4 Stunden. Mehr dazu ab Seite 120.

... die Schlaffasern wachen auf

Ihre von der Natur geschenkten, nie genutzten Muskelfasern – Ihr Forever-young-Kapital – wachen nach und nach auf. Immer mehr Fasern gesellen sich zu den aktiven, und plötzlich ist der Händedruck kraftvoll und vertrauenerweckend. Wie das in der Praxis funktioniert? Ganz einfach. Reizen Sie Ihren

Je kräftiger Ihr Händedruck ist, umso vertrauenerweckender und erfolgreicher wirken Sie.

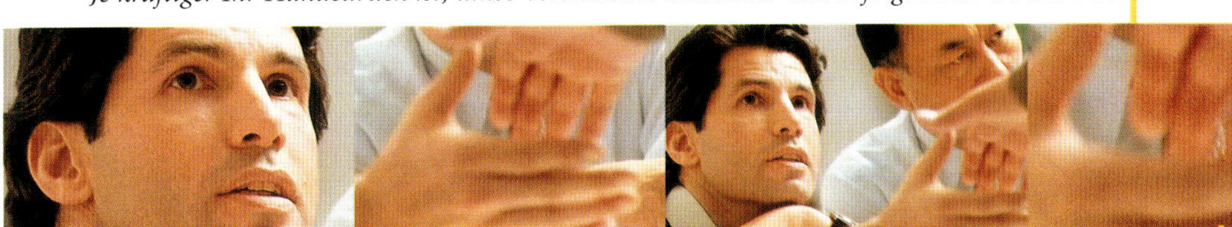

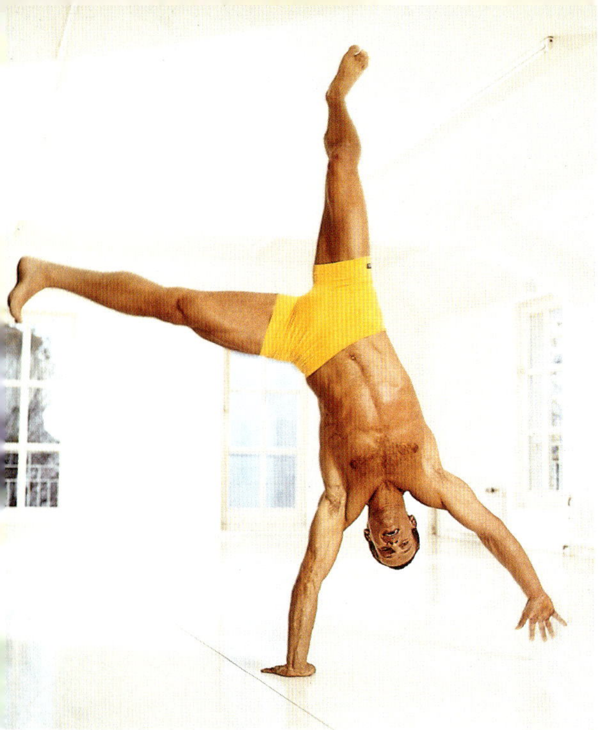

Ein athletischer Körper ist das Ergebnis von regelmäßigem, wohl dosiertem Training.

Muskel. Fordern Sie ihn auf zu ackern. Dann merkt das Gehirn: »Hey, jetzt wird mehr Muskelkraft gebraucht.« Und es schaltet Sie künftig immer mehr Fasern dazu. Die dünnen, unnützen Schlaffasern werden erst kräftiger, dann dicker. Der schlaffe Muskel bekommt Profil. Dafür müssen Sie nicht jeden Tag 2 Stunden trainieren. Es kostet Sie nur 1 Stunde in der Woche.

Wann wächst ein Muskel?

Ein Muskel entfaltet sich nur, wenn man ihn reizt. Jeder Muskel von der Stirn bis zum kleinen Zeh. Reizen heißt, ihn so herauszufordern, dass er ackert, bis er erschöpft ist. Und dann wächst er. Die beste Nachricht: In den Pausen und nach dem Training wächst der Muskel, wächst die Kraft. Erst dann, wenn Sie fertig sind mit Ihrer Übung. Wenn Sie sich auf die faule Haut legen und nichts tun. Während sich der Muskel und das Gehirn regenerieren. Dann erst wächst der Muskel. Sie schlafen und wachen stärker auf. Ist das nicht sensationell? Sie machen Ihren Muskel nur kurz müde, und danach ist er stärker als zuvor. Das nennen die Sportwissenschaftler »Superkompensation«. Das wissen viele nicht. Sie hängen an den Kraftmaschinen, pumpen und pumpen und meinen, mit jeder Wiederholung der Übung wächst der Muskel. Das tut er nicht. Er wächst nur in der Erholungsphase. Das Gehirn, das zentrale Nervensystem, löst den Wachstumsimpuls aus. Nur in der Erholungsphase. Deswegen macht es keinen Sinn, die Pausen zwischen den Sätzen nicht einzuhalten oder am nächsten Tag den gleichen Muskel wieder zu trainieren. Das mag er nicht. Wer die Hantel nicht 48 Stunden ruhen lässt, trainiert sich in den Keller. Allerdings: Zu lange sollte sich das Päuschen nach dem Training auch nicht hinziehen, sonst zieht sich der Muskel zurück. Ideal: Alle 2 bis 3 Tage ein kleines Workout.

➤ **TIPP**

Was wollen Sie? Mehr Kraft oder Muskelzuwachs?

SIE WOLLEN nicht wie Herkules oder Herkuline aussehen – trotzdem Ihren Energietank, Ihre Lebenskraft erhöhen. Kein Problem. Auch Bodybuilder müssen erst mal trainieren, bis die Muskelfaser dicker wird – ein schönes Profil bekommt. Und dann erst pumpt ein Anschlusstraining den Muskelfaserquerschnitt regelrecht auf. Das wollen Sie nicht. Sie wollen Profil und mehr Energiekraftwerke – ohne dass sich Ihr Muskel massig verdickt. Dann trainieren Sie einfach die Kraftausdauer. Mehr Übungen, weniger intensiv. Die Anleitung finden Sie ab Seite 64.

Extensiv heißt nicht intensiv

Manche meinen, man muss nur ganz viel und immer länger trainieren, dann wächst der Muskel schon. Und nichts passiert. Durch mehr Zeiteinsatz, mehr Sätze an der Kraftmaschine kriegt man nicht mehr Muskeln. Nur durch mehr Intensität tut sich etwas. Was das heißt? Wenn Sie heute 40 Kilo heben. Und das, bis der Muskel nicht mehr kann, können Sie übermorgen 42 Kilo heben. Und dann 44 Kilo ...
Der Muskel braucht also, um Kraft zu entwickeln, einen Reiz und dann Erholung, dann einen stärkeren Reiz. Damit er mehr und mehr Kraft entwickelt, muss man den Reiz verstärken.
Neue Forschungsergebnisse zeigen: Erfolgreiches Krafttraining heißt nicht länger trainieren, sondern die Intensität erhöhen – also progressives Muskeltraining.

Wie hart soll man trainieren?
Bis Sie nicht mehr können. Das klingt hart, aber wir sprechen nicht von weichen Eiern, sondern von Muskeln. Der Mensch – wie der Muskel – wächst am Widerstand. Und was heißt mehr Widerstand? Ganz einfach: Ein Flexband in der Fortgeschrittenenfarbe, eine schwerere Hantel oder ein höheres Gewicht an der Maschine.

Was bleibt, ist der Zeitfaktor

Nun interessiert Sie nur noch eines: Woher soll ich mir die Zeit nehmen, um etwas für meine Muskeln zu tun? Ich weiß, Zeit haben Sie nicht. Hat kaum einer. Auf den Seiten 26 und 27 mache ich Ihnen deshalb ein wertvolles Geschenk: Mehr Zeit – mit Europas bekanntestem Zeitmanagement-Experten, Professor Lothar J. Seiwert.

➤ INFO

Zum Mitreden: Kraftmeiereien

DENKEN SIE nicht, Kraft ist gleich Kraft.
♦ **Maximalkraft:** Das ist die höchstmögliche Kraft, die Sie willentlich aufbringen können. Und die können Sie vermehren durch ein Muskelaufbautraining. Dazu gehört aber – jetzt Vorsicht, es wird wissenschaftlich: eine gut ausgeprägte intramuskuläre Koordination (IK). Das heißt nichts anderes, als dass die schlafenden Fasern im Muskel geweckt werden und mitarbeiten.
♦ **Schnellkraft:** Wer über die Straße schlurft, hat wenig davon. Ein Sprinter viel. Bei ihm spielen alle Muskeln optimal zusammen, dank guter Technik, seine Muskeln kontrahieren sich schnell mit hoher Maximalkraft.
♦ **Kraftausdauer:** Davon haben Schlurfer und Sprinter wenig, der Marathonläufer und der Bodybuilder viel. Beide sind widerstandsfähig gegen die Ermüdung durch lang anhaltende oder sich wiederholende äußere und innere Belastungen. Und die Kraftausdauer können Sie durch ein Muskeltraining erhöhen.
♦ **Kraftausdauertraining:** Die Bewegung strengt weniger an, wird über einen längeren Zeitraum häufig wiederholt. Eine Maß heben, senken, heben, senken ... Am Stammtisch 4 Stunden lang. Im Krafttraining eine höhere Anzahl an Wiederholungen mit geringerem Gewicht.
♦ **Ausdauertraining:** Walken, Joggen, Radfahren, Langlaufen stärken auch Ihren wichtigsten Muskel: das Herz.
♦ **Krafttraining:** Der Muskeleinsatz ist intensiv. Dafür kurz. 50 Maß 1-mal oder 6 volle Maß 6- bis 12-mal heben, senken, heben ... Dann ist der Muskel erschöpft. Und genau das macht ihn stark.

Die 3 Muskeltypen

Nicht jeder ist zum Herkules geboren. Etwa 10 von 10 000 Männern – das tröstet mich etwas. Manche Menschen können eben trainieren und trainieren und bleiben trotzdem ein Hänfling. Was nicht bedeutet, dass sie einem beim Händedrücken nicht die Knochen brechen können. Kraft steckt auch im dünnen Muskel.

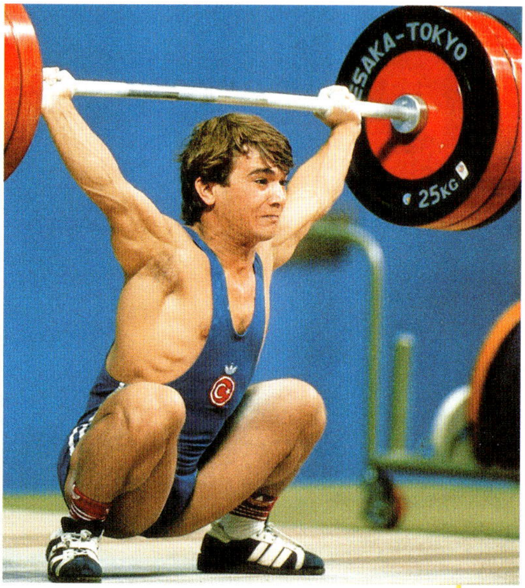

Der Gewichtheber Naim Suleymanoglu, der türkische »Westentaschen-Herkules«, verdankt seine Kraft vielen weißen Muskelfasern.

Schnelle & langsame Fasern

Wissenschaftler unterscheiden die Muskeltypen aber auch noch unter dem Mikroskop. Dafür ist ein bisschen Wissenschaft nötig: Es gibt schnelle und langsame Muskelfasern.

➤ **INFO**

Von Athleten & Co

STELLEN SIE sich Karl Valentin, Marcus Schenkenberg und Ottfried Fischer in der Badehose vor. Oder: Posh Spice, Cindy Crawford und Miss Marple. Sie sehen 3 Muskeltypen:

- **Der leptosome Typ:** Hager, mit wenig Fett und wenig Muskelmasse. Dank seines Turbostoffwechsels kann er viel essen – ohne Ringe anzulegen. Nur: Dieser Stoffwechsel ist ihm auch beim Training im Weg. Ihm fällt es schwer, Muskeln aufzubauen.
- **Der athletische Typ:** Ein kräftiger, muskulöser Körper mit breitem Brustkorb und schmaler Taille. Die Natur hat ihn mit Genen ausgestattet, die Muskeln machen, wenn er nur die Hantel anguckt.
- **Der pyknische Typ:** Breite Hüften, rundes Gesicht. Legt leicht zu – nur keine Muskelmasse, sondern Fett. Er muss sich anstrengen, damit der Muskel Profil bekommt.

Die einen ackern für Kraft, die anderen für Ausdauer. Marathonläuferin Uta Pippig oder Radfahrer Jan Ullrich haben viele langsame rote Muskelfasern. Das Grundkapital für Ausdauer, für 42 Kilometer Laufen, für die Tour de France, für einen Triathlon. Die roten Fasern stecken voller Mitochondrien – den kleinen Kraftwerken der Zelle, die mit Sauerstoff (also aerob) Fett und Zucker verbrennen. Und immer wieder den schnellen Energievorrat (das ATP) im Muskel auffüllen. »Rot« deshalb, weil diese Muskeln den roten Farbstoff, das Sauerstoff-Transportschiffchen Myoglobin, enthalten. Und Sauerstoff ist nun mal das Benzin der Ausdauer.

Nur schnelle Fasern machen Masse
Sprinter wie der Weltrekordler Maurice Greene (9,79 Sekunden, 100 Meter) oder Gewichtheber wie Naim Suleymanoglu haben viele schnelle »weiße« Muskelfasern. Die können sich mit unglaublicher Kraft und rasender Geschwindigkeit kontrahieren. Lei-

der nur für kurze Zeit, eben für den Sprint oder das Wuchten von 367,5 Kilo. Dabei entwickeln die Fasern einen gigantischen Appetit auf ATP-Moleküle, die sie ohne Sauerstoff herstellen: anaerob. Die weißen Muskelfasern enthalten nur wenige Mitochondrien. Wenig Energiekraftwerke, wenig Ausdauergaranten. Sie sind schlecht geeignet für Marathons – auch solche am Schreibtisch.

Langsame Fasern taugen nicht zum Kraftpaket

Im Muskel stecken rote und weiße Fasern. Doch wie viele wovon, das wird einem mit in die Wiege gelegt. Nur die schnellen Fasern lassen sich in nennenswertem Maße zum dicken Muskel trainieren. Im Bizeps stecken zum Beispiel von Natur aus viele dieser schnellen Fasern, deswegen lässt er sich so leicht aufpumpen. In der Wade sind nur wenige schnelle Fasern, deswegen greift der eitle Bodybuilder hier schon gern mal zu auspolsternden Silikonkissen. Wer also viele schnelle Fasern hat, taugt zum Bodybuilder. Wer nicht, sollte den Traum vom Mr. Universum verwandeln in den Traum von Mr. Marathon. Denn andersherum funktioniert es eher: Man kann sich durch Lauftraining viele langsame Fasern züchten. Ein guter Marathonläufer hat zum Beispiel bis zu 80 Prozent langsame Fasern. Die machen zwar weniger Profil – aber unglaublich zäh, auch im Alltag, auch am Schreibtisch.

➤ TIPP

Die Energietanks des Muskels

♦ **Die schnelle Energie: Kohlenhydrate.** Sie stehen dem Körper sofort zur Verfügung, aber nicht lange: etwa 2 Stunden, höchstens 30 Kilometer. Sie haben 350 Gramm Kohlenhydrate im Muskel, das Muskelglykogen. In der Leber, als Leberglykogen, stecken 80 Gramm Kohlenhydrate. 120 Gramm kann man sich antrainieren. Ein paar Gramm Glukose schwimmen im Blut. Die sind hauptsächlich dem Gehirn vorbehalten. Sie haben also etwa 1 Pfund Kohlenhydrate, aus denen Ihre Muskeln Energie gewinnen können. Das tun sie beim Muskeltraining, danach verbrennen sie Fett.

♦ **Die langsame Energie: Fett.** Je langsamer Sie laufen, desto mehr bedient sich Ihr Körper aus den Fetttanks. Mit den Fettreserven kann sogar ein magerer Mensch 1000 Kilometer laufen. Aber an der Kraftmaschine kommt er nicht weit. Denn um in den Mitochondrien Fett zu verbrennen, benötigt der Körper Sauerstoff: etwa 2000 Liter, um 1 Kilo Fett zu verbrennen. Und das kriegt Ihr Körper nicht, wenn Sie sich anstrengen. Beim Muskeltraining verbrennen Sie fast nur Kohlenhydrate. »Warum soll ich mich dann anstrengen?« fragen Sie. Weil Sie *danach* Fett verheizen.

So erkennen Sie Ihren Muskeltyp

Ganz einfach – aber schmerzhaft: Sie geben dem Sportwissenschaftler ein bisschen Muskelgewebe, und der untersucht es dann unter dem Mikroskop. Noch selten wird eine neue Methode angewandt: Die Forscher der Universität Bielefeld unterziehen den Probanden einem Belastungstest, beispielsweise auf dem Fahrradergometer. Dann messen sie die Menge des Hormons Noradrenalin im Urin und bestimmen darüber den Anteil an schnellen und langsamen Muskelfasern. Aber glauben Sie mir: Sie fahren am besten, wenn Sie sich viele langsame Muskelfasern züchten – und die schlafenden Fasern wecken. Denn dann gewinnen Sie: Ausdauer und Kraft. Und verwandeln Ihren Körper in eine Fettverbrennungsmaschine.

Das INTERVIEW

Keine Zeit? Oje!

Dr. Ulrich Strunz: Nehmen Sie sich Zeit für Sport?
Prof. Dr. Lothar J. Seiwert: Selbstverständlich. Ich beginne den Tag so, wie Sie das empfehlen: 30 Minuten Joggen. Vorher trinke ich ein Glas heißes Wasser mit Honig und Zitrone.

Sie sind aber so viel unterwegs?
Ich nehme mir Zeit für die Gesundheit, denn ohne sie ist alles nichts. Es gibt ein spanisches Sprichwort: »Der Mann, der zu beschäftigt ist, um sich um seine Gesundheit zu kümmern, ist wie ein Handwerker, der keine Zeit hat, seine Werkzeuge zu pflegen.«

Das Argument »Keine Zeit« ist die häufigste Ausrede für Trägheit.
»Keine Zeit« heißt: Kein Bock. Keine Lust. Im Grunde eine Beleidigung. Ein viel beschäftigter Mann, der überhaupt keine Zeit hat, lernt eine neue Freundin kennen. Was passiert? Plötzlich hat er Zeit. Nach der Balzzeit hat er plötzlich wieder weniger Zeit. Zeit zu haben oder keine Zeit zu haben ist eine Frage der Prioritäten.

Alle wünschen sich Gesundheit – nur kaum jemand investiert die Zeit dafür.
Meist bewegen wir unseren ISH (inneren Schweinehund) nur dann, wenn der Doktor uns warnt: »Wenn du nicht 30 Minuten Sport treibst, dann hast du nicht mehr lange zu leben.« Alle gucken auf ihr Konto. Aber das wertvollste Gut, das sie besitzen, legen sie nicht gewinnbringend an: ihre Lebenszeit. Wir tun so, als hätten wir irrsinnig viel davon. Die wirklich wichtigen Dinge im Leben kommen bei den meisten Menschen zu kurz – die Gesundheit und das eigene Glück. Haben Sie sich schon mal ausgerechnet, wie viel Lebenszeit Sie noch auf Ihrem Konto haben?

Natürlich: 543 120 Stunden etwa. Und ich gewinne jeden Tag ein paar dazu. Weil ich mich um meine Muskeln und meine Familie kümmere.
Sehen Sie: Zeit zu haben oder nicht zu haben ist eine ganz große Lebenslüge. Denn für das Wichtige im Leben hat man(n) oder frau immer Zeit. Entscheidend ist das »Wofür?«, welche Werte und Einstellungen dahinter stehen. Jeder sollte sich seine verbleibende Lebenszeit ausrechnen, sich darüber Gedanken machen, was er damit anfangen will. Geld kann man vermehren. Nur die Zeit ist unwiederbringlich weg. Ist man sich dessen bewusst, verändert sich etwas.

Wie bringe ich den ISH dazu, mir Zeit für Hanteln zu nehmen?
Die Frage ist: Wie schaffe ich es, mich selbst zu motivieren? Wie kriege ich mich dazu, etwas zu wollen, was ich nicht will? Ich kenne den ISH sehr gut. Das mit dem frühen Aufstehen funktioniert wunderbar, wenn ein Druck da ist: das Flugzeug, der Termin. Der führende amerikanische Motivationskünstler Anthony Robbins bringt es auf den Punkt: Wir werden von zwei Dingen gesteuert, die da heißen: »pain« und »pleasure«. Das meiste funktioniert über »pain«, Leidensdruck, Angst, Stress, Zwang. Der Doktor sagt, dass ... Und ein paar Dinge laufen auch über »pleasure«, Spaß: Zum Hochzeitsflug in die Südsee steht man gerne früh auf ...

Aber wie kriegt man es hin, sich motiviert zu fühlen im Hinblick auf etwas, was man vielleicht doch gar nicht will?
Durch extrinsische oder intrinsische Motivation. »Extrinsisch« heißt: Einen sturen Esel bringen Sie zum Laufen, wenn ihm eine Karotte vor der Nase baumelt. »Intrinsisch« heißt, man ist

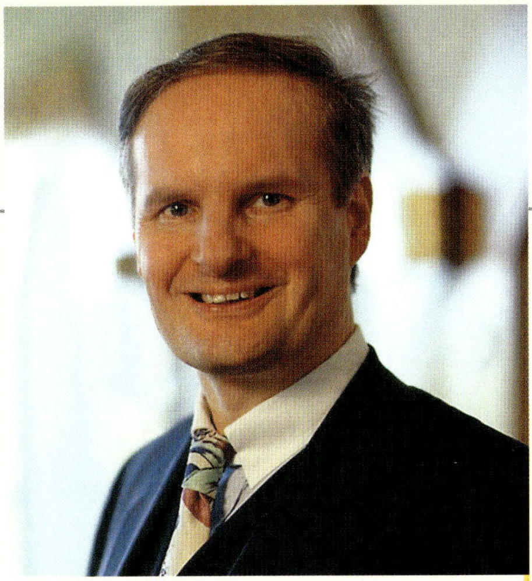

Prof. Seiwert gilt als Europas führender Zeitmanagement-Experte. 1999 erhielt er als erster deutscher Trainer den internationalen Trainingspreis »Excellence in Practice« der American Society for Training and Development (www.seiwert.de).

von innen heraus motiviert etwas zu tun, weil man es wirklich will. An der inneren Einstellung muss man arbeiten. Motivationsfaktoren können sein: Spaß, Ehrgeiz, Ruhm, Ehre, Macht – oder seltener: Einsicht.

Jeder davon ist besser als aufzuwachen, wenn einen der Arzt in einer Krisensituation aufrüttelt.
Sicher. Wenn man es nicht schafft, sich auf das Hanteln so richtig zu freuen, muss man sich eben ein ehrgeiziges Ziel setzen: 2 Kilo mehr Muskeln, 10 Kilo weniger Fett. Oder man sieht ein, dass man Bewegung braucht, um gesund zu sein. Ist das nicht genug, hilft ein externer Motivationstrick. Zum Beispiel: Sie bestellen sich einen Personal Fitness-Trainer. Es ist ein Unterschied zu wissen: Der steht um 6.30 Uhr auf der Matte, den muss ich bezahlen, oder wenn nur der Wecker klingelt, man sich umdreht und denkt: »Heute nicht. Dafür lauf ich morgen doppelt so lang.«

Einer Ihrer Bestseller heisst: »Wenn Du es eilig hast, gehe langsam«. Warum?
Heute dominieren nicht die Großen die Kleinen, sondern die Schnellen überholen die Langsamen. Nur mit der Dosis stimmt es in unserer High-Speed-Gesellschaft nicht mehr. Wir hetzen durchs Leben, unter permanentem Zeitdruck. Und der macht krank. Immer wenn Sie sagen: »Ich geh mal schnell ...«, »Ich mach mal schnell ...«, sollten Sie sich klar machen: Das kann ich genauso gut langsam tun. Die meisten Menschen jagen hinter Zielen her und verpassen den Genuss, den der Augenblick verschaffen kann.

Was tun?
Treffen Sie Vereinbarungen mit sich selbst. Machen Sie sich klar: Was wollen Sie in Ihrem Leben erreichen, auf was wollen Sie zurückblicken? Und dann vereinbaren Sie Termine mit sich selbst. Also: Setzen Sie sich jeden Tag abends hin, schreiben Sie auf, was Sie erledigen wollen. Und tragen Sie die Termine mit sich selbst genauso ein wie einen Termin mit anderen. Einen Termin cancelt man nicht – erst recht nicht den mit sich selbst.

Ich sage immer, man kann vom 16- zum 6-Stunden-Menschen werden – keiner glaubt mir.
Das kenne ich gut. In meinen Seminaren frage ich die Teilnehmer: »Gibt es jemanden, der glaubt, das, was er jetzt tut, auch in 5 Stunden genauso gut tun zu können?« Da melden sich wenige. Dabei würden sie alle das, was sie tun, noch erfolgreicher machen. Weil man sich automatisch auf die wirklich wichtigen oder wesentlichen Dinge konzentriert. Folgendes Gleichnis verdeutlicht das: Ein Spaziergänger geht durch den Englischen Garten in München und sieht einen Waldarbeiter, der einen Baum durchsägt. Er sagt: »Gucken Sie mal, was Sie da machen. Sie müssen hart und schwer arbeiten. Ich wüsste, wie das alles viel einfacher geht: Schärfen Sie Ihre Säge.« Und der andere schüttelt den Kopf und erwidert: »Keine Zeit! Ich muss sägen ...« Daher meine Botschaft: Konzentriere dich auf das Wesentliche. Das ist das alles Entscheidende.

Der Muskel macht Sie jünger

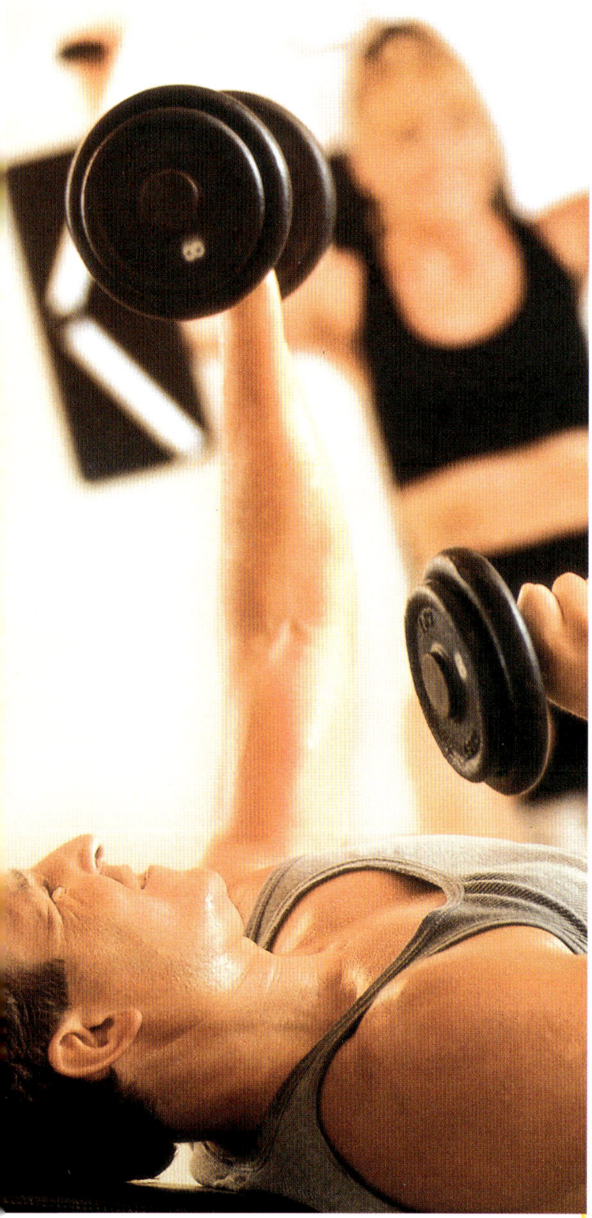

Egal wie alt Sie sind: Ihre Muskeln lassen sich immer reizen und schenken Ihnen wertvolle Lebensenergie und Lebensfreude.

Altern ist herrlich

»Nichts, was dem Menschen zustößt, ist so unerwartet wie das Alter«, beklagte einst der russische Revolutionär Leo Trotzki.
Altern – ein Schreckenswort. Verfall, Verblödung, Schmerzen, Scham, Qual. So sehen wir die wachsende Zahl der Jahre. Den Herbst und Winter des Lebens. Kalt und schaudernd.
Ach, du meine Güte. Nur 5 Minuten Nachdenken zeigt uns, dass es auch andere Werte auf der Zeitachse gibt: Klugheit, Erfahrung, Lebensweisheit, Besinnung, Genuss. Je älter wir werden, desto mehr haben wir gesehen, uberlegt, gedacht, erfahren. Wir sind nicht mehr so leicht aus dem Konzept zu bringen. Wir gewinnen Freunde, Kontakte, können Probleme sehr viel einfacher lösen als noch mit 20 Jahren. Lebenserfahrung, Wissen, Weisheit. Ist das nicht ein herrliches Ziel? Ich freue mich auf meinen 60. Geburtstag, auf den 70. Auf den 80. Auf die Bücher, die ich noch lesen werden, auf die Städte, die ich noch sehen werde, auf die interessanten Menschen, die ich noch sprechen werde.

Die Quelle der Kraft

Eine Frau. Ich bewundere sie. Ein Kampf-Reh. Sie schreit, fetzt über die Bühne wie eine 20-Jährige. Dabei ist sie 3-mal so alt. Tina Turner verkörpert für mich den Traum von ewiger Jugend. Sie kümmert sich täglich um ihre Muskeln. Sie weiß: Dort tickt die Lebensuhr.
Thomas Gottschalk feierte auch schon seinen 50., sieht 10 Jahre jünger aus: »Auf meine älteren Tage mache ich öfter leichtes Bodybuilding, so 3-, 4-mal die Woche. Aber ich überanstrenge mich da nicht.« Er weiß: Im Muskel tickt die Lebensuhr.

Der Muskel produziert Energie

In einem strammen 20-jährigen Körper stecken 30 Kilo Muskulatur. 30 stattliche Kilo, die Energie produzieren, Glück, Schönheit, Gesundheit – ja sogar Intellekt. Nur, wenn man sich nicht um seinen Muskel kümmert, versiegt diese göttliche Quelle. Trägheit siegt, macht sich breit in jeder Körperzelle. Man verliert an Kraft, Dynamik, Power, an Schönheit, Gesundheit und an Fröhlichkeit. Man wird alt. Mit jedem Gramm weniger Muskelmasse wird die Haut schlaffer, das Bindegewebe welker, die Knochen brüchiger, das Immunsystem schlapper und der Geist träger. »Ist halt so!« denken Sie. »Der Muskel schwindet eben mit den Jahren, kann man nix tun!«

Ein Experiment

Nein, ist nicht so. Das hat Professor Dirk Pette von der Universität Konstanz eindeutig bewiesen. Er regte die Muskulatur junger und alter Ratten mit elektrischen Reizen zur Bewegung an. Heraus kam: Egal ob jung oder alt, die Muskeln werden durch Training kräftiger, jünger und erschöpfen nicht so schnell. Training in jedem Alter zwingt den Muskel, Mitochondrien zu bilden, die Zellkerne, die Energiekraftwerke, der Ort, wo das Leben steckt. Auch das Gehirn wird fitter, weil sich neue Datenhighways zwischen den Nervenzellen bilden.

Ratten sind keine Menschen?

Stimmt. Aber vielleicht überzeugt Sie folgendes Experiment, das mir just von »Bild der Wissenschaft« auf den Schreibtisch flatterte. Titel: »Rentner im Kraftraum – Muskelzuwachs wie bei 20-Jährigen«. Text: »Auch Männer zwischen 65 und 70 können ihren Bizeps und ihr Herz trainieren. Der Muskelzuwachs beim Krafttraining ist sogar vergleichbar mit dem von 20-Jährigen.«
16 Wochen lang ließen Wissenschaftler der Universität von Ohio 9 Pensionäre ihre Beinmuskulatur trainieren. Sie konnten ihre Muskelstärke bis um 80 Prozent steigern. Und auch die Ausdauer verbesserte sich. Das Herz der trainierten Rentner schlug gemäch-

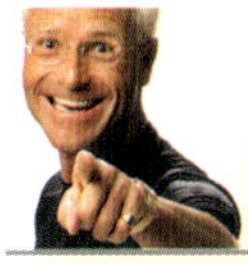

Mein Tipp für Sie

Ein fröhlicher Geist wohnt in einem kräftigen Körper

NATÜRLICH kenne ich den wunden Punkt: den Körper. Wenn der Körper verfällt, der Geist verkalkt, dann hat man von der Betrachtung der positiven Lebensachse gar nichts. Und Ihre Lebenserfahrung, der Blick auf den älteren Mitmenschen, raubt Ihnen Ihre Lebensfreude. Sie denken: »Werde ich das noch erleben: Wissen, Weisheit, Weltenbummeln – ohne Rollstuhl unter dem Hintern?«
Ja. Werden Sie. Meine Bücher heißen »Forever young«, weil man diesen körperlichen und geistigen Verfall nicht nur aufhalten kann, sondern sogar umdrehen. Man kann erwiesenermaßen mit 60 fitter sein als mit 20, mit 80 klüger und fixer im Gehirn als mit 30.
Lebensfreude wächst mit zunehmendem Alter. Meine Augen funkeln, wenn ich daran denke, 90 werden zu dürfen. Und erst der 100. Geburtstag: Herrlich! Ich kümmere mich nämlich um mein Forever-young-Organ. Meine Muskeln halten mich jung. Sie schenken mir Powerhormone, rüsten mein Immunsystem auf, halten mich fröhlich. Und machen mich stark, so stark, dass ich mir sicherlich mit 100 noch meine Schnürsenkel selbst zubinden kann.

Wie alt sind Sie wirklich?

So messen Anti-Aging-Ärzte ...
Sie arbeiten neuerdings mit einem Computer namens »Age-Scan«. Der misst, wie alt man wirklich ist. Binnen 50 Minuten erstellt er ein Jugendprofil. Und was misst er? Über 4 Miracle-Sticks, also Zauberstäbe, die an einem 50 mal 100 Zentimeter großen Gerät angeschlossen sind, misst er die Kraft der Hand. Denn: Vom Händedruck kann man auf das biologische Alter schließen. Natürlich misst diese intelligente Kiste auch noch andere Dinge: die Lungenfunktion, wie viel Sauerstoff durch den Körper fließt, ist ein wichtiges Maß für Vitalität. Wie gut man hohe Töne hört – je älter, desto schlechter. Wie scharf die Augen sind und wie sich der Augenmuskel von Fernsicht auf Nahsicht umstellen kann. Auch ein Zeichen für das biologische Alter. Der Age-Scan prüft auch den Tastsinn, denn er zeigt, ob man Nervenimpulse jugendlich schnell oder greisenhaft langsam weiterleitet. Und der Age-Scan misst vor allem die Funktion der Muskeln. Die Reaktionszeit. Die Zusammenarbeit verschiedener Muskeln. Die Anpassung eines Muskels an eine unerwartete Bewegung.

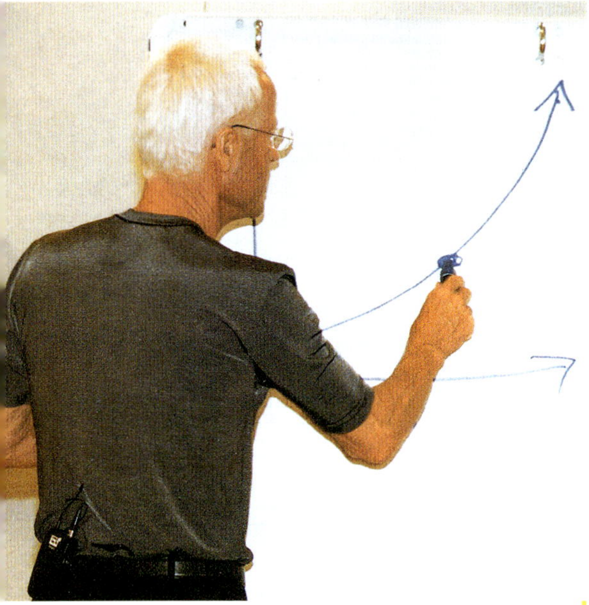

Wer sich um seine Muskelkraft kümmert, wird spüren, wie sich ein Pfeil mit dem Namen Leistungskraft nach oben bewegt.

licher. Und das Erstaunlichste daran: Die Rentner in der Kontrollgruppe durften nicht faul auf der Couch liegen, sondern mussten Fahrrad fahren. Das bedeutet, dass das Krafttraining laut dieser Studie für ältere Menschen genauso gut fürs Herz ist wie Ausdauertraining.

Und was tut sich in der Zelle?
Die besagten Forscher entnahmen den Männern per Biopsie Muskelproben und stellten fest: Die trainierten Pensionäre hatten mehr Muskeln vom Typ IIA entwickelt – was zeigt: Sie sind antrainiert. Die schlappen, nicht geforderten Muskeln bestehen nämlich aus Typ IIB. Und auch die Muskelzellen wurden jünger. Sie vergrößerten sich um 30 Prozent – vergleichbar mit einem 20-Jährigen, der Gewichtstraining macht. Eine Sensation.

➤ INFO

Couch-Potato-Fasern schrumpfen

KÖLNER SPORTMEDIZINER fanden heraus: Legt man sich nur 9 Tage faul ins Bett, sinkt die Leistungsfähigkeit der Organe um 21 Prozent, das Herz schrumpft um 10 Prozent. Das Herz ist Ihr wertvollster Muskel. Wie viele bewegungslose Tage haben Sie hinter sich?

Natürlich prüft das Gerät auch noch das Kurzzeitgedächtnis. Und die Ärzte an diesem Gerät empfehlen, zusätzlich die Knochendichte bestimmen zu lassen, ein Hormonprofil zu erstellen und die Menge an freien Sauerstoffradikalen im Blut festzustellen. Aufgrund des Altersprofils, das der Computer erstellt, verordnen die Anti-Aging-Mediziner dann: Hormone, Vitamine – und Bewegung. Denn wer junge Muskeln hat, ist ein junger Mensch.

... und so messen Sportmediziner

Kraft, Ausdauer, Leistungsfähigkeit des Herz-Kreislauf-Systems, Lungenvolumen, Reflexgeschwindigkeit, Koordinationsvermögen, Gedächtnis – diese Parameter können alle gemessen werden und ergeben zusammengefasst den Begriff »workcapacity«. Die Arbeitskapazität. Diese Arbeitskapazität ist ein präzises Maß für körperliche und geistige Leistungsbereitschaft, Einsatzfreude, Frische, Jugend. Und diese Arbeitskapazität hat ihr Maximum im 25. Lebensjahr. Ab 30 geht's bergab. Pro Jahrzehnt verlieren Sie 15 Prozent an Jugend, Dynamik, Einsatzfreude und Leistungskraft. Warum? Wo entsteht Energie, Kraft? Nun, Sie ahnen es schon, es wird Ihnen klar ... Der ganze Mensch hängt am Muskel. Mit ihm verschwindet die Leistungskraft.

Der Pfeil geht nach oben!

Machen Sie sich einfach bewusst: Heute ist der erste Tag vom Rest Ihres Lebens. Und Sie ernten viel: Der Pfeil namens »Leistungskraft« bewegt sich künftig nicht mehr nach unten – er schießt nach oben. Sie müssen sich nur um Ihre Muskeln kümmern. Jeden Tag ein bisschen. Und Sie können mit 70 noch so jung sein wie mit 25.

Die Muskelzelle hat keine Ahnung, ob sie nun 20 oder 80 Jahre alt ist. Eine sensationelle Entdeckung! Wenn Sie jetzt anfangen Ihre Muskeln zu fordern, gewinnen Sie Jahre zurück. Das Geheimnis der ewigen Jugend finden Sie, wenn Sie eine Tür durchschreiten. Und zwar die Tür mit der Aufschrift: »Bewegung«. Denn Bewegung ist der Schlüssel zur ewigen Jugend. Der Mensch ist gemacht, um 8 Stunden täglich dem Mammut hinterherzurennen. Doch weil er das Gesetz der ewigen Jugend missachtet, geht's ab 30 bergab.

Sie brauchen ja nicht gleich einen Guinness-Buch-Rekord anzustreben. Wie es zum Beispiel Karl-Eugen Reck getan hat. Er stemmte eine 50-Kilo-Hantel 1107-mal in 30 Minuten. Für den Anfang reicht bei Ihnen schon ein strammerer Händedruck.

➤ TIPP

Entdecken Sie Ihren Muskelschatz

GEHEN SIE am nächsten Wocheende wandern. 6 Stunden bergauf, bergab. Und dann fühlen Sie einmal, dass Sie Besitzer wertvoller Muskeln sind. Auch wenn es anschließend 2 Stunden in der Badewanne kostet. Man sollte sich einmal klar machen, wie merkwürdig es ist, dass die meisten Menschen ihren Muskel erst dann kennen lernen, wenn er sich wehrt: nachts in der Wade, wenn er schmerzhaft krampft. Tagsüber im Kreuz, wenn er schrecklich zwickt. Und dann muss es der Krankengymnast richten – oder schlimmer: der Chirurg. 80 000 Bandscheibenoperationen gehen jedes Jahr auf das Konto vernachlässigter Muskeln. Und nicht nur das, ebenso Herz-Kreislauf-Erkrankungen, Diabetes, Arthrosen, Osteoporose.

Der beste Weg zum Slim-Erfolg

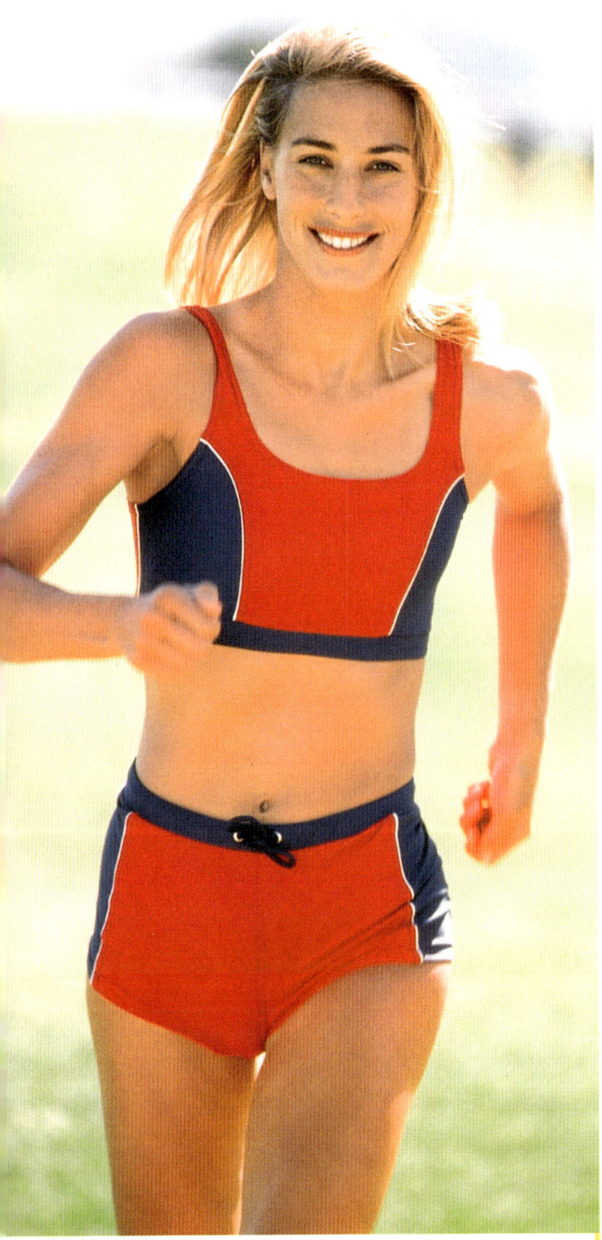

Es ist so unglaublich einfach, Ihr Fett loszuwerden: Sie müssen sich nur bewegen.

Laufen & Hanteln

Jedes Mal, wenn ich in den USA bin, mag ich nicht glauben, was ich da sehe. Dort karren viele arme Menschen im Rollstuhl herum. Bis zum nächsten Imbissstand. Und dann stehen sie gierig auf. Diese armen Menschen haben gegessen, bis sie sich nicht mehr bewegen können. Und sicher schon 100-mal in ihrem Leben Fett gemieden. Auf »light« gesetzt. Hilft alles nix. Fett meidet man nicht, Fett muss man verbrennen.

Fett verbrennt im Muskel

Fett kann man verbrennen. Wo? Nicht im Gehirn, nicht im Knochen, nicht im Fingernagel, nicht im Haar – nur im Muskel. Sie müssen nicht hungern, um Ihr Fett loszuwerden. Sie müssen sich nur bewegen, um Ihr Fett zu verbrennen. Jedes Tier weiß das. Haben Sie schon mal einen Hirsch mit Bierbauch gesehen? Oder ein Diät haltendes, dickes Eichhörnchen? Es fetzt einfach den Baum rauf und runter. Es verbrennt sein Fett – statt auf Nüsse zu verzichten. Tun Sie das künftig auch.

US-Forscher untersuchten drei Gruppen mit übergewichtigen Teilnehmern: Die eine machte nur Sport, der zweiten Gruppe wurde Sport und eine Diät mit wenig Kalorien verordnet und der dritten Gruppe nur eine Diät. Dreimal dürfen Sie raten, wer langfristig am effektivsten abnahm. Richtig: die Gruppe, die nur per Muskelöfchen dem Fett einheizte. Die Sportgruppe.

Bereits eine Binsenweisheit: Diäten machen dick

Das hat uns über 16 Jahre hinweg ein deutsches Staatsoberhaupt Frühjahr für Frühjahr bewiesen. Er »mayrte« sich von leichten 72 Kilo auf ein sichtbares gewichtiges

Staatsgeheimnis von geschätzten 172 Kilo. Wie er ist jeder zweite Deutsche zu dick – etwa 40 Prozent würden gerne abnehmen. Und diese 40 Prozent, also alle, haben schon mit einer Diät probiert, sich von der lästigen Fettschicht zu befreien. 95 Prozent davon ohne Erfolg. Kein Wunder. Diäten machen dick. Das ist nicht neu, das weiß man schon seit den 50er Jahren. Forscher der Universität Minnesota setzten seinerzeit eine Gruppe Männer 24 Wochen lang auf »Kriegsgefangenenkost« – also auf die Hälfte der Kalorien, die sie täglich brauchten. Die Versuchskaninchen verloren dadurch 70 Prozent ihres Körperfetts. Und dann mussten sie 8 Wochen lang weiter darben, wurden einfach nur langsam auf Normalkost umgestellt. Nun entließ man sie ins Schlaraffenland und siehe da: Sie hatten bald mehr Fett auf den Rippen als vor dem Experiment. Das liegt an den Genen. Da steht nämlich drin:

»Survival of the fattest«

Nur wer sich früher in fetten Zeiten eine Speckschicht anlegen konnte und in mageren Monaten sparsam davon zehrte, hatte einen Überlebensvorteil in Notzeiten. Allen anderen zeigte die Evolution die Rote Karte. Der Körper bewaffnet sich nämlich durch jede Hungersnot mit einem weiteren Heer an Enzymen, die ihm künftig helfen, noch schneller Fett zu speichern. Deshalb machen Diäten eben dick. Fett meiden hilft überhaupt nichts.

Nun gilt das »Survival of the fattest« in unserer Zeit nicht mehr. Aus dem einfachen Grund, weil die Sommer-Fett-Schicht nicht im Winter abgebaut wird, wie bei unseren Ahnen. Sondern – im Gegenteil – sie wächst weiter an. Jedes Jahr legt sich ein weiterer Jahresring um die Hüften und macht das Leben schwerer. Und das macht krank. Endet beispielsweise in Herzinfarkt, Schlaganfall, Diabetes oder Demenz.

Die gute Nachricht: »Bewegung alleine reicht!«

Weil Bewegung Ihre somatische Intelligenz aus den Fettbergen schält. »Soma...« was? Die natürliche Intelligenz des Körpers, die Ihnen sagt, was Körper, Geist und Seele gut tut. Das ist eben nicht Schweinebraten, sondern Obstsalat und Gemüse. Das, was die Schumachers und Beckers dieser Welt essen, die Siegertypen. Menschen, die ihre Muskeln pflegen, ihren Körper lieben, hören auch auf ihn. Deswegen haben sie keine Gewichtsprobleme.

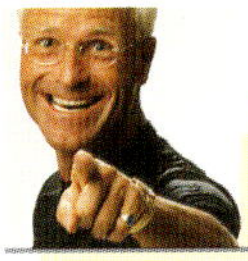

Mein Tipp für Sie

Finger weg von Crash-Diäten

WAS DIÄTEN Ihrem Muskel antun? Eine Nulldiät sorgt dafür, dass sich Ihr Muskel selbst aufzehrt. Kommt nicht genügend Eiweiß im Körper an, dann wird der Muskel klein gehackt. In 3 Tagen verschwindet bis zu 1 Kilo wertvolle Muskulatur. Der Ort, wo Fett verbrennt. Kurzfristig ist eine Obst-Eiweiß-Lauf-Diät sinnvoll. Aber nicht länger als 10 Tage. Eine Kalorienreduktion sorgt langfristig nicht für ein positives Waagenergebnis, weil der Körper den Stoffwechsel reduziert. Einfach weniger Kalorien verbrennt. Mitunter bis zu 50 Prozent. Erfolgreich, so Studien, sind Diäten nur, wenn man die Kalorienzufuhr um höchstens ein Drittel reduziert. Wenn Sie also normal 2400 Kalorien verbrauchen, dann sollten Sie höchstens 800 Kalorien einsparen. Und dazu Ausdauersport wie Laufen, Walken, Radfahren und Krafttraining betreiben. Dann haben Sie binnen kurzer Zeit Ihr Fett weg – ohne wertvolle Muskelmasse zu verlieren.

Das Training und der Stoffwechsel

Was ist das – ein Stoffwechsel? Das sind Sie. Alles, was Sie tun, denken, fühlen, wissen, wollen, ist das Ergebnis Ihres Stoffwechsels. Also: Stoffwechsel ist die Verwandlung von dem, was auf Ihrem Teller liegt, in Leben, in Kraft, in Energie. Nun interessiert uns das Thema Energie. Sie entsteht und vergeht im Muskel. Und sie lagert sichtbar in Form des mittleren Rings – um sich in Form von Trägheit über Ihren Körper, Ihre Seele und Ihren Geist auszubreiten. Berechnen Sie einmal, wie viel Energie Sie brauchen.

➤ INFO

Auf die Energie kommt es an

DIE MASSEINHEIT für Energie ist die Kalorie. Wenn Sie viel Energie (also Kalorien) reinschaufeln und im Muskel wenig Energie (= Kalorien) verbrennen, werden Sie unweigerlich dick und unendlich träge.

In welcher Form Kalorien vorkommen – das wissen Sie: als Fett (wie Wurst, Braten oder Torten), als Kohlenhydrate (wie Nudeln, Brot, Gemüse oder Früchte) und als Eiweiß (wie Hüttenkäse, Milch oder Hülsenfrüchte) ...

... aber kennen Sie auch Ihre Energiebilanz? Sie liegen faul herum, und trotzdem verbrennt Ihr Körper Energie, verheizt Fett. Dann spricht der Wissenschaftler vom Grundumsatz. Das ist die Energiemenge, die nötig ist, um allgemeine Körperfunktionen in Ruhe aufrechtzuerhalten, wie den Herzschlag, die Atmung und die Temperatur. Hinzu kommen bewegungsabhängige Faktoren: der Arbeitsumsatz und der Freizeitumsatz.

Ermitteln Sie Ihre Energiebilanz

Zuerst berechnen Sie Ihren Grundumsatz. Der hängt ab von Größe und Gewicht – und natürlich von Ihrem Alter.

Männer
66 + (13,7 x Körpergewicht in kg)
+ (5 x Körperlänge in cm) – (6,8 x Alter)

Frauen
655 + (9,6 x Körpergewicht in kg)
+ (1,7 x Körperlänge in cm) – (4,7 x Alter)

Ein Beispiel: Sie sind weiblich, 38 Jahre alt, 170 cm groß und wiegen 65 kg. Ihre Berechnung: 655 + (9,6 x 65) + (1,7 x 170) – (4,7 x 38) = 1389,4. Sie verbrauchen also beim Faulsein 1389,4 kcal.

... plus Arbeitsumsatz

Zu Ihrem Grundumsatz kommt der Arbeitsumsatz. Der ist bei Kopfarbeitern gering: Schreibtischhockend verbraucht man am Tag etwa 500 kcal. Wer auf dem Bau ackert oder auf dem Feld, verbraucht etwa 3-mal so viel. Im Vergleich zu vor 100 Jahren verbrennen wir im Schnitt 700 kcal pro Tag weniger. Denn beim Kopfarbeiter endet die Kalorienbilanz meist hier. So bei 1700 kcal Verbrauch. Er isst aber im Schnitt 2400. Also Pi mal Daumen 700 kcal zu viel. In 1 Kilo Körperfett stecken 7000 kcal. Bis man das zusammenhat, dauert es theoretisch gerade mal 10 Tage.

... plus Freizeitumsatz

Wissen Sie, wie viel Tour-de-France-Sieger Lance Armstrong an einem Tag verbrennt? 20 000 kcal. Davon kann der Stubenhocker nur träumen. Wenn Sie sich in Ihrer Freizeit bewegen, dann verbrennen Ihre Muskeln Energie. Pro Kilogramm Körpergewicht je nach Bewegungsart etwa 5 bis 7 kcal in der Stunde. Also: Wenn ein schlanker 80-Kilo-

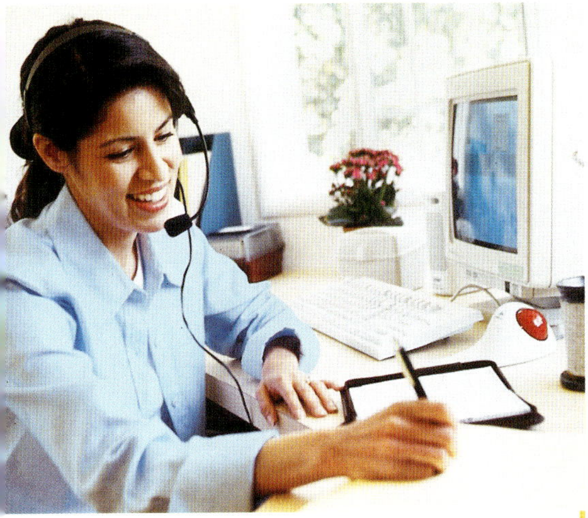

Wer am Schreibtisch arbeitet, sich kaum bewegt, verbraucht auch nur wenig Energie.

Mensch 1 Stunde Muskeltraining macht, verbrennt er: 7 mal 80 ergibt 560 kcal.
Ein dicker Mensch hat's da schon besser: 7 mal 100 Kilo machen nach Adam Riese schon 700 kcal. Leider immer noch eine klägliche Zahl, das entspricht gerade einer Currywurst. So mancher Abnehmwillige bleibt dann doch lieber entmutigt zu Hause – und isst eine zweite.

So verbrennen Sie 5-mal so viel Fett

Wenn Sie herumsitzen, an Ihrem Schreibtisch, dann verbrennt Ihr Körper pro Minute nur 1 Kalorie. Der Schokoriegel hat aber 360. Das summiert sich über die Jahre. So mit 40, 50 geht der Kopfarbeiter in die Breite, der Lack splittert ab, und dann bemüht man erstmals seine Muskelmaschine. Das heißt, man kauft sich ein paar Turnschuhe, eine Stoppuhr, einen Jogginganzug. Ab geht die Post. Wenn Sie nun losjoggen, verbrennt Ihr Körper 12 Kalorien in der Minute. Sie kommen auf die Idee: »Ja, dann lauf ich halt wie verrückt, und schon ist mein Fett weg.« Gesagt, getan. Nach einer halben Stunde kommen Sie schwer atmend, schwitzend, keuchend mit hochrotem Kopf wieder nach Hause, drücken auf die Stoppuhr und sagen stolz: »Schon wieder 10 Sekunden schneller – und das in meinem Alter.« Dann können Sie eigentlich genauso gut zu Hause bleiben. Auch wenn Sie dem Herzinfarkt zufällig noch mal davonkommen, dem Fett nicht.
Ein Muskel hat nämlich zwei Möglichkeiten, Energie zu gewinnen. Er kann Zucker verbrennen oder Fett. Als Untrainierter verbrennen Sie leider nur Zucker. Je schneller Sie laufen, desto weniger Fett verbrennen Sie. Denn Fett verbrennt nur im Sauerstoffüberschuss, wenn der Muskel genügend Sauerstoff hat – und viel Fett verbrennt nur im trainierten Körper (siehe Seite 25).

Was der Körper nicht braucht, schmeißt er raus

Ein Marathonläufer verheizt dagegen 80 Prozent Fett und nur 20 Prozent Zucker. Das heißt: 10 Fettkalorien pro Minute, ein Kopfarbeiter schafft laufend gerade mal 2. Um ein einziges Gramm Fett (also 9 Kalorien) abzubauen, braucht der Kopfarbeiter 4,5 Minuten. Für ein Butterpäckchen weniger muss er also etwa 19 Stunden laufen. Ganz langsam, ohne aus der Puste zu kommen. Warum? Der Muskel des Kopfarbeiters hat die Fähigkeit verloren, Fett zu verbrennen. Denn es gibt ein Naturgesetz: Was der Körper nicht braucht, schmeißt er raus. Fettenzyme hat er seit der Kindheit nicht mehr gebraucht, dann sagt der Körper: »Unnützer Ballast, weg damit.«
Der Kopfarbeiter hat Kohlenhydratenzyme. Denn der Muskel des Kopfarbeiters sagt: »Ach, weißt du was, das bisschen Energie für morgens zum Aufstehen, zum Auto zu gehen, in der Firma drei Treppenstufen hochzusteigen und am Sonntag den Hund spazieren zu führen hole ich mir doch leicht aus dem Zucker, den Kohlenhydraten, dem Müsli, den Nudeln.« Dieses Energiesystem ist sehr viel leichter zugänglich. Es braucht weniger Sau-

erstoff. Und darum bedient sich der Kopfarbeitermuskel aus dem Kohlenhydratvorrat. Leider hat man nur 1 Pfund von diesem Energietank im Körper. Und kiloweise überflüssiges Fett.

Züchten Sie sich Fettenzyme

Sie wollen wie ich in nur 4 Stunden ein halbes Pfund Fett verbrennen – und nachts im Bett, einfach so, noch eine Portion? Dann züchten Sie sich Fettenzyme. Laufen Sie. Täglich 30 Minuten: leicht, locker, lächelnd, ohne aus der Puste zu kommen. Ihr Muskel wacht langsam auf und erinnert sich: »Vor Jahren, da habe ich mal ein paar Enzyme gehabt, die waren für das Fett da. Ich will mal nachgucken, ob ich da in der Schublade noch ein paar übrig habe.« Laufend setzen Sie einen Schlüsselreiz. Sie überreden Ihren Muskel, wieder Fettenzyme nachzubilden. Und das tut er. Nach 4 Wochen haben Sie 50 Prozent Fett verbrennende Enzyme und 50 Prozent Zuckerenzyme. In 3 Monaten ist es dann so weit: Sie verbrennen nicht mehr Kohlenhydrate, sondern Fett. Zu 80 Prozent. Rund um die Uhr.

Wie oft sollten Sie aerob trainieren?
Nehmen Sie sich vor, täglich zu laufen, dann tun Sie es auch wirklich 5-mal die Woche. Studien zeigen: Wer nur 2-mal die Woche läuft, egal wie lange, verbrennt kein Fett. Minimum ist also 3-mal die Woche. Aber wenn Sie nicht Jahre warten wollen, bis das lästige Fett wieder verschwindet, halten Sie sich daran: Je häufiger Sie laufen, desto effektiver. Laufen Sie also ruhig jeden Tag.

Warum dann noch Muskeltraining?
Der Weg zum Erfolg führt über Ausdauer und Kraft. Sie wissen bereits: Alleine durch das Laufen gewinnen Sie 70 Prozent. Sie kümmern sich ja um 70 Prozent Ihrer Muskulatur. Das ist viel. Manchen reicht das völlig. Wenn Sie aber 100 Prozent mehr Jugend, mehr Lebensenergie wollen, dann müssen Sie ein bisschen mehr tun.
Investieren Sie jeden zweiten Tag 15 oder 30 Minuten in Krafttraining, dann ernten Sie zu den Fettenzymen auch gleich noch Muskelmasse – der einzige Ort, wo Fett verbrennt. Sie bauen Muskeln auf. Mit den kleinen Fettverbrennungsöfchen, den Kraft-

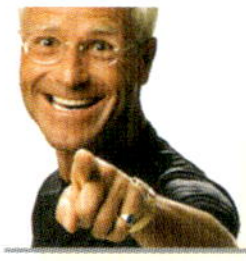

Mein Tipp für Sie

Der genaue Fettverbrennungspuls

Bei einem bestimmten Pulsschlag schaltet der Körper um von Fett- auf Kohlenhydratverbrennung. Dieser Puls ist individuell und liegt mit Sicherheit nicht genau bei der Faustformel »180 minus Lebensjahre«. Diesen Puls erfahren Sie durch einen Laktattest beim Sportmediziner. Glauben Sie mir: Die 60 Mark Investition in ein neues, schlankes Leben lohnen sich. Dann brauchen Sie nur noch eine Pulsuhr, die Sie piepsend warnt, wenn Ihr Körper von Fett auf Kohlenhydrate umschaltet. Die tragen Sie beim Laufen – und beim Muskeltraining.

Laufen Sie täglich und regen Sie Ihre Muskeln dazu an, Fettenzyme zu bilden.

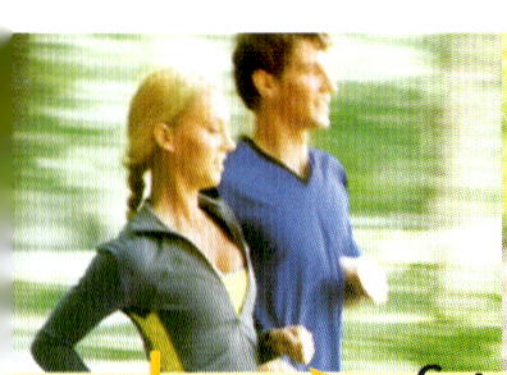
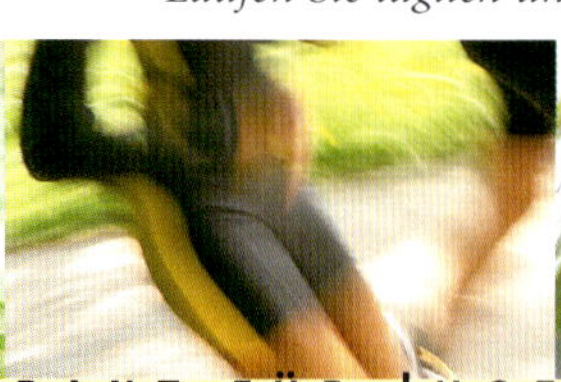
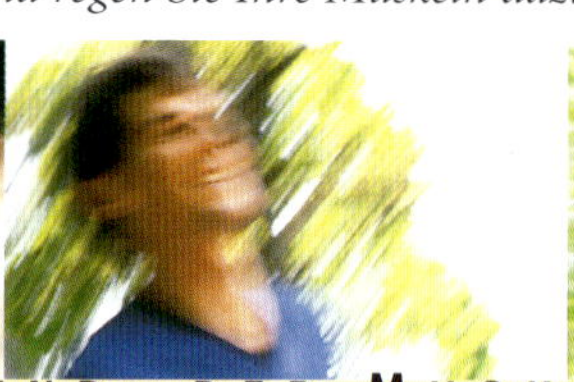
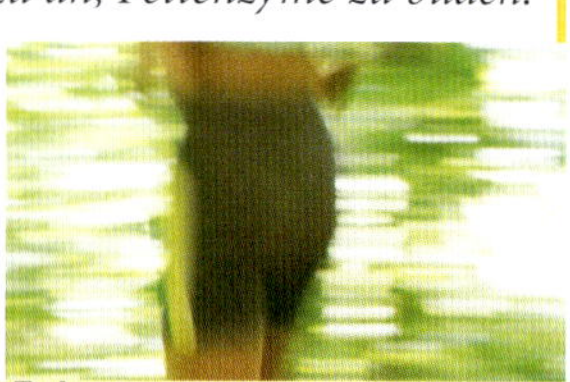

werken der Zelle namens Mitochondrien. Sie können sich durch Training mehr davon zulegen. 6-mal mehr Zellkraftwerke, die Orte, wo Energie entsteht. Jedes Gramm mehr Muskeln sorgt dafür, dass Sie effektiver Fett verbrennen – auch im Schlaf.

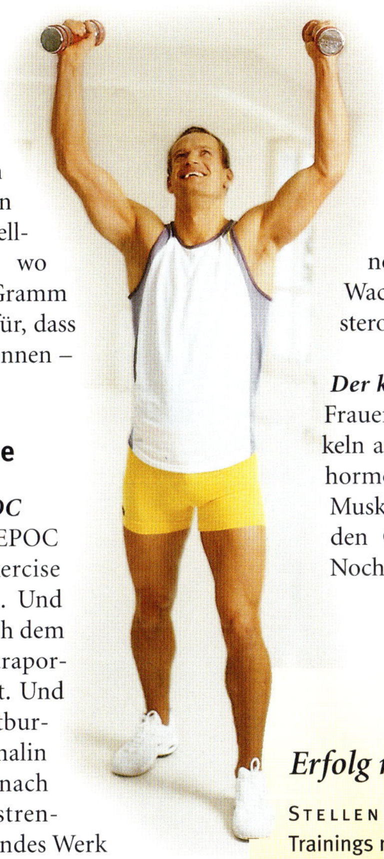

Lauter Hantelgründe

Die Sache mit dem EPOC
Vorsicht Wissenschaft! EPOC heißt »Excess Post-exercise Oxygen Consumption«. Und meint ganz einfach: Nach dem Training wird eine Extraportion Kalorien verbrannt. Und zwar, weil die beiden Fatburner-Hormone Noradrenalin und Adrenalin auch nach der körperlichen Anstrengung noch ihr schmälerndes Werk verrichten. Und zwar gezielt an den Fettpölsterchen. Muskeltraining hebt das EPOC auf bis zu 180 Kalorien pro Stunde. Das ist doch was – oder?

Der Stoffwechsel wird aktiv
Wer trainiert, legt Muskeln zu und verbrennt auch mehr Fett. Auch in Ruhe, auch in der Hängematte, auch im Schlaf. Bis zu 7 Prozent kann Bewegung den Energieverbrauch erhöhen: für 24 Stunden. Jedes Gramm mehr Muskulatur arbeitet für Ihre Schönheit, ackert Fettmoleküle weg, während Sie selig schlummern.
Ich habe das für mich selber einmal ausgerechnet. Ich verbrauche, während ich schlafe, in jeder Stunde 10 Gramm Fett. Ganz einfach: Weil mein Körper aus Muskeln besteht.

Und Sie locken Schlankhormone
Durch Muskeltraining produzieren Sie Hormone, die Sie schlank machen. Die noch mehr Fett verbrennen: das Wachstumshormon und das Testosteron. Mehr darüber ab Seite 41.

Der kleine Unterschied
Frauen tun sich zwar schwerer, Muskeln anzulegen – sie profitieren aber hormonell bedingt vom zusätzlichen Muskeltraining: Es lässt das Fett in den Öfchen viel schneller lodern. Noch schneller als bei Männern.

➤ **INFO**

Erfolg motiviert – messen Sie

STELLEN SIE SICH WÄHREND Ihres Trainings ruhig öfter mal auf die Fettwaage. Und schauen Sie, wie das Fett wegschmilzt und die Muskeln wachsen. Erfolg motiviert.

Wie viel Fett ist okay?

♦ **Männer**	
17–29 Jahre:	15 Prozent
30–39 Jahre:	17,5 Prozent
über 40 Jahre:	20 Prozent
♦ **Frauen**	
17–29 Jahre:	25 Prozent
30–39 Jahre:	27,5 Prozent
über 40 Jahre:	30 Prozent

Das sind tabellarische Richtwerte. Also, ich bin knapp über 40 und schäme mich, wenn mehr als 12 Prozent Fett in meinem Körper stecken.

Ein Tenor hantelt 35 Kilo weg

Dr. Ulrich Strunz: Sie haben Ihr Image geändert: vom fülligen Tenor, der den Omis gefiel, zum schlanken Popstar, von dem Teenies schwärmen. Wie kam das?
Gregor Prächt: Ich hatte es satt, im Laden immer XXL zu kaufen.

Der erste Weg ist doch immer: Diät.
Von Atkins bis zum Heilfasten probierte ich alles. Mit dem Erfolg: Jo-Jo-Effekt, noch mehr auf den Rippen. Noch weniger Kondition. Ich hatte alle Diäten satt.

Und dann?
Ganz spontan ging ich mit zwei Freunden in den Englischen Garten zum Joggen. Die sind mir davongelaufen. Ich bin nicht gejoggt, das war echtes Bodenkriechschleichen. Mit meinen 40 Kilo zu viel Gepäck. Und da wusste ich: Jetzt muss sich etwas ändern.

Und dann haben Sie sich erst einmal ein Buch gekauft – oder?
Genau. Über Walken, mit einem Video. Diese Technik hat mich zuerst einmal ziemlich erschreckt. Es sieht ja nicht besonders männlich aus, was man da macht. Irgendwie spastisch.

Haben Sie es trotzdem probiert?
Ja, mit einer Gruppe. Morgens um 7. Gleich 4 Kilometer. Ich war zwar im hinteren Feld. Sah aber das Licht im Tunnel. Spürte, das fühlt sich gut an, und dachte: »Eines Tages läufst du vorne mit.« Ich hörte an diesem Tag das erste Mal etwas von Fettverbrennungspuls und der Pulsuhr und davon, dass man viel Wasser trinken soll ... Und das machte mir Spaß.

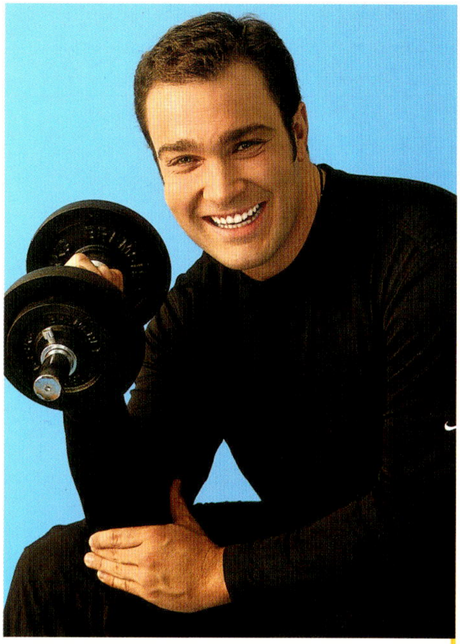

Gregor Prächt, der Tenor mit Pop-Karriere, tritt erfolgreich in die Fußstapfen von Luciano Pavarotti und Plácido Domingo. Er komponiert, jettet rund um die Welt und singt in München, Amsterdam, New York und Hawaii Konzertsäle voll. In den USA dreht er demnächst einen Kinofilm. Nur eines stand ihm auf der Erfolgsleiter im Weg: sein Gewicht. Er wog 130 Kilo bei 1,86 Meter – bis er das Muskeltraining entdeckte ...

Und warum starteten Sie dann mit einem Krafttraining?
In Kanada nahm ich mir 2 Wochen später den bekannten Personal Trainer Luc Boudreau. Der hat mich angeguckt und gefragt: »Wo willst du hin? Was ist dein Ziel?« Ich wollte nicht nur abnehmen, sondern Kondition tanken und den

Körper straffen. Er hat gelächelt über so viele Ziele. Und schneiderte mir ein individuelles Programm zusammen.

Wie sah das aus?

Erster Tag: Brust und Trizepsübungen. Dritter Tag: Rücken und Bizeps. Fünfter Tag: Beine und Schultern. Jeden zweiten Tag Bauchübungen. Und jeden Tag Kardiotraining. Also Laufen. Erst 5 Kilometer auf dem Laufband. Später 10 Kilometer in der Natur. Und abwechselnd dazu Fahrradfahren oder Rudern.

Das klingt nach viel.

Tja, täglich 1 bis 2 Stunden. 3 Sätze, und wenn ich mich wohl fühlte, dann habe ich sogar noch einen Satz angehängt. Es geht ja darum, dass die Muskeln die Kraft hergeben, die in ihnen steckt, und dass sie langsam aufgebaut werden. Schon nach den ersten 2 Stunden habe ich Muskeln gespürt, die ich vorher gar nicht kannte.

Haben Sie den Muskelaufbau kontrolliert?

Ich habe mich lange nicht auf die Waage gestellt. Für mich war es wichtiger, mit der Pulsuhr die Herz-Kreislauf-Belastung zu kontrollieren, das heißt das Training zum Großteil im aeroben Bereich durchzuführen. Also den Fettstoffwechsel anzuregen. Sicher, wenn man die großen Muskelgruppen trainiert, wie Beine und Rücken, dann schießt der Puls mal hoch. Wenn ich Bizeps mache, Brust, Schultern, dann gucke ich, dass ich im aeroben Bereich bleibe. Am besten aber finde ich die Kontrolle im Gegenüber – also im Spiegel.

Warum Fitness-Studio und kein Krafttraining zu Hause?

Anfangs war ich in der Horde schöner Menschen megafrustriert. Ich wusste gar nicht, welches T-Shirt ich anziehen sollte, um das alles zu verstecken. Auf der anderen Seite hat mich der Wunsch motiviert, so einen athletischen Körper zu bekommen wie die anderen, die ich täglich sah.

Täglich Laufen und Muskeltraining – mit welchem Trick haben Sie Ihren inneren Schweinehund überlistet?

Ich malte mir im Geist ein Bild von mir, wie ich gerne aussehen möchte. Und mit dieser Vision bin ich jeden Abend ins Bett gegangen.

Und wie ist das Training mit Ihrem vollen Zeitplan in Einklang zu bringen?

Prima. Da Sport Kraft schenkt, kreativ macht, gewinnt man Zeit. Ich kann nur jedem raten, der so häufig unterwegs ist wie ich, gegen den Jetlag mit Turnschuhen anzutreten.

Schlaucht Sie das Training nicht?

Nein. Ich mache es morgens, und dann habe ich für den ganzen Tag mehr Energie.

Hat sich in Ihrer Seele etwas verändert?

Und wie. Schon bald fühlte ich mich sicherer, wohler, kräftiger. Man fühlt sich stärker, der Körper hat mehr Spannung, die Haltung ist besser. Plötzlich kam ich meine 5 Stockwerke hoch, locker laufend, ohne dabei aus der Puste zu kommen.

Auf der Bühne, tat sich da etwas Neues?

Früher habe ich mir nach jedem dritten, vierten Song einen Hocker bringen lassen, um mich zu erholen. Heute tanze ich. Und hole mir nur einen Hocker, um mich etwas auszubremsen.

Das INTERVIEW

Ein Tenor hantelt 35 Kilo weg

Und wie viel haben Sie abgenommen?
Bisher 35 Kilo. In 1,5 Jahren.

Ohne Diät?
Sagen wir: Früher hat mir mein Körper immer gemeldet, dass ich Schokolade und Pasta liebe. Da musste ich dann meinen Kopf einschalten, der mir sagte: »Iss gesund!« Dabei half mir ein Trick: Ich warf in meiner Vorstellung alles, was ich essen wollte, in klares Wasser. Denn das zeigt einem, was gesundes Essen ist. Cola, Butter, Pommes mit Ketchup, Hamburger, Pizza im klaren Wasser – igitt. Und irgendwann gab's so etwas wie einen Klick. Mein Körper schaltete sich ein und sagte mir, was er braucht. Ich muss heute nicht mehr nachdenken, er verlangt die richtigen Dinge.

Wir Mediziner nennen das somatische Intelligenz – was verlangt sie von Ihnen?
Obst, Gemüse, Fisch, mageres Fleisch, Vollkornprodukte, Milch, Milchprodukte. Eben alles, was die Natur hervorbringt. Nichts Künstliches aus der Fabrik.

Helfen Sie dem Muskelaufbau ein bisschen nach?
Nur mit guten Eiweißdrinks. Weil ich nicht so viel Fleisch essen will. Eiweiß ist gut für die Muskeln. Und natürlich nehme ich Vitamine.

Hat sich auf der Erfolgsleiter etwas getan?
Ja. Weil man eine ganz andere Ausstrahlung hat. Gerade in den USA ist das wichtig. Dort verlangt Erfolg nicht nur einen fitten Geist, sondern auch einen fitten Körper. Und bevor Sie fragen: Ja, auch Sex macht mehr Spaß.

Und wenn Sie mal nicht trainieren …
Laufen, Dehnen, Muskeltraining gehören wie das Atmen zu meinem Leben. Und wenn ich mal nicht kann, fühle ich mich regelrecht frustriert.

Lieber Gregor, vielen Dank für dieses Gespräch.

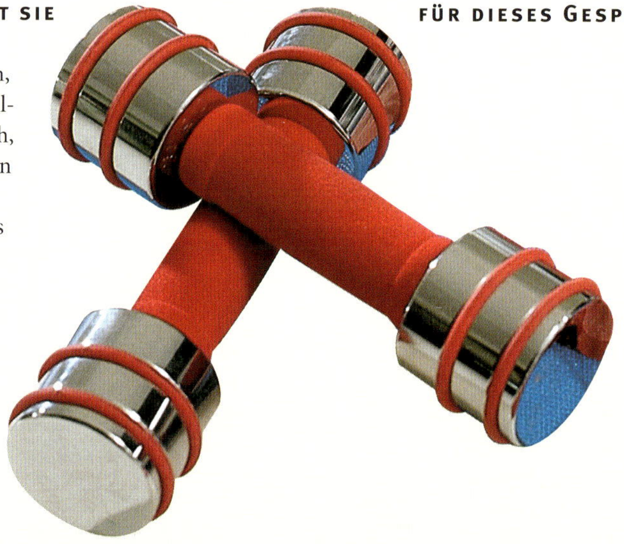

Der Muskel: die Hormonfabrik

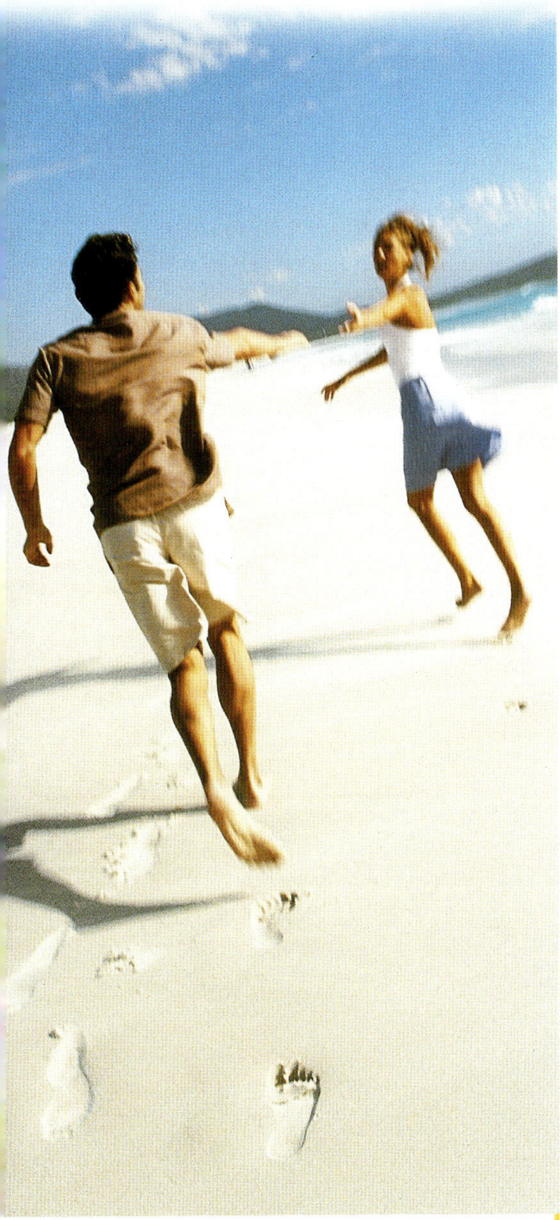

Fordern Sie Ihre Muskeln heraus, und Sie werden Hormone ernten ... für Power, Dynamik und Antrieb.

Powerhormone für Jugend und Dynamik

Sicher kennen Sie das Märchen »Tischleindeckdich«. Dann erinnern Sie sich auch an den Esel. Man musste nur zu ihm sagen »Esel streck dich!« – und schon spuckte er Dukaten. Mit Ihrem Muskel ist das ähnlich. Sie müssen die Zauberformel nur umdrehen: »Muskel kontrahier dich« – und schon spuckt er Dukaten. In Form von Powerhormonen. Das Wertvollste, was Sie besitzen. Hormone, die Sie jung machen, Sie vor lauter Dynamik und Antrieb schier bersten lassen.

Der Bodybuilder ist süchtig ...

... nach seinem täglichen Training. Kein Wunder: Schon nach wenigen Minuten maximaler Muskelanspannung wird der Mensch frisch, wach, tatendurstig, lebenslustig. Grund dafür sind die Hormone. Der Muskel produziert sowohl Testosteron als auch Wachstumshormon, wenn er angespannt wird. Und das können Sie steuern. Wenn Sie zwischen maximalen Kraftanstrengungen nur eine kurze Pause machen, so dass der Muskel sich nicht ganz erholt hat, und dann Ihren Muskel wieder kräftig herausfordern, dann wird Wachstumshormon produziert. Der körpereigene Jungbrunnen. Wenn Sie eine lohnende, also eine längere Pause machen, bis sich der Muskel wieder richtig erholt hat, produziert er Testosteron. Das Hormon, das Ihnen Power schenkt. Probieren Sie es doch gleich einmal aus. Mit einem kleinen Blitz-Training: 4 Minuten Kniebeugen, wie auf Seite 48 beschrieben, und Sie wachen auf.
Das können Sie immer mal wieder tun, wenn Sie Power brauchen. Locken Sie Ihr Testosteron. Verschenken Sie es nicht – wie Ihr Kollege, Ihr Nachbar ...

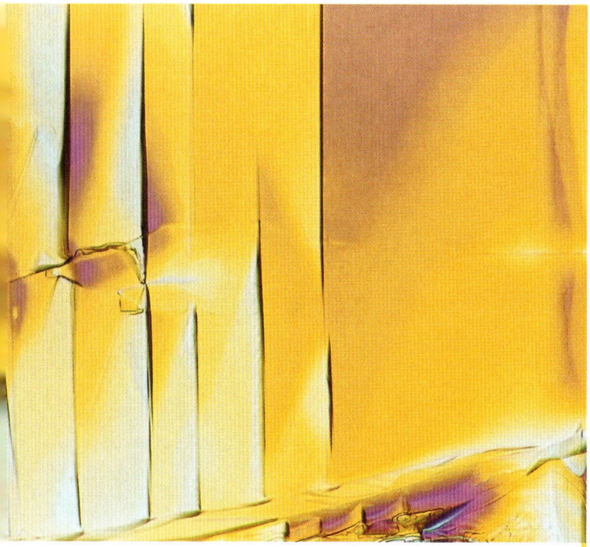

Unter dem Mikroskop betrachtet, erkennt man die faszinierenden Kristalle des Powerhormons Testosteron.

Mehr Power mit Testosteron

In den letzten 50 Jahren hat sich die Zahl der Spermien halbiert. Und diese sind verkrüppelt und langsam. Eine Katastrophe. Denn die Spermien hängen am Ende vom Mann. Wie die Spermien, so die Lust, die Libido, die Power, die innere Dynamik. Was macht die Spermien reif? Testosteron. Das Powerhormon. Das männliche Keimdrüsenhormon, das – vorausgesetzt, es schwimmt in einer bestimmten Menge im Blut – nicht nur macht, wovon wir Männer immer träumen, sondern auch ein ganz bestimmtes Lebensgefühl vermittelt: Ein Sieger zu sein. Nur: Halb so viel Testosteron bedeutet halb so viel Lust, halb so viel innere Dynamik, halb so viel Wollen, halb so viel Power – oder noch weniger.

Die Power kann man messen

Wenn ich eine Gruppe meiner Seminarteilnehmer durchmesse, finde ich jeden Testosteronspiegel – von 10 bis 50. Darum gibt es auch so viele verschiedene Männer. Ein himmelweiter Unterschied, ob jemand mit 12 oder mit 48 durchs Leben läuft. Die mit dem hohen Spiegel sagen nachts um 22 Uhr am Schreibtisch: »Ach, das mache ich jetzt noch schnell.« Sie haben inneren Antrieb, Lust an der Arbeit, am Leben, Lust, abends noch ins Fitness-Studio zu gehen, und dann immer noch Lust auf Liebe. Testosteron ist das Superhormon, das dafür sorgt, dass man jung alt wird, voller Kraft und Lebensfreude.

➤ TIPP

Wie hoch ist Ihr Testosteronspiegel?

LASSEN SIE SICH von Ihrem Arzt den Testosteronspiegel einmal messen. Je höher er ist, desto mehr Power haben Sie.

♦ **Männer:**	
20–29 Jahre:	19–47 Pikogramm/Milliliter
30–39 Jahre:	18–39 Pikogramm/Milliliter
40–49 Jahre:	16–33 Pikogramm/Milliliter
50–59 Jahre:	13–31 Pikogramm/Milliliter
60–69 Jahre:	11–26 Pikogramm/Milliliter
über 70 Jahre:	9–25 Pikogramm/Milliliter
♦ **Frauen:**	
Jedes Alter:	0,46–3,17 Pikogramm/Milliliter

Geht das Testosteron aus, verschwindet die Jugend. Im Kopf, im Körper und in der Körpermitte. Muskeln schwinden, Fett lagert sich ein, statt Lust macht sich Frust breit.

Gleiche Gesetze gelten für die Frau

Sie hat verglichen mit dem Mann zwar nur 10 Prozent der Menge Testosteron im Blut, schließlich bilden auch ihre Nebennierenrinde und die Eierstöcke Testosteron. Aber auch bei der Frau finde ich tiefnormale Spiegel – bei der deutschen Hausfrau. Die Powerfrau mit hochnormalem Spiegel ist Hausfrau, Mutter, Geschäftsfrau, Sportlerin. Es gibt solche Frauen. Ich habe Glück, eine davon ist meine – ein Kampf-Reh.

Mehr Muskeln, besserer Sex

Wer kurbelt die Testosteronproduktion an? Der Muskel. Beim Laufen und im Krafttraining. Dann, wenn Sie zwischen den Sätzen erholsame Pausen machen. Dann wird Testosteron produziert, das Fett verbrennt, Jugend zurückbringt, Muskelmasse, Stärke, Selbstbewusstsein – und die Lust am Sex. Das wissen Sexualberater. Darum schicken sie ihre Klienten erst mal ins Fitness-Studio. Träumen Sie nicht länger, locken Sie Ihr Testosteron – und hoffentlich macht Ihr Partner mit.

Die Sache mit den Anabolika

»Na«, denken Sie, »das geht doch einfacher.« Anabolika sind doch nichts anderes als synthetische Brüder vom Testosteron. Sie signalisieren dem Zellkern im Muskel: »Komm, bastle ein bisschen Muskeleiweiß.« Und das mit dem Sex funktioniert in der Folge dann ja auch. Warum dann noch anstrengend trainieren? Wer das denkt, wird nicht muskulös, sondern fett. Denn Anabolika üben nicht nur auf das Muskelgewebe einen aufbauenden Effekt aus, auch auf Organe, auf das Fettgewebe. Der Muskel wächst durch Anabolika nur in dem Maße, wie man ihn trainiert.
Wenn man Hormone gibt, registriert das Gehirn nicht, dass sie von außen kommen. Es denkt: »Halt, der Hormonspiegel ist zu hoch!« Und drosselt die eigene Produktion – mitunter auf das Niveau eines 7-jährigen Kindes. Weil der Hormonspiegel durch die ständige Anabolikaeinnahme trotzdem noch hoch ist, denkt das Gehirn: »Mist, haut immer noch nicht hin.« Und reduziert die Zellmasse der produzierenden Hormondrüsen. Die Hoden schrumpfen und die Spermienzahl auch. Und damit die Lust, die Dynamik, der ganze Mann.

Mehr Jugend mit dem Wachstumshormon

In Ihnen ackert ein zweites Hormon für die ewige Jugend, das auch am Muskel hängt. Das Wachstumshormon, STH genannt. Durch Nick Nolte bekannt: Er sah plötzlich fantastisch aus in den Hochglanzmagazinen – 20 Jahre jünger. Er bekannte sich dazu, seiner Jugend mit Hormonspritzen etwas nachzuhelfen. Dann hat er sie wieder abgesetzt und ...
Eigentlich ist das Wachstumshormon nichts Besonderes. Jeder von uns hat es im Körper. Nur die Menge nimmt im Laufe des Lebens ab. Mit 65 hat man nichts mehr. Und dann sieht man alt aus. Ob dieses Wissens verdienen sich die Anti-Aging-Kliniken goldene Dächer. Sie spritzen Ihren Klienten im Wartesaal zum Paradies einfach die ursprüngliche Medizin gegen Zwergwuchs – das Wachstumshormon STH. Die Muskelmasse nimmt zu, das Fett schmilzt weg, die Haut strafft sich, das Immunsystem wird stärker. Falten verschwinden, die Knochendichte nimmt zu und die Arterienverkalkung ab. Auch Libido und Konzentration nehmen zu. Die Haare wachsen besser, und gute Laune kommt auf. Ein Wunder. Ein teures. 160 Mark kostet eine Spritze. Zwei braucht man pro Tag. Und setzt man die Spritze wieder ab, schrumpfen die Muskeln, Falten und Fett tauchen wieder auf ...

Hanteln statt Spritzen

Das wollen Sie nicht, das brauchen Sie nicht. Kümmern Sie sich um Ihren Muskel, dann geht auch das Wachstumshormon nicht aus.

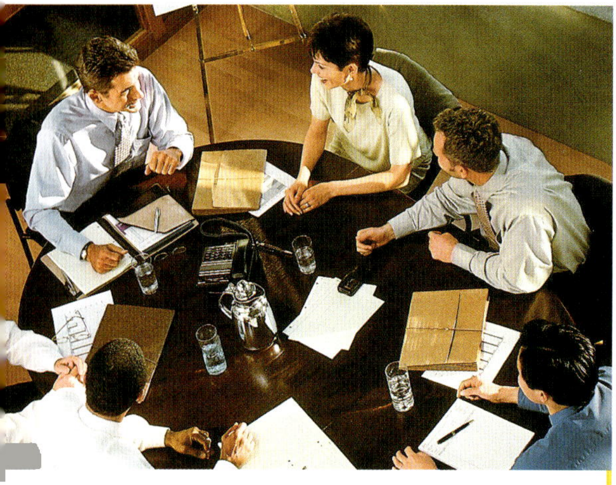

Powerhormone sorgen für Erfolg auf allen Ebenen – im Beruf wie in der Freizeit.

Muskeltraining ist das stärkste Stimulans für die Bildung von Wachstumshormonen. Denn die winzig kleinen Verletzungen, die der Muskel durch das Krafttraining erfährt, müssen repariert werden. Und dafür braucht er das Wachstumshormon. Muskeltraining macht jung – ohne Spritzen. Und viel billiger. Holen Sie sich diesen natürlichen Jungbrunnen ab Seite 64.

Geistespower mit ACTH

Während der Kniebeuge kommen Ihnen die besten Ideen. Kein Wunder. ACTH schießt ins Blut. Das Hormon senkt den Blutdruck und damit den Puls, es entspannt den Körper auf herrliche Art. Gleichzeitig macht es den Geist hellwach, scharf und kristallklar. Deshalb nennt man es das Kreativitätshormon. Sein Mitspieler ist das Hormon Noradrenalin. Auch das setzt die Nebenniere frei, wenn Sie Ihre Muskeln trainieren. Gemeinsam mit ACTH lockt Noradrenalin das Beta-Endorphin – den Botenstoff des Glücks. Und dieser Hormoncocktail ist das Geheimnis der Sieger. Der Menschen, die immer gewinnen – in der Arbeit, beim Schach, im Gespräch.

Vorsicht: Übertraining!

Nun bitte denken Sie nicht: Viel hilft viel. Einfach noch ein paar Sätze anhängen, und schon ist man höher auf der Leiter zu Kreativität und Höchstleistung – und der Tiger im Bett. Das Gegenteil ist der Fall: Wer sich völlig auspowert – zu stark an seine Leistungsgrenzen geht, hat nach dem Sport deutlich niedrigere Blutspiegel an ACTH und Endorphinen, das zeigt beispielsweise eine japanische Studie an Triathleten. Das wirkt sich auch noch Stunden danach am Schreibtisch aus. Mit null Bock und null Ideen. Durch Übertraining sackt auch das Testosteron in den Keller. Der Grund, warum Männer nach 2 Stunden an der Kraftmaschine keine Freuden bereiten.

Endlich stressfest

Krafttraining produziert vermehrt Stresshormone: Adrenalin und Cortisol. Die größten Killer der Jugend. Zu viel Adrenalin schlägt langfristig Kerben in die Blutgefäße, führt zu Arteriosklerose und somit zu Schlaganfall und Herzinfarkt. Cortisol ist das Hauptstresshormon, es entfaltet seine giftige Wirkung langsam, aber sicher. Es wirkt katabol, also Körpereiweiß abbauend, zerstört das Immunsystem und die Zellen im Gehirn. Gestresste Manager haben meist doppelt so viel Cortisol im Blut wie Gärtner. Krafttraining hebt also den Adrenalin- und den Cortisolspiegel an. Darum sollten Sie es regelmäßig machen. »Will er uns jetzt umbringen?« fragen Sie sich. Nein, will ich nicht. Durch Krafttraining reguliert sich das ganze Hormonsystem. Der Cortisolspiegel steigt nur kurzfristig an, der trainierte Körper korrigiert das schnell wieder runter. Und – die beste Nachricht: Das panzert fürs Leben. Stresssituationen wie Prüfung, Ehekrach oder Gehaltsgespräche stecken Sie locker weg.

Der Muskel: die Glücksfabrik

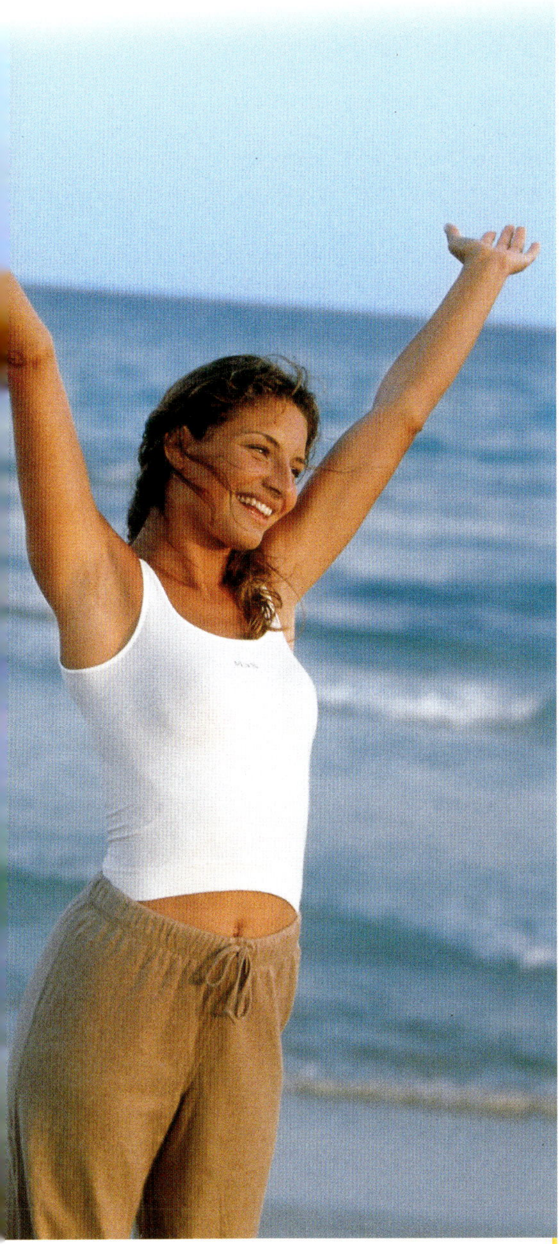

Die Fähigkeit, Glück zu empfinden, ist auch Sache der Hormone. Und wer kurbelt die Hormonproduktion an? Ganz recht: der Muskel.

Lauter Frohmoleküle: Endorphine & Serotonin

Nein, ich erzähle Ihnen jetzt nichts von den Endorphinen, den körpereigenen winzigen Botenstoffen, die einen ganzen ausgewachsenen Menschen voll ins Glück tauchen, in rauschähnliche, unbeschreibliche – weil so schöne – Zustände, wenn Sie nur Ihre Muskeln anstrengen. Das erzähle ich nicht. Brauche ich nicht. Das wissen Sie schon. Das kennen Sie schon. Vom Runner's High – vom ersten Mal, in dem Sie Ihre halbe Stunde Laufen rein zufällig um ein paar Minuten verlängert haben. Das kennen Sie auch von einer durchtanzten Nacht – vom rauschenden Fest. Sie kennen es, vom merkwürdig intensiven Glücksgefühl, das Sie empfinden, weil Sie – wie banal – gerade noch den Bus erwischt haben.

Wahrscheinlich brauche ich Ihnen auch nichts über Serotonin zu erzählen. Das kennen Sie schon von den Glückspillen, den Antidepressiva mit dem Zungenbrechernamen Serotoninwiederaufnahmehemmer. Die tun nichts anderes, als den Botenstoff Serotonin im Gehirn ein bisschen länger für gute Laune sorgen zu lassen. Das Mittel »Prozac« schluckt ja bald schon jeder zweite Amerikaner, weil er unglücklich im Sessel hängt. Die andere Hälfte, die Fitten, brauchen keine Chemie. Sie laufen und locken das Serotonin mit der Hantel. Die beiden körpereigenen Moleküle Endorphin und Serotonin liften also Ihre Stimmung. Und je besser trainiert Sie sind, desto effektiver.

Frohgemut mit Langzeitwirkung

Es kommt noch viel besser: Diese kleinen, winzigen Moleküle haben nämlich eine Langzeitwirkung. Sie verändern Ihr Leben. Sie machen Sie glücklicher. Sie, Ihren Partner,

Ihre Familie, Ihre Freunde. Glück steckt an. Das ist der Grund, warum in den USA momentan so viele Menschen ihren Psychiater verabschieden. Ihn eintauschen gegen einen Personal Trainer. Denn Laufen plus Muskeltraining ist nicht nur billiger, sondern auch effektiver.

Hantelnd das Leben im Griff

Eine Studie, veröffentlicht im »Journal of the American Medical Association«, zeigt, dass sich nach 1 Jahr moderatem Muskeltraining der ganze Mensch ändert. Die untersuchten Personen gaben an, die Trägheit besiegt zu haben, im Alltag viel aktiver zu sein, mehr Spaß in der Freizeit zu haben. Das Hanteltraining trieb die Leute nicht nur zum Volleyballspielen an, sondern auch ins Theater. Das haben sie vorher nicht gemacht. War ihnen viel zu anstrengend, die Karten zu organisieren.

Benefit für die Gesundheit

Was richten eigentlich Endorphine noch im Körper an – außer die 70 Billionen Körperzellen ins Glück zu tauchen? Dieser Frage gingen US-Wissenschaftler der Uni North Carolina nach. Sie untersuchten Ratten. Und siehe da: Endorphine mischen im Hormonhaushalt mit, trimmen den Körper in Richtung schlank, jung und gesund. Zellen reagieren nämlich wieder besser auf das Blutzuckerhormon Insulin. Das tun sie bei jedem zweiten Deutschen nicht. Die Folge: Altersdiabetes. Weil die Befehle: »Hallo Muskelzelle, hol dir den Zucker aus dem Blut!« unbeachtet verhallen, kurbelt die Bauchspeicheldrüse die Insulinproduktion an. In der Hoffnung: Mehr davon hilft dann schon. So schwimmt ständig zu viel Insulin herum. Zu viel Insulin macht dick, krank und alt. Denn solange das Hormon Insulin im Körper regiert, kann das Schlankhormon Glukagon nicht sein schmälerndes Werk verrichten. Glukagon zieht das Fett aus den Depots von Hüfte und Bauch und sorgt dafür, dass es in den Muskeln verbrannt wird. Und auch die anderen Forever-young-Hormone Testosteron und Wachstumshormon werden von Insulin an ihrer Arbeit gehindert. Muskeln schwinden, Fett lagert sich ein. Die Haut wird faltig, der Geist schwach.

Hantel im Glück

Diese Menschen, die sich 1 Jahr lang mit Hanteln & Co beschäftigt haben, gaben auch an, energiegeladener und glücklicher zu sein, selbstbewusster aufzutreten und viel geselliger zu sein. Weil sie sich selbst attraktiver fühlten, hatten sie auch mehr Spaß im Bett – ein bisschen liegt das aber auch an den Lusthormonen, die das Muskelspiel lockt.

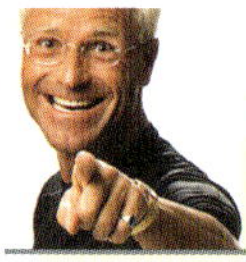

Mein Tipp für Sie

Das Glück klopft an Ihre Tür

Wenn Ihnen die Motivation fehlt, von alleine in Ihr neues bewegtes Leben zu starten, dann buchen Sie sich doch einen Leib-Wächter. Überall in Deutschland gibt es Personal Trainer, die kommen auch zu Ihnen nach Hause und bauen mit Ihnen zusammen ein individuelles Trainingsprogramm auf. Kosten: ca. 100 bis 160 Mark die Stunde. Schauen Sie ins Branchenbuch, fragen Sie in Ihrem Fitness-Studio. Sie können auch einen Trainer aus unserem Forever-young-Team buchen. Die Adresse finden Sie auf Seite 140.

Der Muskel: die Gripsfabrik

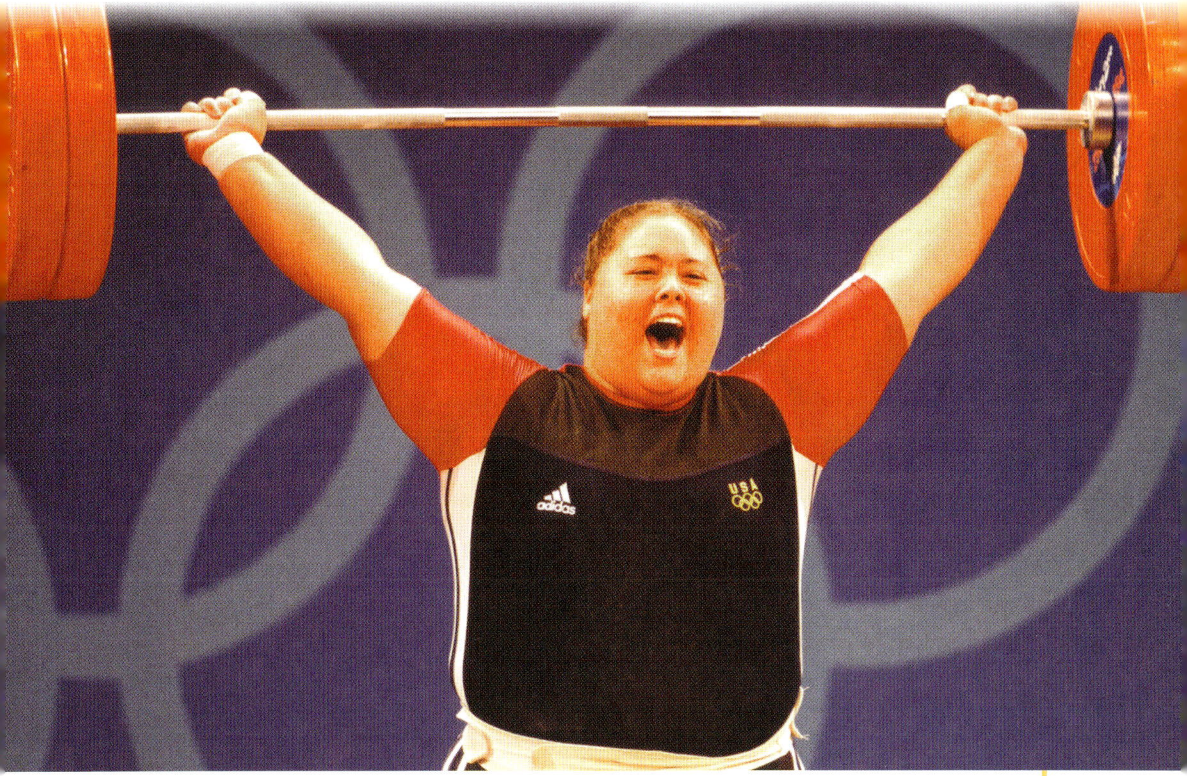

Intelligent und stark? Gibt's das wirklich? Schauen Sie sich Cheryl Haworth an: Sie stemmte Olympia 2000 in Sydney Bronze für die USA, und überall in der Presse stand: mit einem IQ von 135.

Wie hängt der Intellekt an der Hantel?

Bei Muskeln fällt Ihnen der »Big-Brother«-Star Zlatko ein: »Wer ist Shakespeare, ein Dokumentarfilmer?« Sie denken: Ich bin doch nicht verrückt, viel Muskel heißt: wenig Köpfchen. Und Ihnen schießt das bestätigende Bild in den Kopf von einem viereckigen, freundlich grinsenden hirnlosen Schädel, der auf einem Muskelberg sitzt, der am Eisenfressen ist. So nennt im Fachjargon der Bodybuilder das Gewichteheben. Sicher, die Kultivierung des Leibes an Kraftmaschinen hat so manch negatives Image gezeichnet. Im Sinne von: Freizeit-Schwarzeneggers haben einen IQ gerade mal über Zimmertemperatur. Ihr Weltbild reicht nicht über den Spiegel im Kraftraum hinaus, der ihnen schmerzverzerrte Gesichter zeigt – und wohl definierte Muskeln. Herkules und Herkuline hanteln ihren Körper zum Kult, und der Geist verblasst im Ölglanz des gigantischen Muskelspiels. Schade eigentlich. Und falsch. Glauben Sie mir – kann ein Kind sich nicht austoben, hinkt es geistig hinterher. Und auch beim Erwachsenen führt der Weg zum fitten Gehirn nicht über die Couch.

Wer seinen Muskel aktiviert ...

... schraubt auch die Intelligenz hoch. Denn:

➤ Bewegung durchblutet das Gehirn besser. Mehr Sauerstoff flutet an, 100 Prozent mehr. Das dopt Merkfähigkeit, Konzentration und Kreativität. Und das Sensationellste daran: Die durch Bewegung vermehrt durchbluteten Gehirnregionen wachsen sogar. Das passiert aber nicht, wenn Sie stundenlang mit hochrotem Kopf an Kraftmaschinen pumpen.

➤ Sport auf der Laufpiste oder mit dem Flexband fördert die Bildung von Datenautobahnen im Gehirn. Es wachsen mehr Dendriten, jene verzweigten Fortsätze einer Nervenzelle, die biochemische Signale empfangen. Molekulare Nachrichten werden rascher verbreitet. Benefit: schnelle Auffassungsgabe, Spontaneität, Schlagfertigkeit. Dendriten verschwinden mit den Jahren. Wer seinen Bewegungsapparat aktiviert, hält das auf.

➤ Der bewegte Muskel kurbelt die Produktion von ACTH an. Genannt das Kreativitätshormon. Auch andere molekulare Nachrichten werden rascher verbreitet.

Kluge Köpfe stecken in starken Körpern

Die Hantel bewegt den IQ – nach oben. Das wusste Franz Kafka schon am Anfang des letzten Jahrhunderts. Er machte regelmäßig Krafttraining. Auch Arnold Schwarzenegger heimste nicht nur Bodybuilding-Titel ein und wurde zu einem der gefragtesten Action-Schauspieler in Hollywood. Er heiratete in den Kennedy-Klan ein (nicht dumm), schrieb Bücher, betätigt sich erfolgreich als Immobilienmakler und Betreiber einer weltweiten Restaurantkette. Ein kluger Geist steckt eben in einem kräftigen Körper. Er sagt: »Das Leben ist ein sportliches Ereignis. Und dafür können Sie trainieren. Sie müssen die Fitness, Kraft und Kondition entwickeln, die Sie für Ihren ganz persönlichen Wettkampf – Ihr Leben nämlich – brauchen. Nur im Wettkampf Leben gibt man Ihnen am nächsten Samstag keine neue Chance.« Klingt nicht nach IQ 21.

Sie erinnern sich vielleicht an ein gewichtiges junges Mädchen namens Cheryl Haworth. Sie stemmte Olympia 2000 in Sydney für die USA Olympia-Bronze. Ein beliebtes Fotoobjekt der Presse. Ihr IQ? Höher als ihr Gewicht: 135 auf 131 propere Kilo.

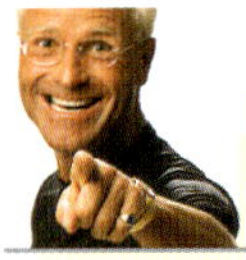

Mein Tipp für Sie

Machen Sie es wie Sokrates

SIE SITZEN am Schreibtisch und müssen ein Problem lösen? Bleiben Sie nicht länger sitzen und warten Sie. Stehen Sie auf. Gehen Sie auf und ab, wie der alte griechische Philosoph Sokrates. Er wusste: Seine Gedanken fließen besser, wenn er geht. Kommt noch keine Lösung, dann seien Sie noch klüger als Sokrates, holen Sie sich eine IQ-Dusche: das Powerhormon Testosteron. Machen Sie einfach 12 Kniebeugen mit Flexband. **So geht's:** Das Flexband mit beiden Händen an den Enden fassen. Stellen Sie sich mit leicht gegrätschten Beinen auf die Mitte des Bandes. Beine so weit wie möglich beugen, ohne dass die Fersen vom Boden abheben. Dann die Hände mit dem Band in den Nacken nehmen. Bauchmuskulatur anspannen. Blick nach vorne richten, leichtes Doppelkinn, Schultern leicht nach hinten unten ziehen, Knie durchstrecken, aber nicht ganz, und in die Beuge gehen. Beim Aufrichten einatmen, beim Beugen ausatmen. Nicht ruckartig bewegen, sondern locker, dynamisch. 90 Sekunden Pause, dann noch mal. Und die Lösung kommt. Wetten, dass ?

Das INTERVIEW

Der Muskel, unsere Zeitmaschine

Dr. Ulrich Strunz: Warum interessieren Sie sich als Immunologe eigentlich für den Muskel?
Prof. Gerhard Uhlenbruck: Erstens, weil beim Sport eine aseptische, »immunologische« Entzündungsreaktion auftritt, zweitens, weil ich selbst Sport treibe. Und drittens als Wissenschaftler, der sich mit Krebs beschäftigt.

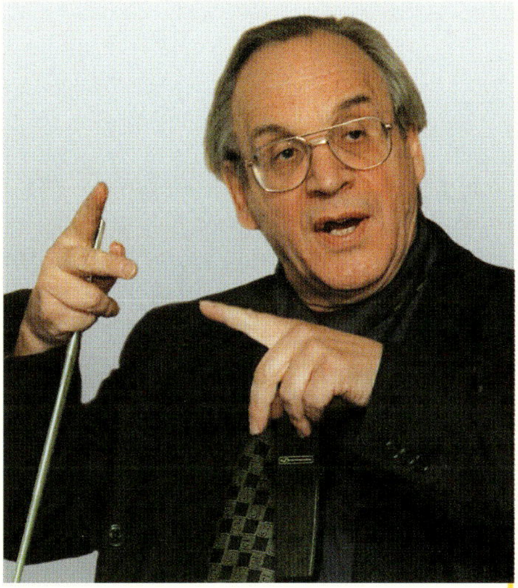

Professor Gerhard Uhlenbruck, Immunologe und Sportmediziner aus Köln. Bekannt durch sein international anerkanntes wissenschaftliches Schaffen – und durch seine Aphorismen.

»Die einzige Entzündung, die uns gesünder macht« – bitte erklären Sie doch, warum.
Wenn Sie den Muskel beanspruchen – und dafür ist er ja da –, laufen im Muskel selbst lokal begrenzt Entzündungsprozesse ab. Das nennen wir Gewebestress. Dieser mobilisiert Botenstoffe, die erst vor Ort die Immunabwehr stimulieren – und dann binnen weniger Minuten das ganze Immunsystem aktivieren. Überall im Körper. Fresszellen und Killerzellen – unsere GSG-9-Elitetruppe – vermehren sich nicht nur, sondern werden durch Sport 6-mal so fit. Sie vernichten Viren, Bakterien und sogar Krebszellen.

Dafür existiert noch ein Hinweis.
Im Muskel gibt es keine Metastasen – ein Phänomen. Kein Krebs kann sich ansiedeln. Die Vermutung liegt nah, dass im Muskel Substanzen freigesetzt werden, die vor Krebs schützen. Man kennt sie noch nicht, aber die anderen Auswirkungen sportlicher Aktivität in Bezug auf Krebs sind gigantisch: Bei der Frau senkt sie zum Beispiel das Brustkrebsrisiko um 47 Prozent. Und Männer, die mehr als 1000 Kalorien in Laufschuhen oder mit der Hantel verbrennen, senken ihr Prostatakrebsrisiko um die Hälfte, das Darmkrebsrisiko um ein Drittel. Sport ist eine sehr gute Krebsvorsorge, hat sich aber auch in der Krebsnachsorge bestens bewährt.

Der Muskel ist eine Zeitmaschine – sobald man sich um ihn kümmert, bringt er uns Jahre zurück.
Der Muskel verbrennt Fett, strafft den Körper, beugt den Alterskrankheiten Osteoporose und Diabetes vor, er stärkt das Herz, stabilisiert die Gelenke, reinigt das Blut, senkt den Blutdruck, er lässt uns besser schlafen – und Schlaf ist ein Jungbrunnen. Weil er wiederum das Immunsystem stärkt.

Das INTERVIEW

Ein Mensch hat mich besonders beeindruckt: Jim Howley. Er macht seit Jahren jedes Jahr den Los Angeles Marathon mit. Er hat Aids.
Ich kann mich erinnern. Nach seiner Diagnose entschloss er sich: »Wenn du Aids hast, ist es leicht, dein Leben zur Krankheit zu erklären. Wenn du das tust, wirst du bald sterben. Ich entschloss mich, mein Leben zum Sport zu erklären – und diese Entscheidung erlaubt mir, zu leben.«
Auch wir empfehlen HIV-Patienten Sport. Vor 10 Jahren schon hat man festgestellt: Sportlich trainierte Homosexuelle, die sich mit Aids infizieren, reagieren ganz anders auf die Krankheit als untrainierte. Wenn sie überhaupt zum Ausbruch kommt, verläuft die Krankheit harmloser. Viele dieser positiven Wirkungen kann man auch der Psyche zuschreiben.

Ja, sogar das Glück hängt an der Hantel.
Das zeigen Tausende von Studien. Sport lindert Ängste und vertreibt Depressionen. So wirkungsvoll wie Medikamente. Und er macht einfach viel fröhlicher. Auch das läuft über das Immunsystem. Nicht nur das Gehirn bildet Endorphine, die Botenstoffe, die glücklich machen. Sondern als Folge auch jede einzelne Immunzelle. Wer den Muskel reizt, hat lauter kleine Glücksfabriken im Blut schwimmen.

Mit Muskeltraining kann man ja sogar einen Tumor aushungern.
Darauf kam ich, als meine Assistentin in den Urlaub fuhr und mir ihre Krebskulturen in Obhut gab. Als sie wiederkam, waren alle abgestorben. Warum? Ich vergaß, sie mit Glutamin zu füttern. Dann kam mir die Erleuchtung: Die Muskelzelle, die Immunzelle und die Krebszelle haben eines gemeinsam. Sie leben von dem Eiweißstoff Glutamin. Wenn Sie nun Ihren Muskel stark überfordern – durch Marathonlaufen oder exzessives Krafttraining –, schnappen Muskel- und Immunzelle der Tumorzelle das Glutamin weg. Der Tumor hungert aus. Leider funktioniert das in der Praxis nicht so leicht wie in der Petrischale im Labor.

Gilt für den Muskel: Viel hilft viel?
Natürlich. Mehr Muskeln bringen auch mehr Effekte. Doch nur, wenn der Muskel natürlich und langsam wächst, seine Regenerationszeit hat – und keinen Kontakt mit Anabolika. Doping-Präparate machen alle positiven Effekte zunichte und schwächen die Abwehr.

Also nicht täglich Krafttraining?
Nein. Da es sich um eine Entzündungsreaktion handelt, muss man dem Muskel Zeit lassen, diese auszukurieren. Dafür braucht er bis zu 2 Tage.

Muskeln heben ja sogar den IQ – wie erklären Sie sich das?
Eine einfache Geschichte. Der aktivierte Muskel flutet mehr Blut durch das Gehirn, Sauerstoff erhöht nachweislich die Leistungsfähigkeit. Und Immunzellen selbst sind wie lauter kleine Gehirnzellen, die im Blut schwimmen. Sie bilden ACTH, das Kreativitätshormon, und andere Neurotransmitter, die für Denken und Gedächtnis zuständig sind.

Muskeln sorgen für mehr Lebensenergie, wie sieht das der Wissenschaftler?
Training vermehrt die Anzahl der Mitochondrien – und sie wachsen. In diesen kleinen Zellkraftwerken entsteht Energie. Der Myoglobingehalt in der Muskelzelle steigt an – das Transportschiffchen für Sauerstoff. Ein wichtiger Energiefaktor: Ohne Sauerstoff erlischt jedes

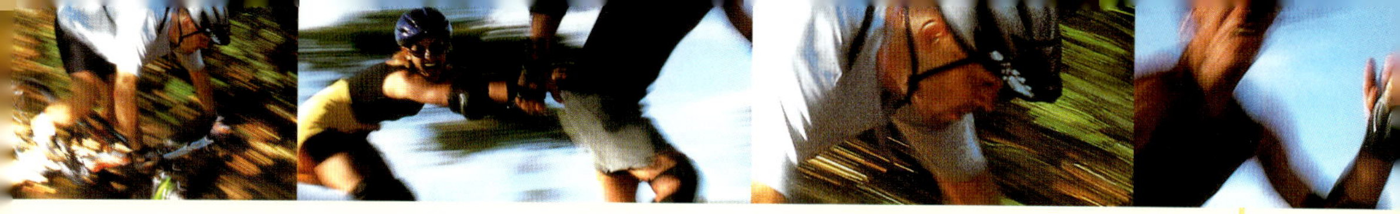

Sport, der den Muskel angemessen fordert, steigert die Lebensqualität, bringt Lebensjahre zurück.

Feuer. Sport vergrößert zudem die intramuskulären Glykogendepots. Und die Zuckervorräte liefern den Treibstoff für schnelle Energie. Erhöhen die Leistungskraft.

Was halten Sie von dem Spruch: Ohne Schweiss keinen Preis?
Schwitzen ist gut. Aber in Sydney stemmten die Leute ja schier bis zum Schlaganfall. Hochleistungssport ist Mord. Wer länger, aktiver, gesünder leben will, sollte alles moderat tun: Laufen und Muskeltraining. Dann nimmt auch die Zahl der Kapillaren zu. Mehr Blutgefäße versorgen den Muskel besser – und stärken ihn. Auch unseren wichtigsten Muskel: das Herz. So laufen Sie dem ersten oder auch dem zweiten Herzinfarkt davon.

Über die Schiene »oxidativer Stress« macht uns Sport ja sogar jünger.
Das kann man so sagen. Eine der schärfsten Waffen des Immunsystems ist das Glutathionsystem. Es fängt freie Radikale, die wild gewordenen Sauerstoffmoleküle, die die Zellen altern lassen und das Erbgut schädigen. Das Glutathionsystem mindert also den oxidativen Stress. Nun entstehen durch Sport mehr freie Radikale, mehr oxidativer Stress. Das führt dazu, dass der Muskel das ganze Abwehrsystem hochreguliert, die körpereigenen antioxidativen Systeme besser ausrüstet. Man ist viel effektiver gewappnet gegen den Angriff freier Radikale aus Stoffwechsel oder Umweltgiften.

Gibt es das Muskel-Gen?
Natürlich. Was die sportliche Leistung betrifft, spielt die Genetik eine enorme Rolle. Sie bestimmt das Verhältnis von schnellen und langsamen Muskelfasern. Kenianer haben fast ausschließlich den langsamen Muskeltyp, Westafrikaner überwiegend den schnellen Typ. Letztere kamen als Sklaven nach Amerika, und das Erbe kann man heute auf der Olympiade bewundern: Die Amerikaner haben viele muskulöse Sprinter und keine farbigen schlanken, ausdauernden Langstreckenläufer. Davon abgesehen hat man aber auch ein für Hochleistungen prädisponierendes Gen gefunden.

Herr Prof. Uhlenbruck – was tun Sie für Ihre Fitness?
Laufen, Aqua-Joggen, Radfahren auf dem Hometrainer. So eine Art Triathlon. Natürlich betreibe ich auch ein moderates Krafttraining. Das macht mich auch schneller beim Marathon. Lifting for Speed, das Hanteltraining für die Arme, ist auch das Geheimnis vom Ato Boldon, dem amerikanischen Sprinter – man läuft auch mit den Armen. Dann halte ich mich an den Aphorismus: »Denen, die da dehnen, schmerzen weder Muskeln noch Sehnen.«

Humor wappnet die Abwehr

Hier Aphorismen zum Schmunzeln von Gerhard Uhlenbruck aus »Der Zweck heiligt die Kittel, Humanes aus der Humanmedizin« (Ralf Reglin Verlag, Köln). Er hat schon 26 Büchlein voll geschrieben.
Krankheitserreger. Es gibt verschiedene Krankheitserreger: Bakterien, Viren und Menschen.
Ruhm. Dem wissenschaftlich Denkenden steigt der Ruhm nicht zu Kopf – einfach aus Platzmangel.
Hypochonder. Manche Hypochonder sind so gesund, dass es für sie geradezu ein Risiko wäre, wenn sie auch noch Sport treiben würden.
Humor. Humor ist das beste Deo für Menschen, die stinknormal sind.

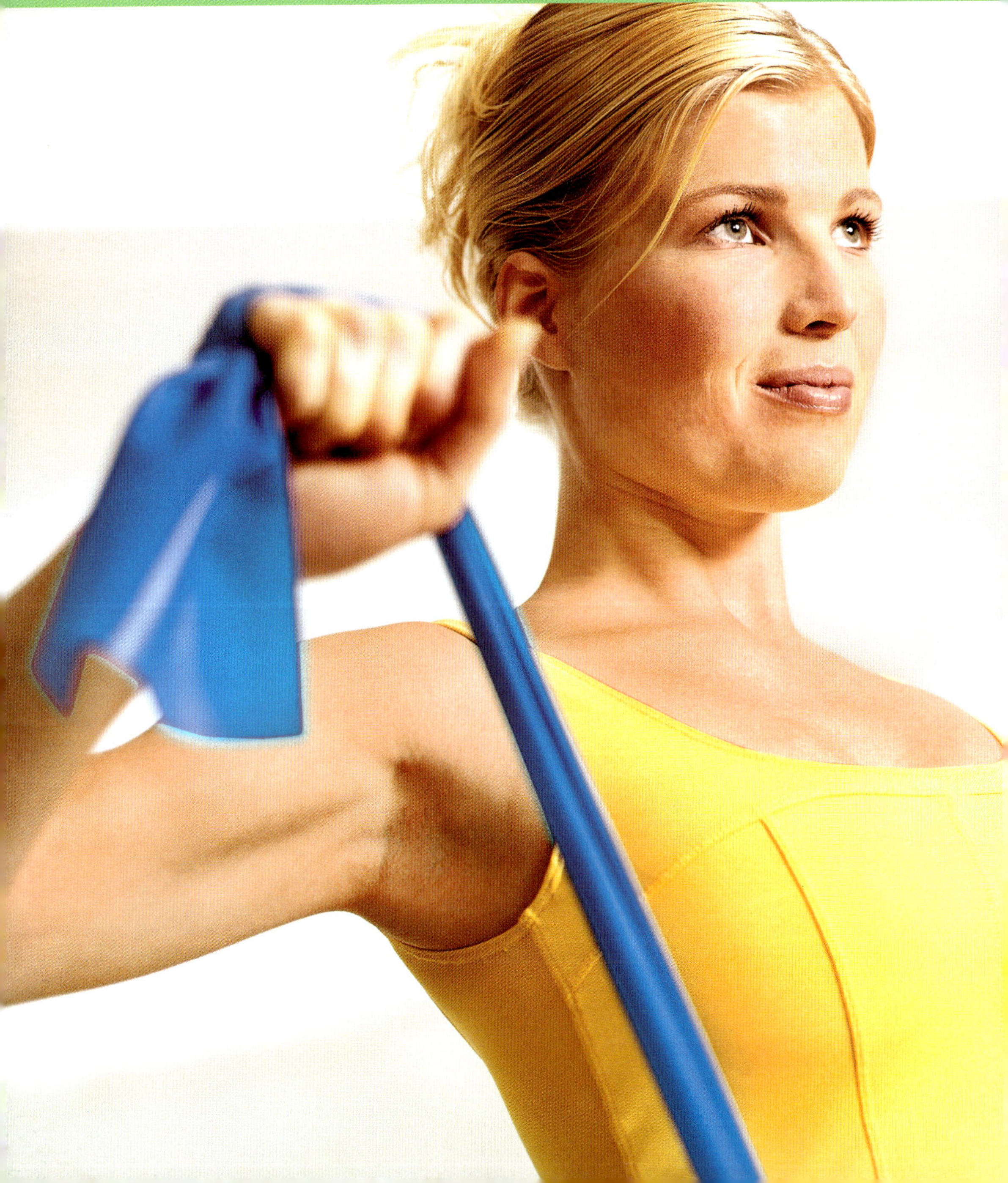

Die Forever-young-
Programme

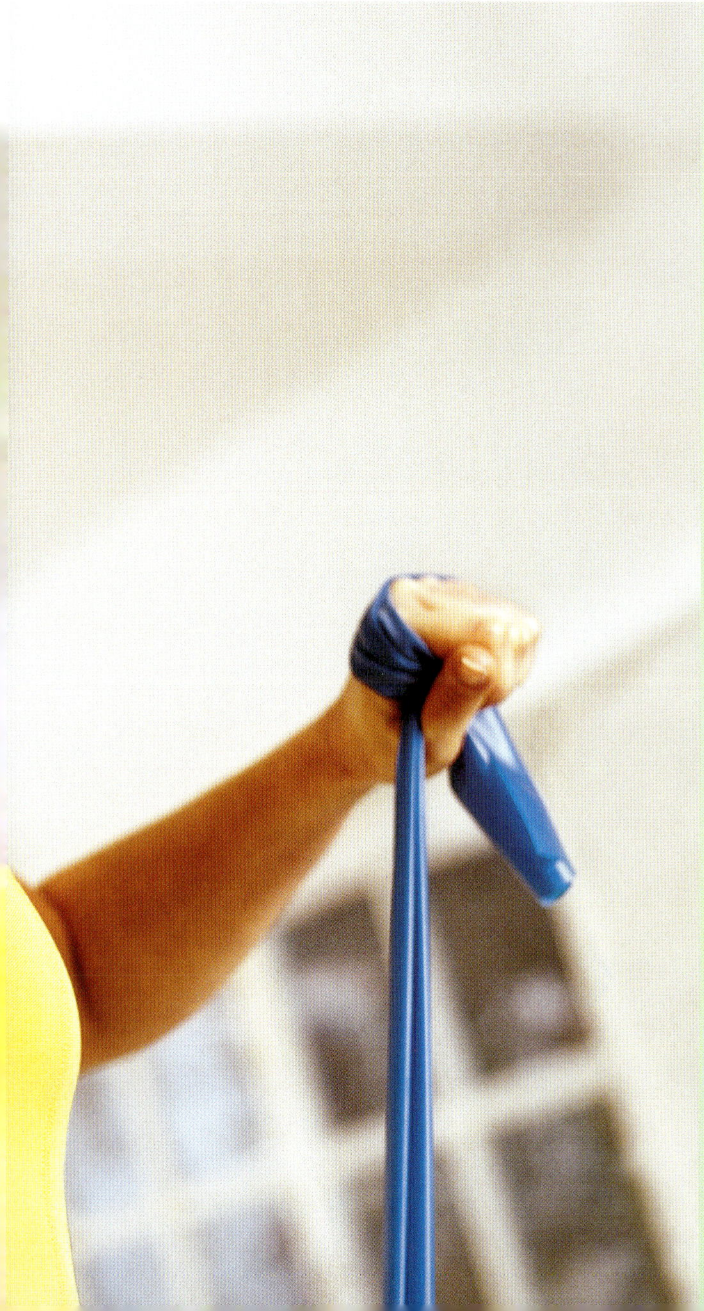

Steigen Sie ein in den Fitness-Express. Nach den neuesten Forschungsergebnissen müssen Sie nicht stundenlang an Kraftmaschinen pumpen, um Fett zu verbrennen oder Muskeln aufzubauen. Investieren Sie 2-mal die Woche 15 Minuten in unser Fatburner-Programm. Oder tanken Sie Kraft und ernten Sie ein schönes Muskelprofil mit dem Bodystyling-Training. Es kostet Sie: 2-mal 30 bis 45 Minuten die Woche. Extra-Übungen für die Problemzonen finden Sie ab Seite 94. Und wer mehr will, geht ins Studio, zum Heavy-Duty-Training.

Bauplan für die Traumfigur

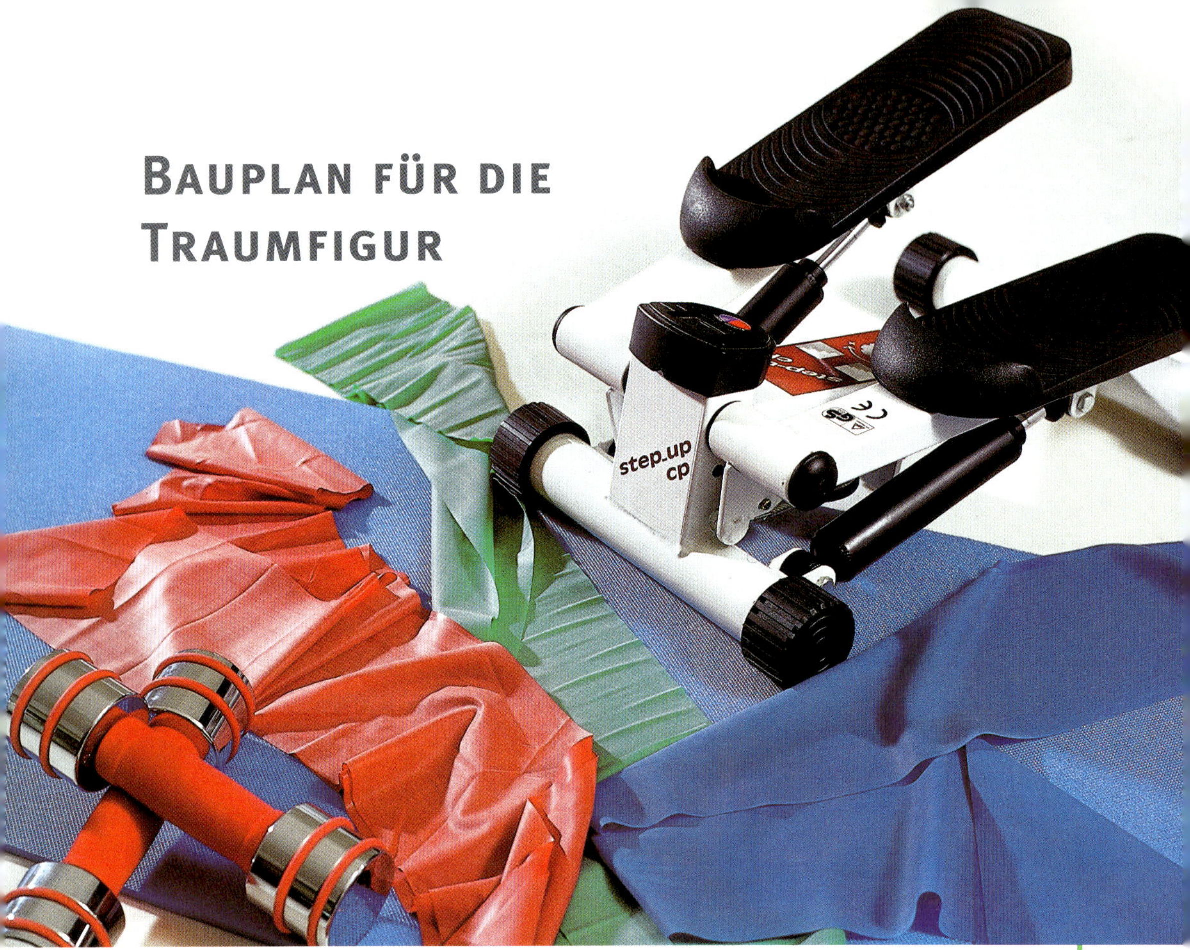

Flexbänder in verschiedenen Stärken, Hanteln mit unterschiedlichen Gewichten und ein Stepper: mehr braucht's nicht als Grundausstattung für das Muskeltraining.

Das Training

Was ist Training? Sie setzen einen Reiz, und Ihr Muskel reagiert mit Anpassung. Und zwar je nachdem, wie stark Sie ihn reizen. Wenn Sie ihn ganz stark reizen, dann reißt er. Das wollen Sie nicht. Wenn Sie ihn mit Glacéhandschuhen anpacken, dann zieht er sich zurück. Das mag er nicht. Wenn Sie lieber zu Hause trainieren: Sie brauchen keine Kraftmaschinen. Hatten die Gladiatoren auch nicht. Jede Maschine kann der Anfänger durch freie Hantelübungen oder das Flexband ersetzen (siehe ab Seite 63).
Doch mancher liebt den Fitness-Trubel und möchte nicht alleine zu Hause stemmen – der geht eben ins Fitness-Studio: Ab Seite 110 finden Sie dafür die professionelle Einführung.

5 Dinge trainieren Ihren Muskel

1. Die Übungen gegen den Widerstand. (Körpergewicht, Hantel, Flexband oder Maschine.) Nach einer Trainingszeit von etwa 3 Monaten sollten Sie Abwechslung in die Übungen bringen, um Ihren Körper aus seiner Routine zu holen.
2. Die Zahl der Wiederholungen einer Übung. Sie ergeben zusammen einen Satz. In der Regel 1 bis 25. Eine Wiederholung steht für »Maximalkraft«, man kann beim

besten Willen nicht mehr Kraft aufbringen – das macht der Gewichtheber beim Wettkampf. 25 Wiederholungen stehen für Kraftausdauer. Der Muskel tankt Kondition.

➤ Anfänger sollten erst mal die Kraftausdauer mit 12 bis 15 Wiederholungen trainieren, dann die Wiederholungen langsam steigern.

➤ Fortgeschrittene, die Muskeln aufbauen wollen, erhöhen das Gewicht und reduzieren die Zahl der Wiederholungen auf 8 bis 12. Fortgeschrittene, die auf Kraftausdauer Wert legen, sollten auf 20 bis 25 Wiederholungen erhöhen.

➤ Kraftsportler wiederholen 3- bis 8- mal.

3. Die Anzahl der Sätze. Anfänger machen für die Muskelgruppen von Beinen über Bauch und Rücken bis zu Schultern und Armen je 2 Sätze, das reicht dicke aus. Neue Forschungsergebnisse zeigen: Nicht die Zahl der Sätze fordert den Muskel, sondern die Intensität der Übung. Auch Fortgeschrittene sollen sich nicht mehr mit vielen Sätzen quälen. Ein einziger genügt.

4. Die Dehnübungen. Den Muskel, den Sie stärken, müssen Sie auch weich machen. Sie finden in unseren Trainingsprogrammen jeweils die passenden Dehnübungen.

5. Die Pausen. In der Pause regeneriert sich der Muskel. Für Anfänger, die bis zu 15 Wiederholungen machen, reicht 1 Minute Pause. Wer mehr braucht, pausiert länger. Für Fortgeschrittene, die mit höheren Gewichten arbeiten, reichen 1 bis 3 Minuten Pause zwischen den Sätzen. Nach dem Training muss der Muskel mindestens 48 Stunden Zeit haben, um Kraft zu entwickeln, um Muskelmasse aufzubauen.

➤ TIPP

Trainieren Sie regelmäßig

DAS PRINZIP »Mal ja, mal nicht, ein anderes Mal dafür ganz viel« bringt Ihren Muskel aus dem Konzept. Er braucht kontinuierliche Trainingsreize – und auch die Pausen dazwischen –, sonst zeigt er sich einfach nicht von seiner starken Seite. Am besten planen Sie 2 bis 3 Wochentage fest im Kalender für Ihr Training ein.

Klasse oder Masse?

Die Zahl der Wiederholungen und die Höhe des Widerstands bestimmen, was Ihnen das Muskeltraining bringt: Höchstform oder Muskelmasse.

Kraftausdauertraining

Wollen Sie viel Fett abbauen und Kraft gewinnen, ohne viel Muskeln zuzulegen? Beim Kraftausdauertraining trainieren Sie mit etwa 40 bis 60 Prozent Ihrer Maximalkraft. Was passiert? Der Muskel wird saftig durchblutet. Sauerstoff flutet durch jede Faser. Stoffwechselschlacken werden schnell abtransportiert.

➤ Machen Sie 12 bis 25 Wiederholungen einer Übung. Und davon 2 Sätze. Die letzten beiden Wiederholungen sollten Sie erschöpfen – aber nicht fertig machen.

➤ Die Pause zwischen den Sätzen: 30 bis 60 Sekunden.

Muskelaufbautraining

Sie sind mehr interessiert an Muskelmasse und Maximalkraftgewinn. Dann müssen Sie gegen härtere Widerstände trainieren und die Energietanks in Ihrem Muskel binnen 1 bis 2 Minuten erschöpfen. Das geht nur mit einem höheren Gewicht. Beim Muskelaufbautraining trainieren Sie mit etwa 60 bis 80 Prozent Ihrer Maximalkraft. Was passiert? Durch das Training wird der Muskel extrem durchblutet – und das Blut staut sich. Es

Info

Stoff zum Mitreden

♦ **Pyramiden-Training:** das Training mit steigender Belastung. Damit stellen Sie Ihre Maximalkraft fest. Also das Gewicht an Hantel oder Maschine, mit dem Sie nur eine Wiederholung einer Übung schaffen (entspricht 100 Prozent Maximalkraft). Dann machen Sie den 1. Satz mit 12 Wiederholungen und einem Gewicht, das 50 Prozent der Maximalkraft entspricht. Den 2. Satz machen Sie mit 10 Wiederholungen und 60 Prozent der Maximalkraft. Den 3. Satz machen Sie mit 8 Wiederholungen und 70 Prozent der Maximalkraft. Und den 4. Satz machen Sie mit 6 Wiederholungen und 80 Prozent der Maximalkraft.

♦ **Isometrisches Training:** Beim dynamischen Training kontrahiert sich der Muskel in der Bewegung, zum Beispiel bei der Kniebeuge. Beim isometrischen Training wird der Muskel in einem bestimmten Winkel in voller Länge maximal angespannt. Das weckt vor allem schlafende Muskelfasern auf – tut aber nichts für die Koordination, das perfekte Zusammenspiel mehrerer Muskeln.

♦ **Circuit-Training:** Dabei wird jeweils 1 Satz einer Übung gemacht, ohne dazwischen eine Pause einzulegen, bis alle Übungen 1-mal durchgezogen sind. Dann wiederholen Sie diesen Zirkel 3- bis 5-mal. Das trainiert vor allem Ihre Kraftausdauer.

kann nicht so schnell zurückfließen, wie es hineingepumpt wurde.

➤ Wählen Sie das Gewicht so, dass Sie 8 bis 12 Wiederholungen schaffen. Das Maß aller Dinge: Die letzten beiden Wiederholungen tun weh. Sie können sie nur mit zusammengebissenen Zähnen durchführen. Anfänger machen 2 Sätze. Fortgeschrittene 1 Satz.

➤ Pause zwischen den Sätzen: 1 bis 3 Min.

Das IK-Training (intramuskuläre Koordination)

Wer Lust hat, seine Maximalkraft um 50 bis 60 Prozent zu erhöhen, indem er schlafende Muskelfasern weckt, muss sich anstrengen. Beim IK-Training trainieren Sie mit 80 bis 100 Prozent der maximalen Leistungsfähigkeit. Beispielsweise durch Bankdrücken mit einem Gewicht, das Sie nur 1-mal bis höchstens 5-mal zähneknirschend schaffen.

➤ Pause: zwischen den Sätzen 3 bis 5 Min.

➤ Nachteil: Aufgrund der hohen Gewichte kann man sich sehr leicht verletzen. Gelenke und Bänder verschleißen. Deshalb sollten Sie nicht öfter als 1-mal im Monat so trainieren.

Unser Forever-young-Training

Das Blitz-Training (siehe ab Seite 88) weckt vor allem die Kraftausdauer und regt die Fettverbrennung an. Das Bodystyling-Programm (siehe ab Seite 63) kombiniert alle Formen. Sie ernten vor allem Kraftausdauer – verbrennen also auch Fett, wecken schlafende Muskelfasern –, und der Muskel bekommt Profil. Allerdings: Fürs Schwarzenegger-Format reicht's nicht. Da sind Sie dann ab Seite 110 besser aufgehoben.

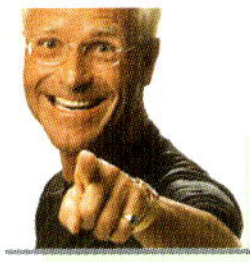

Mein Tipp für Sie

Anfänger starten mit Ausdauer

Kümmern Sie sich erst um Ihre Kraftausdauer. Machen Sie mehr Wiederholungen – aber nicht bis zum Muskelzittern. Falls Sie sichtbar mehr Muskelmasse wollen: Nach 10 Wochen Training ist es für den Muskelaufbau früh genug.

13 Regeln für das Training

»Man weiß nicht, was genug ist, bevor man weiß, was genug ist.« Dieser Spruch von William Blake wird Sie wohl in den ersten Trainingswochen im Kopf begleiten.

1. Erst checken

Wenn Sie Probleme mit den Bandscheiben oder Gelenken haben, besprechen Sie mit Ihrem Orthopäden oder Physiotherapeuten, ob Sie das von Ihnen ausgewählte Muskeltrainingsprogramm machen können. Am besten gehen Sie die Übungen einmal gemeinsam durch. Lassen Sie sich im Fall der Fälle eine Ersatzübung zeigen, die besser für Sie geeignet ist. Auch wenn Sie chronisch krank sind, Blutdruck- oder Herzprobleme haben oder kürzlich eine Operation hatten, sollten Sie Ihren Arzt konsultieren, bevor Sie mit den Übungen beginnen.

2. Der ideale Start: Aufwärmen

Vor jedem Workout müssen Sie sich aufwärmen. Ideal ist es, wenn Sie 30 Minuten leicht, locker, lächelnd laufen und dann Ihr Muskelprogramm anhängen. Sie können das Laufen aber auch an das Training anhängen. Das hat den gleichen Effekt wie der Nüchternlauf morgens. Auch dann sind die Zuckertanks leer. Der Körper verbrennt Fett. Fehlt Ihnen dafür einmal die Zeit, dann wärmen Sie sich einfach 10 bis 15 Minuten locker auf der Stelle laufend auf, oder strampeln Sie auf dem Hometrainer oder Stepper. Oder Sie hüpfen auf dem Trampolin oder frönen ganz modern dem Skipping – früher hat man noch Seilspringen dazu gesagt. Der Muskel wird dann besser durchblutet, das verbessert die Sauerstoffversorgung, macht Ihren Muskel leistungsfähiger und elastischer. Die Gelenke bilden mehr Schmiere, gleiten reibungslos durch die Übungen. Aufwärmen drosselt das Verletzungsrisiko während des Trainings und beugt Gelenk- oder Sehnenentzündungen vor.

Eine Ode an den Aufwärmsatz

Gerade für Anfänger ist es wichtig, sich mit einer neuen Übung erst einmal aufzuwärmen – und zwar gegen einen geringen Widerstand. Halten Sie das Flexband lockerer oder nehmen Sie eine leichtere Hantel und führen Sie einfach die Übungsanleitung mit 15 Wiederholungen durch, ohne sich dabei zu verausgaben. So bereiten Sie sich koordinativ auf die Bewegung vor. Und geben Ihrem Muskel eine Chance, die Bewegung kennen zu lernen.

3. Das richtige Band wählen

Welches Band darf's denn sein – rot, grün, blau oder schwarz? Um das herauszufinden, machen Sie mehrere Wiederholungen einer Übung. Die letzten beiden Wiederholungen müssen richtig schwer gehen. Wenn sie zu leicht gehen, dann wechseln Sie nach 1 Minute Pause zur nächsten Farbe. Und so weiter. Bis Sie die richtige Bandstärke gefunden haben. So müssen Sie jede Übung durchtesten. Denn ein kleiner Muskel braucht ein schwaches Band. Ein großer Muskel ein kräftigeres. Das Gleiche gilt für die Hanteln. Starten Sie mit einem niedrigen Gewicht.

Wärmen Sie sich vor jedem Workout auf. Zum Beispiel durch Hüpfen auf dem Trampolin.

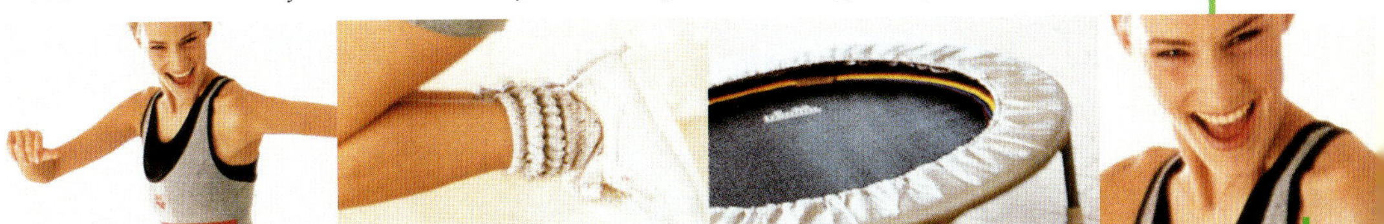

➤ INFO

Die 8 Dehnungsregeln

1. Sanft, aber bestimmt. Ihr Muskel ist kein Sahnepudding! Dehnen Sie ihn fest, bleiben Sie dabei aber sanft.
2. Rücken, streck dich! Halten Sie Ihren Rücken bei jeder Übung gerade. Stellen Sie sich vor, Sie hängen mit einem Strick an der Fontanelle, an einem Fixstern im Kosmos.
3. Schmerz – nein danke! Dehnen kann Folter sein – nicht bei Ihnen. Dehnen tut, wenn Sie es richtig machen, nicht weh: Stretchen Sie Ihren Muskel nur bis kurz vor die Schmerzgrenze.
4. Dehnen verboten! Wenn die Muskeln hart sind, sollten Sie nicht, oder nur ganz sanft dehnen. Besser: schwimmen oder warm baden.
5. Bitte nicht überdehnen!: Überdehnen löst im Muskel den Reflex aus, sich zurückzuziehen. Ein überdehnter Muskel verkürzt und verspannt sich. Sie wollen aber einen lockeren, längeren Muskel, der wenig anfällig für Verletzungen ist.
6. Dehnen ist kein Drill! Bitte rucken, zerren, wippen oder reißen Sie nicht an Ihren Muskeln – zwingen Sie sie nicht dazu, länger zu werden. Muskeln sind eigensinnig. Gegen Zwang stemmt sich der Muskel – er spannt sich an, statt zu entspannen. Die Folge: Muskeln verkürzen sich wie Wollpullover im Kochgang.
7. Atmen nicht vergessen! Fühlen Sie sich in die langsamen Dehnbewegungen ein. Und vergessen Sie nicht zu atmen. Auch wenn es leicht zieht: ruhig und tief weiteratmen.
8. Kurz oder ausgedehnt? Die Sportmediziner streiten sich, ob man nun besser 12 Sekunden dehnt, locker lässt und das Ganze 4- bis 5-mal wiederholt. Oder ob man 20 Sekunden dehnt und die Übung 2- bis 3-mal wiederholt. Mein Tipp: Probieren Sie aus, was Ihnen besser tut.

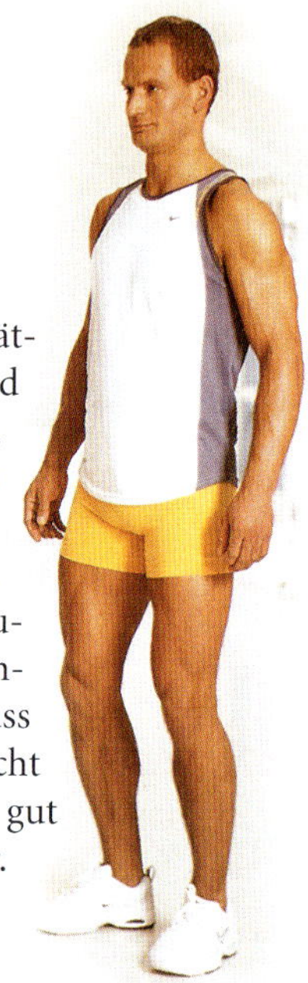

4. Der gute Stand

Für Übungen im Stehen grätschen Sie die Beine leicht und beugen die Knie etwas. Blick nach vorne richten, Kinn leicht senken, das garantiert, dass die Halswirbelsäule sich streckt. Für eine gerade Brustwirbelsäule die Schultern leicht nach hinten unten ziehen. Dafür, dass sich die Lendenwirbelsäule nicht zum Hohlkreuz biegt, sorgt die gut angespannte Bauchmuskulatur.

5. Der rechte Sitz

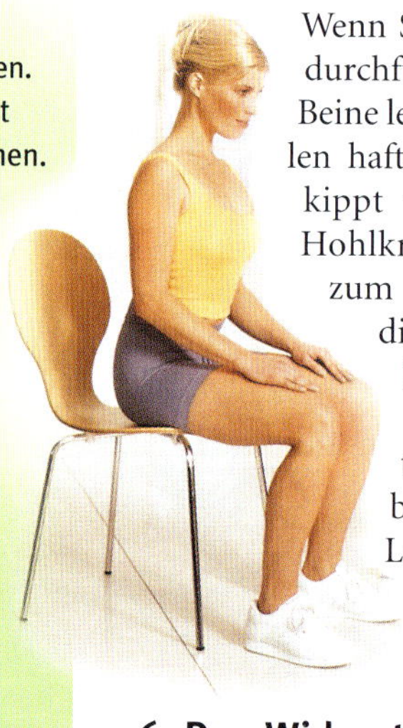

Wenn Sie Übungen im Sitzen durchführen, dann halten Sie die Beine leicht geöffnet. Die Fußsohlen haften am Boden. Die Hüfte kippt weder nach vorne zum Hohlkreuz noch nach hinten zum Rundrücken. Dafür sorgt die angespannte Bauchmuskulatur. Die nach hinten unten gezogenen Schultern bringen die Brustwirbelsäule in die optimale Lage. Wählen Sie die Sitzhöhe so, dass die Hüfte oberhalb der Knie ist.

6. Den Widerstand zum richtigen Zeitpunkt erhöhen

Nach etwa 3 bis 4 Wochen haben Sie schon viel Kraft getankt und Sie werden merken: »Hoppla, das geht aber leicht jetzt.« Erhöhen Sie nun den Widerstand. Die letzten 2 bis 3 Wiederholungen einer Übung sollten Ihnen schwer fallen. Aber Sie müssen sie korrekt, kontrolliert und komplett ausführen. Wenn die letzten 2 bis 3 Wiederholungen nicht dazu führen, dass Ihr Muskel brennt, dann sollten Sie den Widerstand erhöhen. Wechseln Sie zum stärkeren Flexband in einer Fortgeschrittenenfarbe oder zu einer schwereren Hantel.

Wann Wiederholungen erhöhen?
Je mehr Wiederholungen Sie machen, desto schneller wächst Ihre Kraftausdauer. Anfänger erhöhen erst die Zahl der Wiederholungen, dann den Widerstand.
Fortgeschrittene verringern mit der Zeit die Zahl der Wiederholungen – mit steigendem Widerstand. Je langsamer Sie trainieren, je größer der Widerstand, desto stärker der Muskelzuwachs.

7. Die flüssige Bewegung

Prägen Sie sich zuerst die Bewegung gedanklich ein. So können Sie den komplexen Ablauf leichter erlernen. Achten Sie auf eine saubere Bewegung. Wählen Sie Widerstände so, dass Sie die Wiederholungen gut schaffen. Zu viel zeigt sich in wackeliger, unschöner Bewegung. Bitten Sie einen Partner bei den ersten Übungen Ihren Bewegungsablauf zu kontrollieren. Sie wollen keinen Weltrekord im Zeitschinden, sondern Muskeln. Also langsam, aber zügig.

Die Sekundenregel für Fortgeschrittene
Anspannen: 4 Sekunden – man spricht von konzentrischer Bewegung. Dann halten Sie die Spannung 1 bis 2 Sekunden. Das ist die isometrische Pause. Nun Entspannen binnen 4 Sekunden. Im Bodybuilder-Jargon: die exzentrische Phase. Nun machen Sie keine Pause, sondern gehen sofort in die nächste Wiederholung über. Für leichte Gewichte und häufige Wiederholungen gilt diese Regel nicht. Trainieren Sie dann so, wie es Ihnen gut tut – und die Bewegung flüssig bleibt. Aber trotzdem: Lieber langsam als zu schnell.

8. Bitte balanciert

Wenn Sie nur den Bauch trainieren und in ein Waschbrett verwandeln, dann wundern Sie sich nicht, wenn Ihre Füße mit Entengang, Ihr Rücken mit Schmerzen und Hohlkreuz reagieren. Experten sagen dazu »Muskel-Dysbalance«. Es hat keinen Sinn, nur eine Problemzone zu trainieren. Dann wächst woanders ein neues Problem.
Wichtig: Die schwache Seite zählt beim Training. Wenn Ihr linker Arm schlappmacht – hören Sie mit der Übung auf, sonst trainieren Sie sich einseitig Muskelmassen rechts an.

> **INFO**
>
> ### *Die drei Kraftniveaus*
>
> WENN SIE EINE Hantel heben, verkürzt sich der Bizeps, man spricht von positiver, konzentrischer Arbeit oder Kraftniveau. Wenn Sie nun die Hantel halten, spricht man von isometrischer, statischer Arbeit oder Kraftniveau. Wenn Sie dann die Hantel wieder in die Ausgangsposition bewegen, spricht man von negativer, exzentrischer Arbeit oder Kraftniveau.
> Als Faustregel gilt: Wenn Sie 100 Kilo hochheben können, dann können Sie 120 Kilo halten und 140 Kilo senken. Die Differenz von Hubkraft zu Haltekraft zur negativen Kraft beträgt jeweils etwa 20 Prozent.

9. Regelmäßig atmen

Merkwürdigerweise halten viele Menschen gerade dann die Luft an, wenn man sie am nötigsten hat. Beim Krafttraining, wenn sie sich anstrengen. Tun Sie das nicht. Atmen Sie

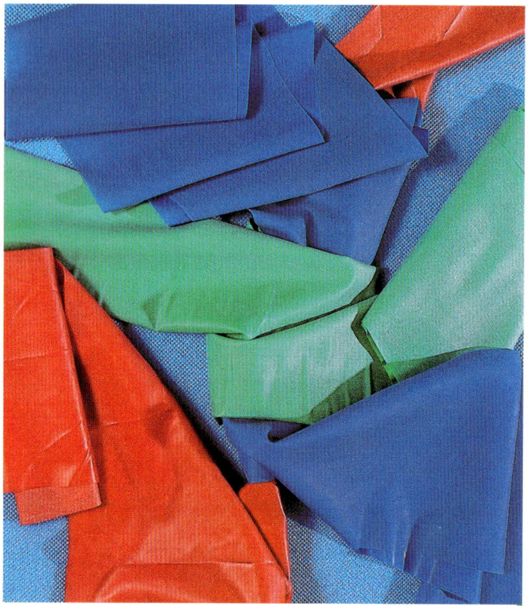

Wählen Sie ein Flexband in der Stärke, die Ihrem Trainingszustand entspricht. Die Stärke erkennen Sie an der Farbe.

aus, wenn Sie sich anspannen – und ein, wenn Sie sich entspannen. Und finden Sie Ihren eigenen regelmäßigen Atemrhythmus, wenn Sie mit höheren Gewichten langsamer trainieren. Dann steigt der Blutdruck nicht, und Sie bekommen keine Kopfschmerzen.

10. Die verdiente Pause

Halten Sie wirklich die in den jeweiligen Übungen angegebenen Pausen ein. Starten Sie zunächst einfach mit der jeweils angegebenen niedrigeren Zeit (30 Sekunden bzw. 1 Minute).
Verlängern Sie die Pause auf alle Fälle, wenn Sie merken, dass Sie beim zweiten Satz schon früher schlappmachen.
Als Faustregel gilt: Anfänger machen längere Pausen, Fortgeschrittenere kürzere. Profis allerdings machen wiederum eine längere Pause, weil die Übung anstrengender ist.

11. Schmerzen ernst nehmen

Hören Sie auf Ihren Körper: Tut Ihnen eine Übung nicht gut, dann lassen Sie diese erst einmal weg. Das gilt jedoch nicht bei Muskelkater (siehe ab Seite 131). Da müssen Sie einfach durch. Anfangs zwickt der Muskel eben, weil er das Benutztwerden nicht kennt. Er bestraft Sie, weil Sie ihn so lange vernachlässigt haben. Und er teilt Ihnen aber auch gleichzeitig mit: Jetzt erst mal einen Gang zurückschalten, bis die beleidigten Muskelfasern wieder fit sind.

12. Dehnen

Wenn Sie einen Muskel ausschließlich kräftigen, verkürzt er sich. Nur Dehnen nach dem Workout verhindert das. Legen Sie deshalb die Dehnübungen nur dann in die Pausen, wenn Sie das Gefühl haben, dass Ihnen das gut tut. Natürlich zeigen wir in unseren Programmen zu jeder Kraftübung die entsprechende Dehnung. Aber Achtung: Das Stretchen kam in letzter Zeit ziemlich in Verruf. Dehnen Sie ganz sanft. Wichtig: Hören Sie auf Ihren Körper – er weiß alles besser.
Wichtig: Wenn Sie Muskeln aufbauen wollen, nur 7 bis 10 Minuten aufwärmen. Dann Krafttraining. Und dann das Ausdauer- oder Fettverbrennungstraining.

13. Cool-down

Idealerweise regenerieren Sie Ihren Muskel nach einem intensiven Krafttraining mit einem kurzen Cool-down: Versuchen Sie's mit Schwimmen, Aqua-Joggen, Radfahren, Skaten, Joggen oder Steppen.

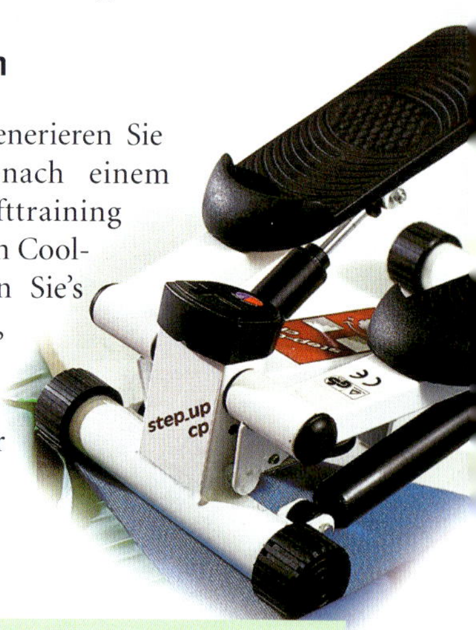

Welches Training darf's denn sein?

Wählen Sie Ihr persönliches Trainingsprogramm nach Ihren Bedürfnissen aus. Die folgenden Muskeltrainingsprogramme haben wir für Sie ausgearbeitet.

Das Bodystyling-Programm

Sie wollen 2-mal die Woche 30 bis 45 Minuten in Ihre Muskeln investieren und immer jünger werden? Neben Muskelausdauer auch Muskelkraft ernten, die schlafenden Muskelfasern wecken, den Muskel etwas aufbauen und neue Blutgefäße züchten? Dann starten Sie mit unserem Forever-young-Powerprogramm für Anfänger. Ab Seite 63 finden Sie 12 Übungen, die Sie durchtrainieren sollten. Nach 3 bis 6 Monaten können Sie sich dann an die Tipps für Fortgeschrittene halten – oder Sie gehen ins Fitness-Studio (siehe ab Seite 114).

➤ TIPP

Der richtige Trainingspuls

DEN KÖNNEN SIE überall in Tabellen ablesen. Tun Sie das aber bitte nicht. Gehen Sie besser zum Sportmediziner, lassen Sie einen Laktattest machen, und informieren Sie sich über Ihren individuellen Puls. Ein Anhaltspunkt – aber wirklich nur ein solcher – ist der

- **Fettverbrennungspuls:** Der liegt irgendwo zwischen 110 und 130, wenn Sie sich weniger anstrengen und mehr Zeit investieren – mindestens 30 Minuten.
- **Ausdauerpuls:** 170 minus halbes Lebensalter. Sie strengen sich mehr an und trainieren 15 bis 30 Minuten.
- **Krafttrainingspuls:** Der Puls schnellt hoch, vor allem, wenn Sie große Muskelgruppen trainieren. Aber das reguliert der Körper selbst. Der Muskel erschöpft – Sie können nicht weiter, bevor der Puls zu hoch schnellt. Die Pause dient dazu, dass sich Ihr Puls wieder stabilisiert.

Das Blitz-Programm mit Fatburner-Garantie

Alle 2 Tage 15 Minuten – das genügt schon, um etwas für Ihre Kraftausdauer zu tun. Die komplexen Übungen dieses Programms für den ganzen Körper straffen ihn, machen ihn fit. Und: Sie kurbeln den Stoffwechsel und somit die Fettverbrennung an. Ab Seite 88 geht's los.

Das Problemzonen-Programm

Extra-Übungen für die Läuferbeine, den Waschbrettbauch, den Rücken, den Po und die Arme finden Sie ab Seite 94. Entweder machen Sie ein 10-Minuten-Zusatzprogramm für die Problemzonen – oder Sie hängen die Übungen einfach an Ihr Wunschprogramm an.

Fitness-Express für Kerls & Girls

Nach 3 Monaten haben Sie sich ein fantastisches Muskelkorsett angelegt – und haben vielleicht Lust auf mehr. Oder Sie mögen überhaupt kein Heimtraining. Dann kann ich Ihnen nur noch empfehlen: ab ins Fitness-Studio. Kurz, aber heftig ist das Muskeltraining nach dem Heavy-Duty-Prinzip, das Einsatz-Training für harte Kerle. Mehr darüber erfahren Sie ab Seite 107. Und Frauen trainieren mit dem Zweisatz-Training für eine frauliche, straffe Figur. Mehr darüber lesen Sie ab Seite 114.

AUSSTATTUNG *fürs Krafttraining*

MIT 600 MARK SIND SIE DABEI

➤ DAS FLEXBAND

Kaufen Sie sich im Sanitärfachhandel Flexbänder in unterschiedlichen Stärken (leicht, mittel, stark, extrastark) und entsprechenden Farben, ein Band kostet um die 20 Mark.

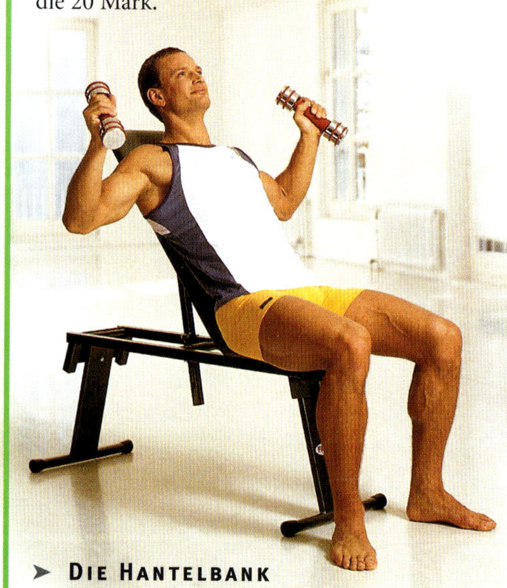

➤ DIE HANTELBANK

Diese sollten Sie sich leisten, sie erleichtert Ihnen einige der Übungen – und erinnert Sie an Ihr tägliches Training. Sie bekommen Sie ab 300 Mark.

➤ DIE HANTEL

Kaufen Sie sich einen Satz Kurzhanteln, eine Stange mit Gewichten von 1 bis 10 Kilo. Preis: 35 Mark. Für Fortgeschrittene: das Hantelset mit bis zu 27 Kilo, Preis 80 Mark.

➤ DER HERZFREQUENZMESSER

Die Pulsuhr gehört sowieso zu Ihrem Läuferleben. Sie sollte auch beim Krafttraining den Herzschlag kontrollieren. Ab 100 Mark.

➤ DER GYMNASTIKBALL

Sind Übungen im Sitzen durchzuführen, können Sie das ruhig auf dem Gummiball tun. Er schult gleich noch Ihre muskuläre Koordination. Auch dann, wenn Sie am Schreibtisch sitzen. Ab 50 Mark.

➤ SONSTIGES

Sie brauchen noch eine einfache Gymnastikmatte. Und wenn Sie wollen: Gewichtsmanschetten für Arme und/oder Beine. Diese sollten Sie aber nicht benutzen, wenn Sie laufen oder schwungvolle Bewegungen durchführen. Weil das die Gelenke zu stark belastet.

Richtig angezogen

KAUFEN SIE sich gute, funktionelle Sportkleidung. Die leitet den Schweiß vom Körper weg, sorgt für ein gutes Klima, vermeidet Hitzestau. Baumwolle beult unschön aus und saugt sich mit Wasser voll. Das ist unangenehm, der Körper kann auch leichter unterkühlen. Wählen Sie ruhig eng Anliegendes, mit kurzen Ärmchen. Dann sehen Sie das Muskelspiel – und können im Trainingspartner Spiegel kontrollieren, ob Ihr Muskel auch gut angespannt ist.

Das Bodystyling-Programm

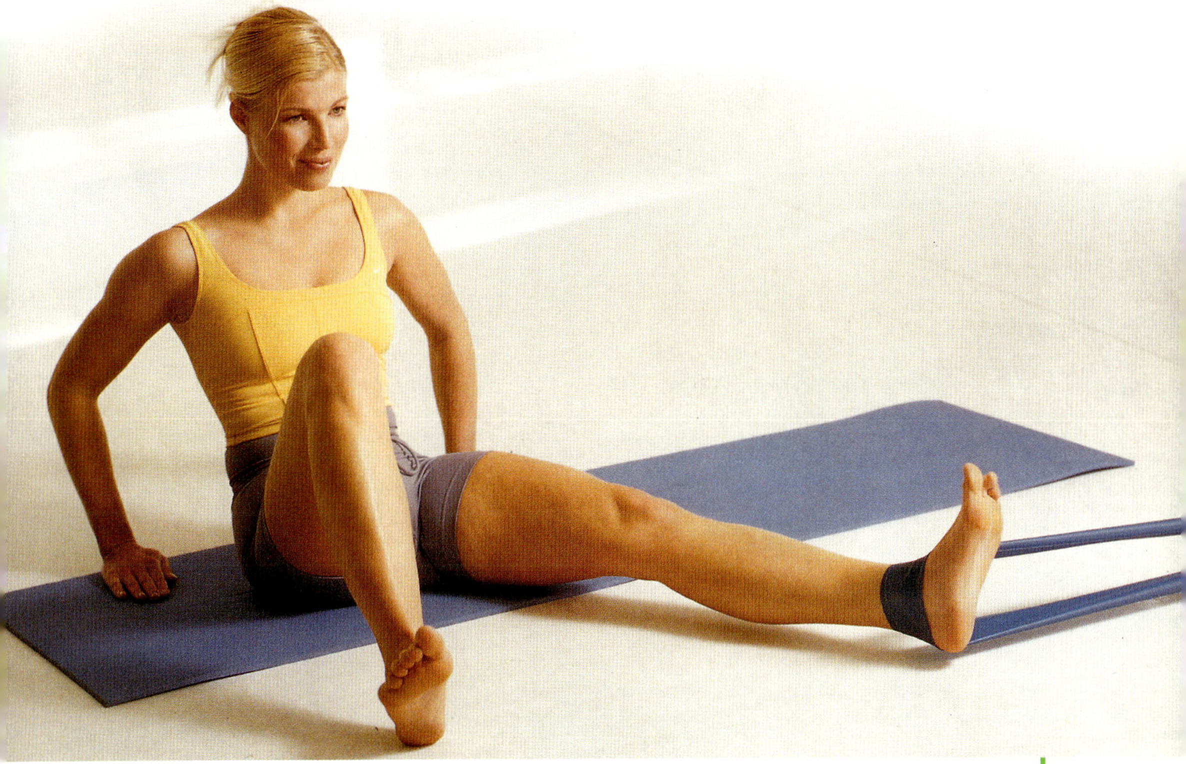

Mit dem Bodystyling-Programm trainieren Sie systematisch vernachlässigte Muskelpartien, wecken schlafende Muskeln und werden jünger.

12 Übungen für Ihre Muskeln

Sie wollen etwas mehr für Ihre Muskeln tun und immer jünger werden? Neben Muskelausdauer auch Muskelkraft ernten, die schlafenden Muskelfasern wecken und den Muskel etwas aufbauen? Dann investieren Sie 2-mal pro Woche 30 bis 45 Minuten in das Bodystyling-Programm. Aber bitte ...

➤ Erst informieren: Lesen Sie vorher die Trainingsregeln ab Seite 57 durch.

➤ Aufwärmen: 30 Minuten locker laufen – oder 10 bis 15 Minuten seilspringen.

➤ Muskeln aufklären: Machen Sie vor jeder Übung einen Aufwärmsatz – halten Sie das Flexband unter leichter Spannung, wählen Sie eine leichte Hantel –, damit sich die Muskeln an die Bewegung gewöhnen.

➤ Und los geht es: Machen Sie von jeder Übung 12 bis 15 Wiederholungen. Dann 30 bis 60 Sekunden Pause.

➤ Cool-down: Die Dehnübungen hängen Sie hinten an Ihr Programm.

➤ Fortgeschrittene: Nach 3 bis 6 Monaten gehören Sie zur Zunft der Fortgeschrittenen. Dann halten Sie sich an die entsprechenden Angaben. Und hängen Sie die jeweiligen Übungen aus dem Problemzonen-Programm an Ihr Trainingsprogramm an.

Beine & Po

Ein straffer Allerwertester und feste Oberschenkel erfreuen das Auge und bringen Dynamik in jede Bewegung. Ideales Mittel zum Ziel: die Kniebeuge.

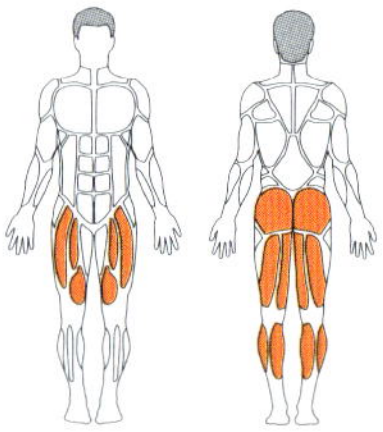

Beanspruchte Muskulatur: Oberschenkelvorder- und -rückseite, Gesäßmuskulatur, Wadenmuskulatur

Oberschenkelvorderseite, Po

Die Oberschenkelvorderseite wird effektiver trainiert als die Rückseite.

1. Fassen Sie das Flexband mit beiden Händen an den Enden – so, dass es gut unter Spannung steht. Stellen Sie sich mit leicht gegrätschten Beinen auf die Mitte des Bandes. Die Beine so weit wie möglich beugen, ohne dass die Fersen vom Boden abheben. Dann die Hände mit dem Band in den Nacken nehmen. Das Band muss gut vorgespannt sein. Bauchmuskeln anspannen. Schultern leicht nach hinten unten ziehen.

2. Nun die Knie durchstrecken – nicht ganz – und zurück in die Beuge gehen. Beim Aufrichten einatmen, beim Beugen ausatmen. Leicht, locker, dynamisch bewegen.

1

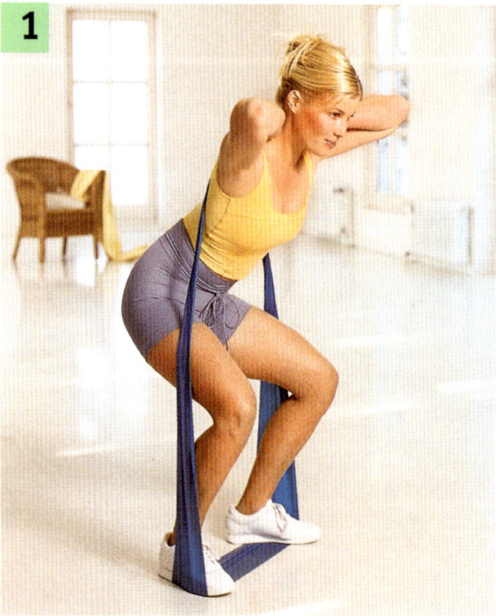

2

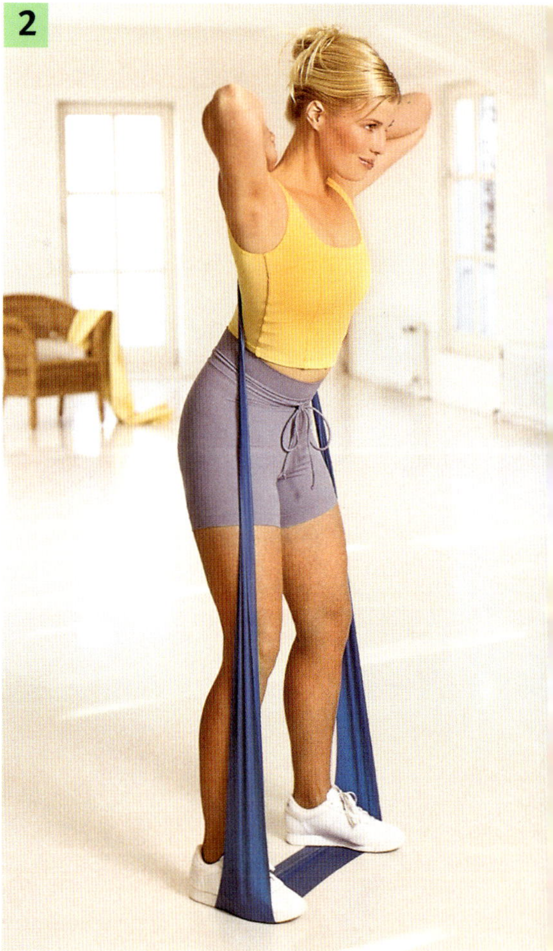

➤ **ANFÄNGER:**

leichtes oder mittleres Band. 12 bis 15 Wiederholungen. 2 Sätze. Dazwischen 30 bis 60 Sekunden Pause.

➤ **FORTGESCHRITTENE:**

mittleres, starkes oder extrastarkes Band. 8- bis 12-mal. 1 bis 2 Sätze. Dazwischen 1 bis 2 Minuten erholen.

➤ **TIPP**

Auf einem Bein

WER DIE KRAFT hat, kann diese Übung auf einem Bein durchführen. Vorderes Bein locker absetzen. Die Belastung liegt dann auf dem hinteren Bein, das auf dem Flexband steht. Achten Sie auf gute Körperspannung, die Hüfte darf nicht zur Seite absinken.

Zwei Dehnübungen

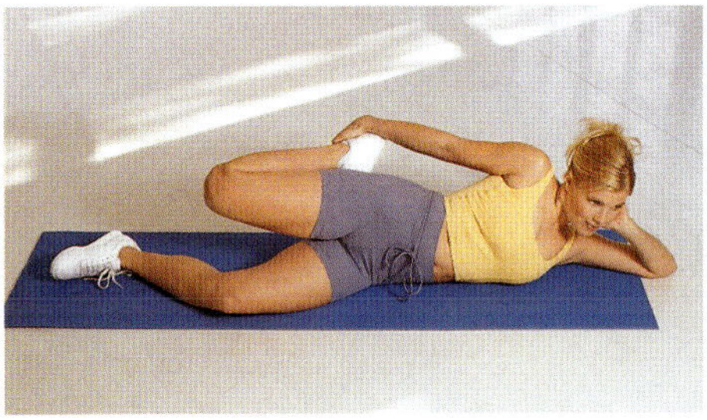

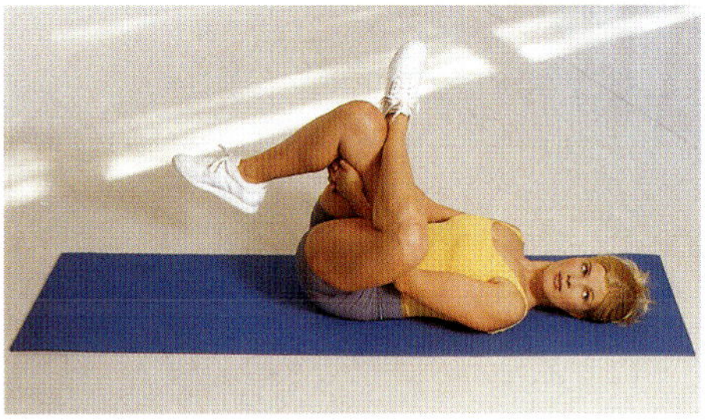

Oberschenkelvorderseite: Auf die linke Seite legen, Kopf mit der linken Hand abstützen. Rechtes Bein anwinkeln, den Fuß mit der rechten Hand fassen, Ferse vorsichtig zur rechten Pobacke ziehen. Dabei den Bauch anspannen! Die Oberschenkelvorderseite (Kniestrecker) 10 Sekunden dehnen. Dann ist das andere Bein dran.

Po: Auf den Rücken legen, Beine anwinkeln, den Fuß des einen Beins über das Knie des anderen legen. Oberschenkel des unteren Beins mit beiden Händen umfassen und an den Oberkörper heranziehen. Dann das Bein wechseln.

Beine & Po

Der Muskel, der das Knie beugt, liegt hinten am Oberschenkel. Der Wadenhub stärkt ihn – und damit den ganzen Menschen.

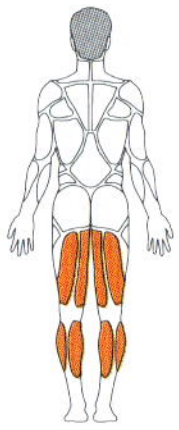

Beanspruchte Muskulatur: Oberschenkelrückseite, Wadenmuskel

Oberschenkelrückseite

1

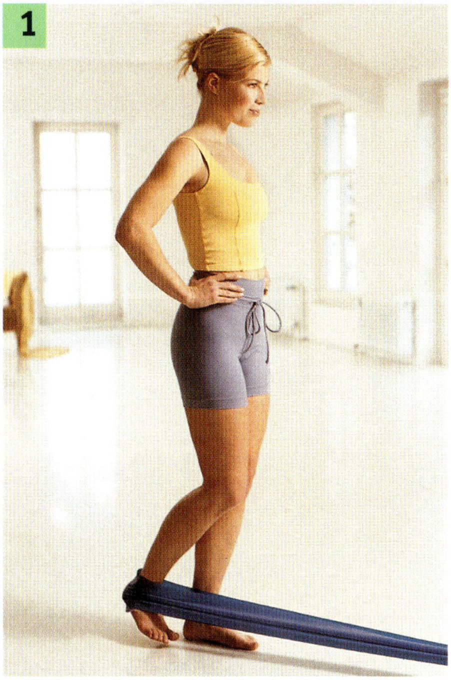

1. Bringen Sie das Flexband mit einer Schlaufe am Tischbein auf Höhe Ihrer Fußknöchel an. Nun stülpen Sie das gut vorgespannte Band breit über die linke Ferse, so, dass es nicht einschneiden kann. Die Haltung ist aufrecht, ein angespannter Bauch bewahrt Sie vor einem Hohlkreuz. Das Kinn etwas senken, Blick geradeaus, die Schultern leicht nach hinten unten ziehen. Verlagern Sie das Gewicht auf das linke Bein. Die Knie bleiben parallel.

2

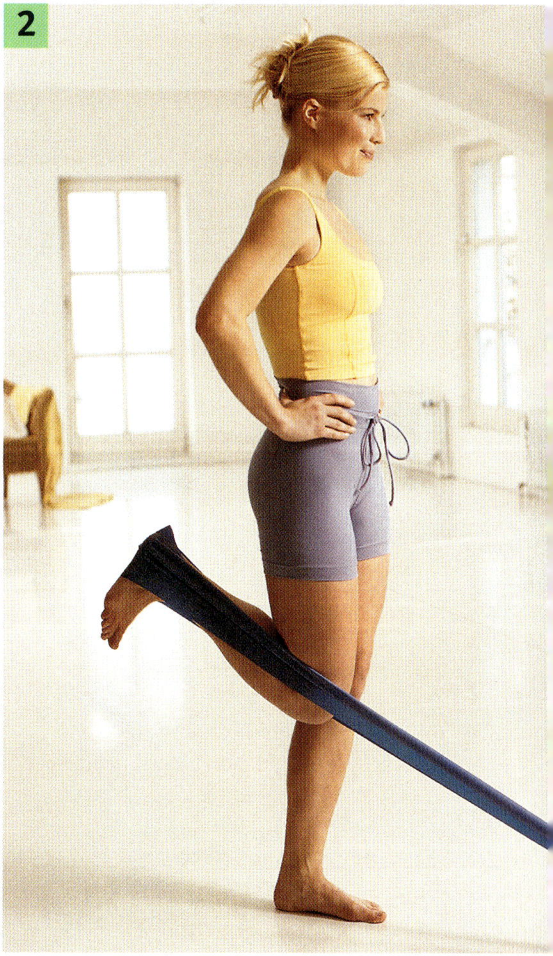

2. Jetzt nähern Sie die rechte Ferse dem Po. Und zurück. Zum Po und zurück. Ausatmen beim Anspannen und einatmen beim Entspannen.
Nun ist das andere Bein dran. Und dann je Bein noch ein Satz.

➤ **TIPP**

Liegen für Fortgeschrittene

DIESE MUSKELÜBUNG können Sie auch auf dem Bauch liegend durchführen. Hinter sich das Tischbein mit dem Band. Weil der Körper entspannter ist, können Sie sich besser auf einen Muskel konzentrieren, ihn härter trainieren. Achtung: Die Hüfte darf nicht vom Boden abheben! Wenn Sie gleichzeitig beide Füße in die Schlaufe stecken, dann sparen Sie auch noch Zeit.

➤ **ANFÄNGER:**

leichtes oder mittleres Band. 12 bis 15 Wiederholungen. 2 Sätze. Für jedes Bein. 30 bis 60 Sekunden Pause.

➤ **FORTGESCHRITTENE:**

mittleres, starkes oder extrastarkes Band. 8 bis 12 Wiederholungen pro Bein. 1 bis 2 Sätze. 1 bis 2 Minuten Pause.

Die Dehnübung

Auf den Boden setzen, linkes Bein ausstrecken, rechte Fußsohle an den linken Oberschenkel. Mit geradem Rücken von der Hüfte aus nach vorne beugen, mit den Händen in Richtung linker Knöchel, bis es in der Oberschenkelrückseite leicht zieht. 30 Sekunden halten. Dann anderes Bein.
Wichtig: Es kommt nicht darauf an, dass Sie Ihre Fußspitzen erreichen, sondern darauf, dass Sie sich mit geradem Rücken aus der Hüfte heraus beugen.

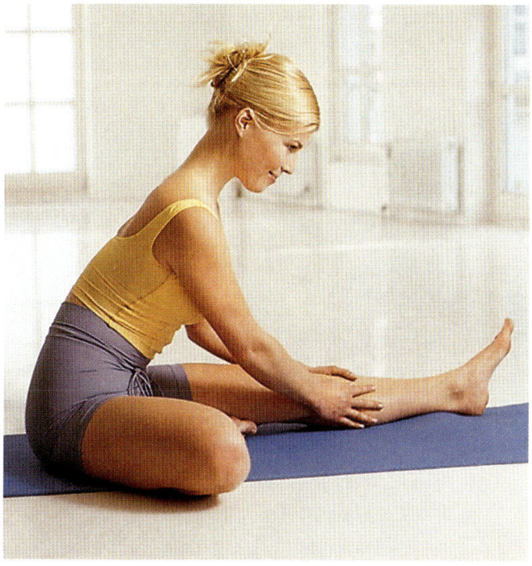

Beine & Po

Frauen haben hier häufig ein Problem: Es heißt Cellulite. Mit der Adduktorenübung sorgen aber Männer ebenfalls für ein schönes Profil. Auch hier ist das Flexband der ideale Trainingspartner.

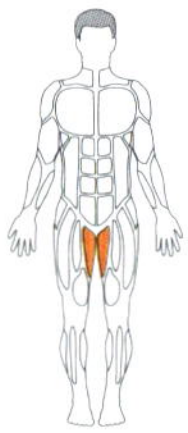

Beanspruchte Muskulatur: Oberschenkelanzieher (Adduktoren)

Oberschenkelinnenseite

1. Setzen Sie sich mit gegrätschten Beinen auf den Boden, seitlich neben ein Tischbein. An diesem befestigen Sie das Flexband und schlingen die Schlaufe breit über Ihr Fußgelenk, so, dass das Band gut vorgespannt ist. Stützen Sie sich mit den Händen hinten ab, spannen Sie den Bauch an, halten Sie den Rücken gerade. Die Knie sind leicht gebeugt.

2. Führen Sie nun das Bein von der Grätsche in den geschlossenen Sitz und zurück in die Grätsche. Bein nicht ablegen, Zehenspitzen zum Schienbein ziehen. Ausatmen bei der Anspannung, einatmen beim Entspannen, also beim Zurückführen des Beines in die Grätsche. Die letzten beiden Wiederholungen schmerzen innen am Oberschenkel – Sie können keine weitere durchführen. Bein wechseln.

1

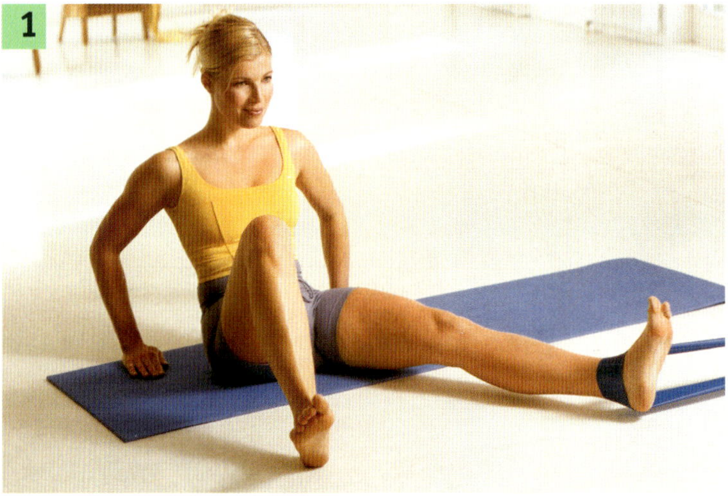

2

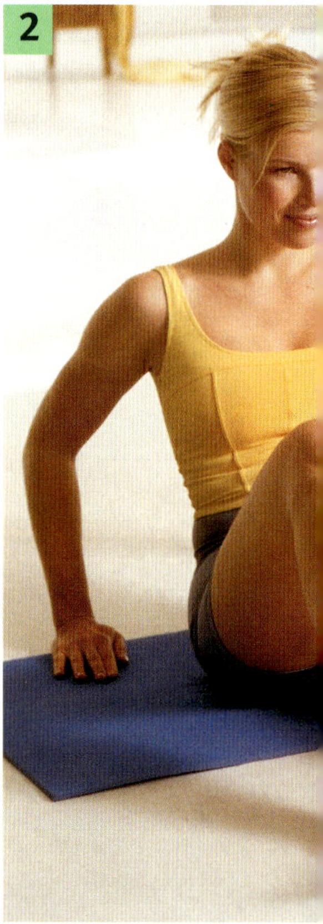

➤ ANFÄNGER:

leichtes oder mittleres Band. 12 bis 15 Wiederholungen. 2 Sätze je Bein. 30 bis 60 Sekunden Pause.

➤ FORTGESCHRITTENE:

mittleres, starkes oder extrastarkes Band. 8 bis 12 Wiederholungen. 1 bis 2 Sätze je Bein. 1 bis 2 Minuten Pause.

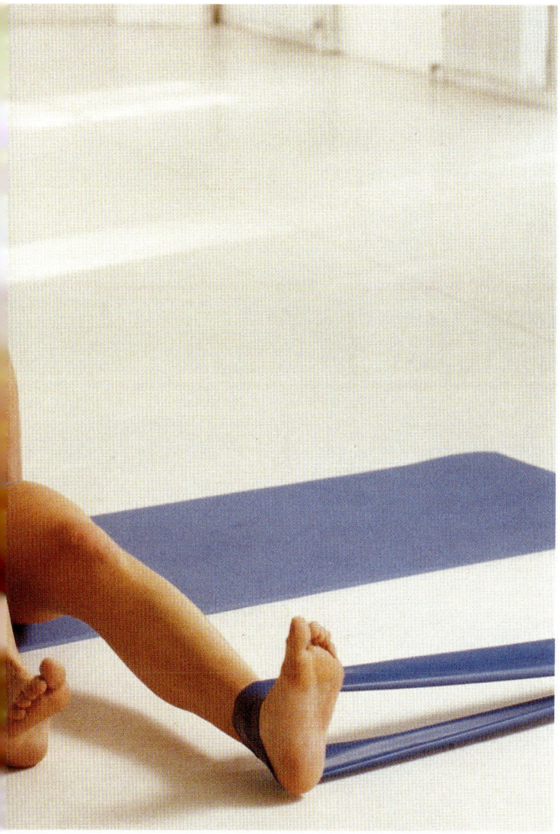

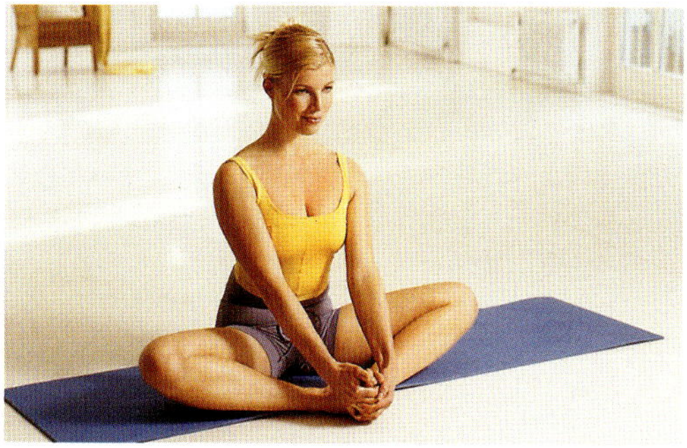

Die Dehnübung

Auf den Boden setzen. Fußsohlen aneinander, Hände um Füße und Zehen legen. Den Oberkörper sanft nach vorne ziehen, bis es an den Innenseiten der Oberschenkel zieht. Wichtig: Nicht in Kopf- und Schulterbereich beugen, sondern aus der Hüfte heraus. Wenn Sie die Übung korrekt ausführen, müssen Sie den unteren Rücken gut spüren. Lendenwirbelsäule gerade halten. Blick nach vorne. 20 Sekunden halten.

➤ TIPP

Denken

FÜHLEN SIE sich bei jeder Stretchingübung in den gedehnten Körperteil hinein – auch mit den Gedanken und der Atmung. Alles soll sich so richtig gut anfühlen, nichts wehtun.

Beine & Po

Der seitliche Oberschenkelmuskel ist das Waisenkind der Läufer. Er ist meist verkümmert, weil der Läufer nur Vorder- und Rückseite des Beines braucht. Die Abduktorenübung peppt ihn wieder auf.

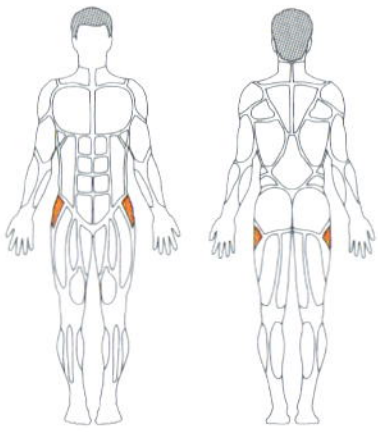

Beanspruchte Muskulatur: Beinabspreizmuskeln (Abduktoren), äußere Hüftmuskulatur

1

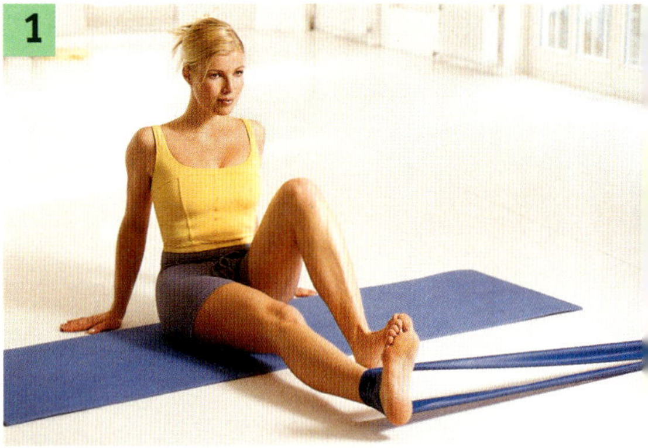

2

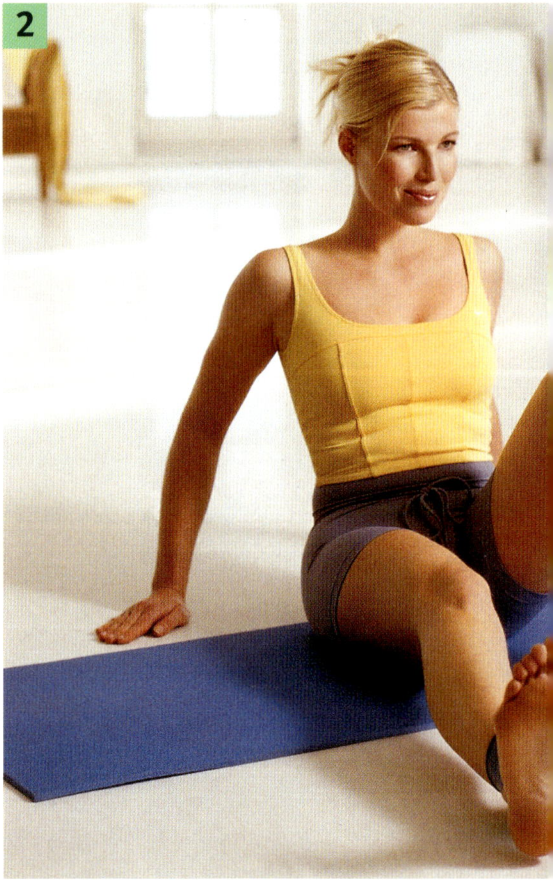

Oberschenkelaußenseite

1. Flexband in Fußknöchelhöhe am Tischbein befestigen. Mit geschlossenen Beinen auf den Boden, seitlich neben das Tischbein, setzen. Das Bein neben dem Tisch anwinkeln, die Fußsohle steht auf dem Boden. Das andere Bein strecken. An diesem befestigen Sie das Flexband und schlingen die Schlaufe breit über das Fußgelenk. Stützen Sie sich mit den Händen hinten ab, spannen Sie den Bauch an, halten Sie den Rücken gerade. Das Knie ist leicht gebeugt.

2. Führen Sie nun das Bein vom geschlossenen Sitz in die Grätsche und zurück. Bein nicht ablegen, Zehenspitzen ans Schienbein ranziehen. Nach dem ersten Satz wechseln Sie zum anderen Bein.

➤ **ANFÄNGER:**

leichtes oder mittleres Band. 12 bis 15 Wiederholungen. 2 Sätze je Bein. 30 bis 60 Sekunden Pause.

➤ **FORTGESCHRITTENE:**

mittleres oder starkes Band. 20 Wiederholungen. 1 bis 2 Sätze je Bein. 1 bis 2 Minuten Pause.

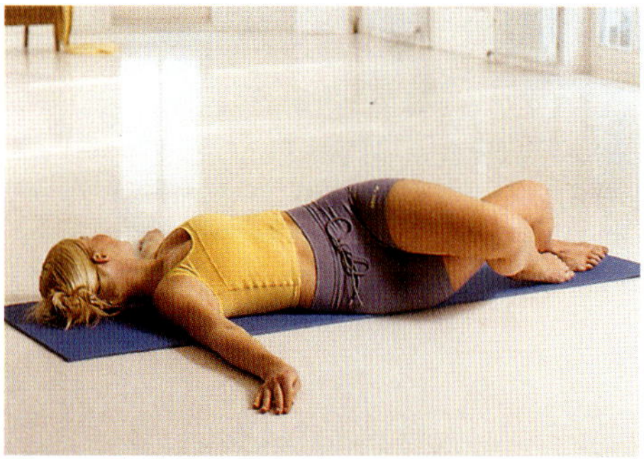

Die Dehnübung

Auf dem Boden auf den Rücken legen, Arme seitlich ausstrecken. Beine anwinkeln. Das linke Bein über das rechte heben. Nun zieht das rechte Bein mit dem linken auf die rechte Seite in Richtung Boden, bis Sie von der Lendenwirbelsäule über Hüfte und Außenseite der Oberschenkel eine sanfte Dehnung spüren. Kopf, Schultern, Arme und oberer Rücken bleiben flach auf dem Boden. Dehnen Sie 30 Sekunden, dann wechseln Sie die Seite.

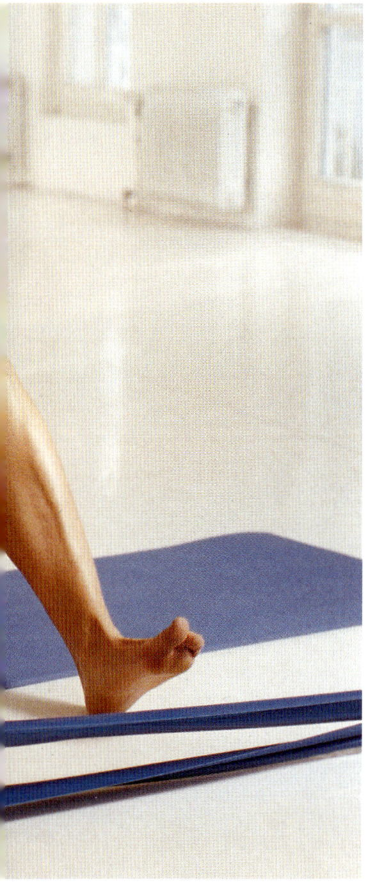

➤ **INFO**

Gut gegen Ischiasprobleme

DIESE DEHNÜBUNG bringt Erleichterung bei Ischiasproblemen im unteren Rücken. Wichtig: Wer darunter leidet, sollte besonders darauf achten, dass die Dehnung nur im Wohlfühlbereich stattfindet.

Bauch & Rücken

Wer sich um diese Muskeln kümmert, erntet a) Blicke und b) weniger Probleme mit der Lendenwirbelsäule. Und das durch einfaches Hüftheben.

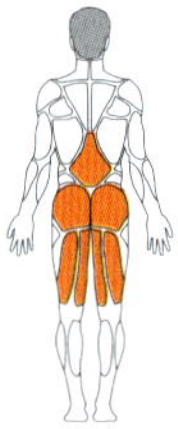

Beanspruchte Muskulatur: tiefe, oberflächliche Rückenmuskulatur, hintere Oberschenkelmuskulatur, Gesäßmuskulatur

Unterer Rücken

1. Legen Sie sich auf den Rücken. Das Flexband spannen Sie breit über die Hüfte. Die Hände fixieren es auf beiden Seiten am Boden. Das Band muss gut gespannt sein. Winkeln Sie die Beine an und ziehen Sie die Fußspitzen hoch. (Wer noch etwas für die Oberschenkelinnenseite tun will, drückt zusätzlich die Knie zusammen.)

2. Nun die Hüfte vom Boden lösen – gegen den Widerstand des Flexbands. Dabei den Körper in eine gerade Linie bringen. Einatmen. Während Sie die Hüfte absenken, ausatmen. Nicht ablegen, sondern gleich die Hüfte wieder gegen das Flexband hochhieven. Lassen Sie sich und Ihren Muskeln Zeit dabei. Langsam, in gleichmäßiger Geschwindigkeit auf und nieder.

1

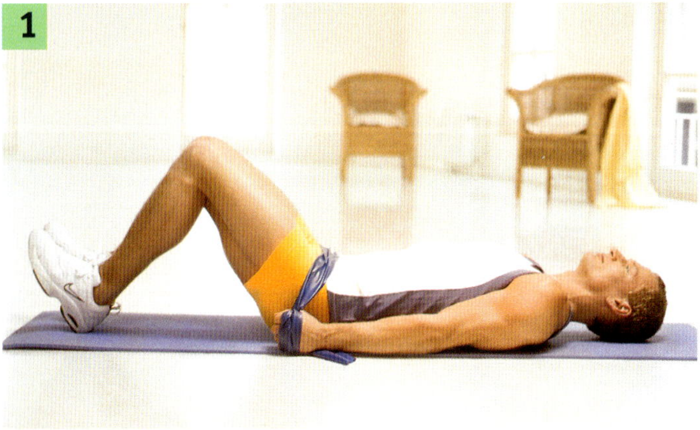

2

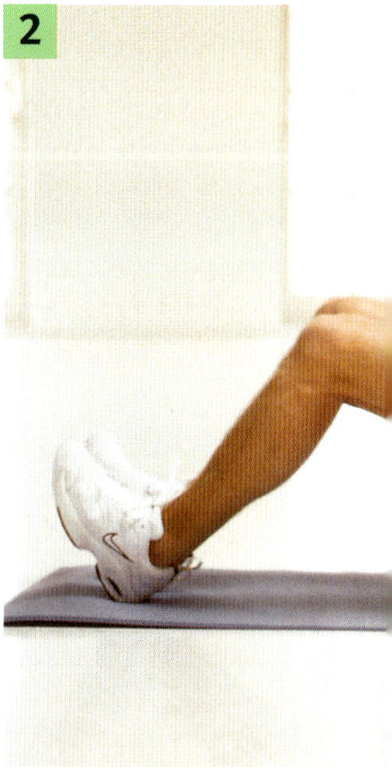

Die Dehnübung

Auf den Rücken legen. Das linke Knie an die Brust ziehen. Hinterkopf auf dem Boden lassen. Das rechte Bein bleibt gestreckt. 30 Sekunden halten, dann wechseln Sie das Bein.

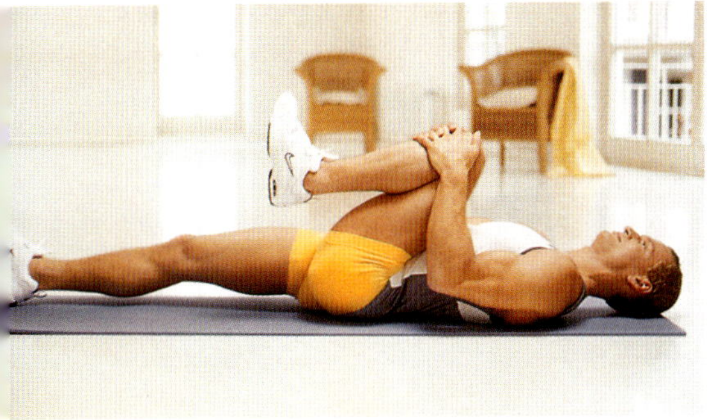

➤ **TIPP**

Wer mehr will ...

... UND VON EINEM Waschbrettbauch träumt, hängt noch die beiden Übungen von Seite 98 und 99 dran – oder macht sie abends separat. Wer lieber den Rücken stärken will, vervollständigt mit den Übungen von Seite 100 und 101 sein Rückenprogramm. **Variation:** Wer schon kann, also genug Kraft entwickelt hat, nimmt bei dieser Übung zusätzlich ein Bein vom Boden und streckt es gerade aus. Die Knie bleiben beieinander, und die Hüfte sinkt nicht zu einer Seite ab. Den nächsten Satz mit dem anderen Bein durchführen.

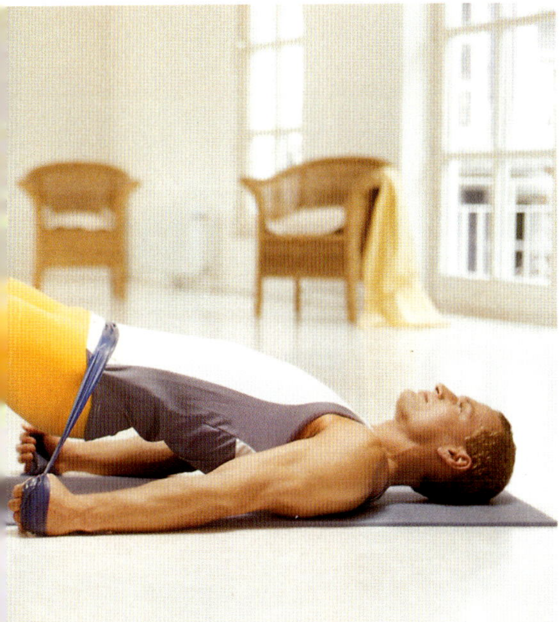

➤ **ANFÄNGER:**

leichtes oder mittleres Band. 12 bis 15 Wiederholungen. 2 Sätze. 30 bis 60 Sekunden Pause.

➤ **FORTGESCHRITTENE:**

mittleres, starkes oder extrastarkes Band. 8 bis 12 Wiederholungen. 1 bis 2 Sätze. 1 bis 2 Minuten Pause.

Bauch & Rücken

Lust auf einen Waschbrettbauch? Aller Kraftmaschinentechnik zum Trotz ist der gute alte Crunch die effektivste Übung.

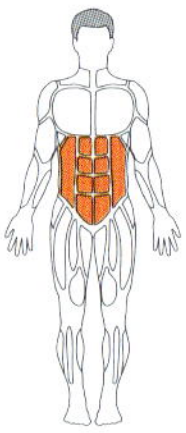

Beanspruchte Muskulatur: gerader Bauchmuskel, seitlicher Bauchmuskel und schräger Bauchmuskel helfen mit

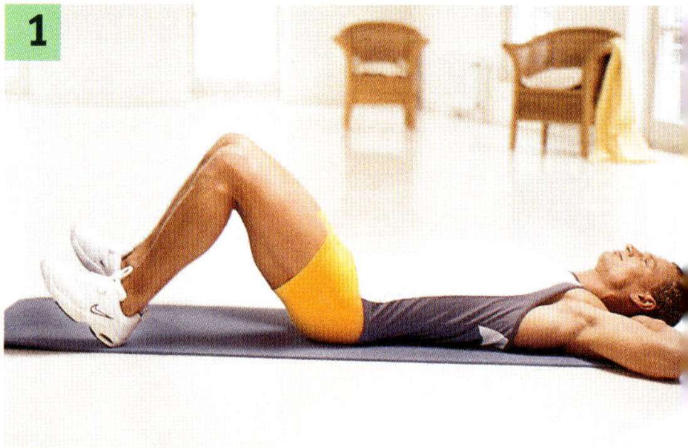

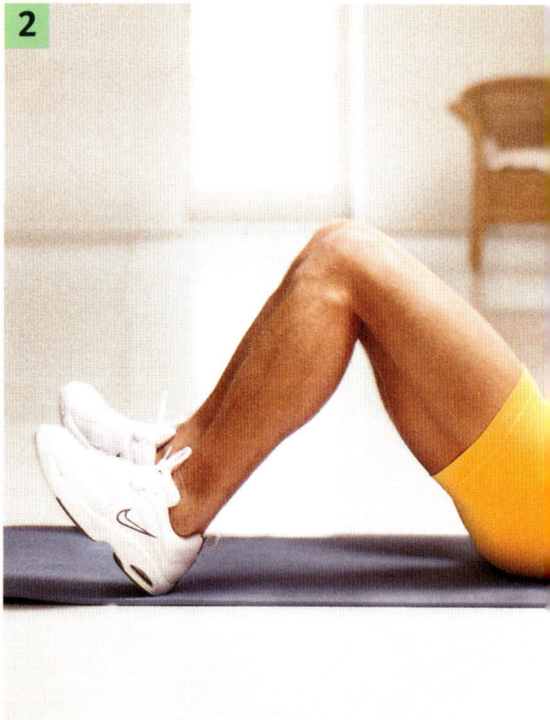

Gerade Bauchmuskulatur

1. Legen Sie sich auf den Rücken. Die Hände in den Nacken nehmen, die Ellenbogen zeigen zur Seite. Die Beine sind angewinkelt und leicht gegrätscht. Die Lendenwirbelsäule fest in den Boden drücken. Die Fußspitzen so anziehen, dass der Körper schön unter Spannung steht. Nun die Lendenwirbelsäule in den Boden drücken. Den Blick zur Decke richten und ein leichtes Doppelkinn machen.

2. Erst den Kopf, dann die Schulterblätter vom Boden lösen. Und wieder absenken. Wichtig: Den Kopf während des ganzen Satzes nicht ablegen. Beim Hochkommen einatmen, beim Ablegen ausatmen. Schwerer wird's, wenn Sie die Beine vom Boden abheben, so, dass zwischen Bauch und Knien ein 90-Grad-Winkel entsteht. Oder Sie strecken die Arme in Verlängerung zur Wirbelsäule aus, das vergrößert die Hebelwirkung.

➤ **ANFÄNGER:**

12 bis 15 Wiederholungen. 2 Sätze. 30 bis 60 Sekunden Pause.

➤ **FORTGESCHRITTENE:**

setzen mittleres oder starkes Flexband mit ein (siehe Tipp). 8 bis 12 Wiederholungen. 1 bis 2 Sätze. 1 bis 2 Minuten Pause.

➤ **TIPP**

Spannen Sie das Band mit ein

MANCHE MÖGEN ES hart: Flexband in Bodenhöhe hinter dem Körper befestigen (zum Beispiel an einem Tischbein), mit den Händen fassen und diese in den Nacken legen. Sie können aber auch Gewichtsmanschetten um die Handgelenke schnallen. Und andere mögen es leicht: Flexband in Hüfthöhe vor dem Körper befestigen und als Zugseil einspannen.

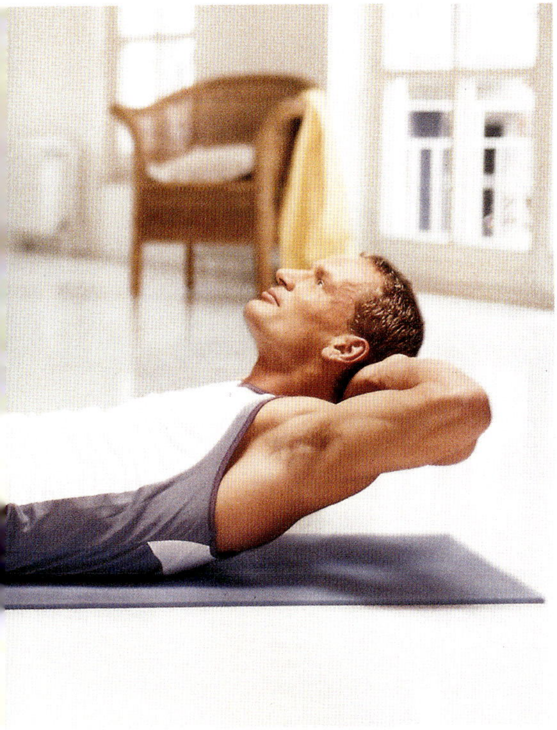

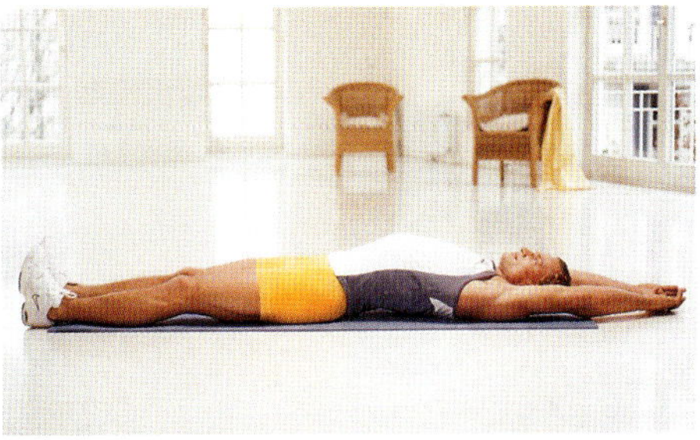

Die Dehnübung

Auf den Rücken legen, den Körper strecken, Beine und Arme so richtig lang machen. Bewusst die Lendenwirbelsäule etwas vom Boden abheben, also ins Hohlkreuz gehen, dabei tief in den Bauch hinein atmen. Lendenwirbelsäule wieder absenken, 20 Sekunden Pause. Wiederholen.

Bauch & Rücken

So wecken Sie die schlafenden Muskelfasern im unteren Bauch.

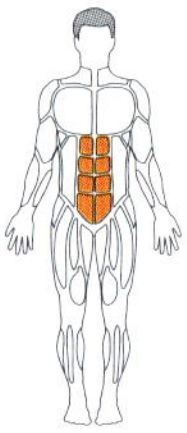

Beanspruchte Muskulatur: gerade Bauchmuskulatur (unterer Anteil)

Untere Bauchmuskulatur

1. Legen Sie sich auf den Rücken. Winkeln Sie die Beine an und ziehen Sie die Fußspitzen nach oben. Nun heben Sie den linken Fuß auf das rechte Knie und verschränken die Hände im Nacken. Die Ellenbogen stehen seitwärts ab. Und die Lendenwirbelsäule drücken Sie tief in den Boden.

2. Nun heben Sie beide Beine vom Boden ab – mit der Hüfte – und führen sie langsam in Richtung Oberkörper.
Vorsicht: Kein Hohlkreuz in der Lendenwirbelsäule machen. Sie muss immer Bodenkontakt haben, wenn Sie die Beine absenken. Senken Sie jetzt beide Beine in Richtung Boden, aber nicht ablegen. Hoch und runter, hoch und runter – langsam, aber dynamisch. Wenn Ihnen das zu einfach geht, können Sie mit der Ferse noch zusätzlich Druck auf das Knie ausüben. Pause, dann den rechten Fuß auf das linke Bein heben.

1

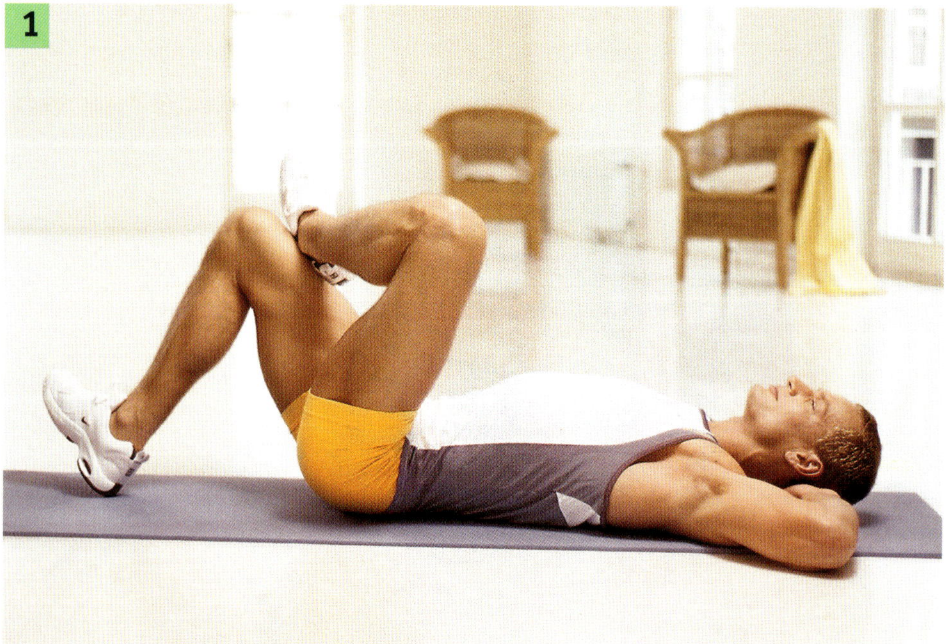

➤ Tipp

Sie träumen vom Waschbrettbauch?

Dann machen Sie täglich ein 10-Minuten-Programm mit den beiden Bauchübungen aus diesem Programm und den beiden Übungen von Seite 98 und 99. Die Bauchmuskeln dürfen Sie auch täglich trainieren.

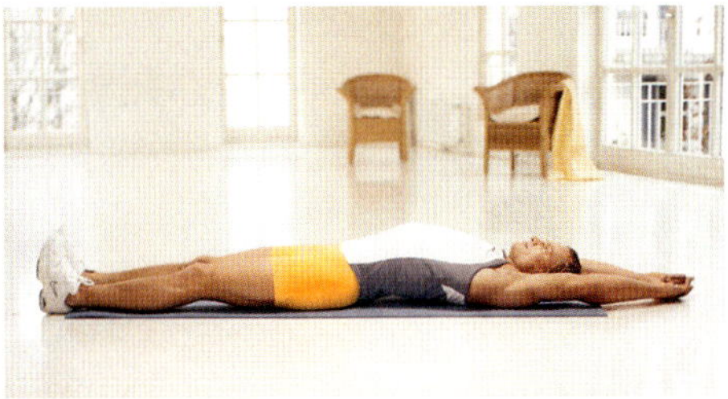

➤ **Anfänger:**

12 bis 15 Wiederholungen. 2 Sätze pro Seite. 30 bis 60 Sekunden Pause.

➤ **Fortgeschrittene:**

20 Wiederholungen. 1 bis 2 Sätze pro Seite. 1 bis 3 Minuten Pause.

Die Dehnübung

Auf den Rücken legen, den Körper strecken, Beine und Arme so richtig lang machen. Bewusst die Lendenwirbelsäule etwas vom Boden abheben, also ins Hohlkreuz gehen, dabei tief in den Bauch hinein atmen. Lendenwirbelsäule wieder absenken, 20 Sekunden Pause. Wiederholen.

2

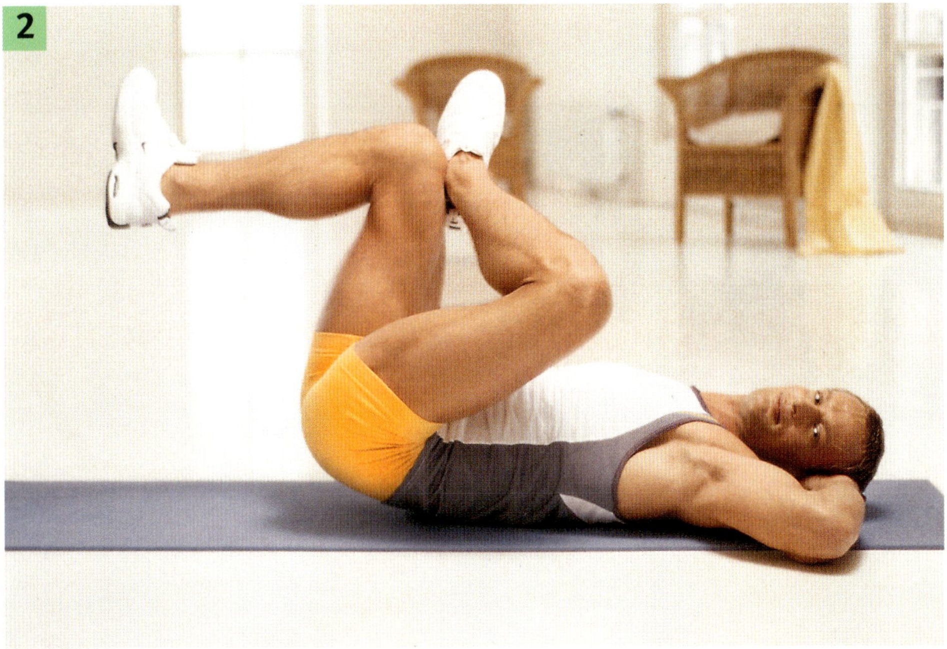

Bauch & Rücken

Holen Sie sich muskuläre Rückendeckung – gegen die Folgen von Stress und langen Sitzungen. Mit Hilfe von Hanteln und Hantelbank trainieren Sie den mittleren bis oberen Rückenmuskel.

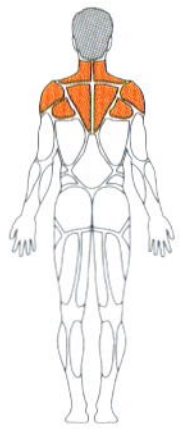

Beanspruchte Muskulatur: Schulterblattanzieher, hintere Schultermuskulatur

Oberer Rücken

1. Bäuchlings auf die Hantelbank legen. Die Lehne ist schräg, etwa 45 Grad. Hochrutschen, bis der Kopf frei liegt, die Lehne endet an der Brust. Beine nach hinten gebeugt. Den Körper anspannen. Hanteln in die Hände. Die Arme beugen, Ellenbogen zeigen nach außen.

2. Nun die Ellenbogen auf Schulterhöhe nach oben führen, die Schulterblätter müssen sich der Wirbelsäule annähern. Wichtig ist, dass die Oberarme bei dieser Übung abgespreizt bleiben, die Unterarme locker herunterhängen. Dann zurückführen, Spannung halten, wieder nach oben ziehen.

1

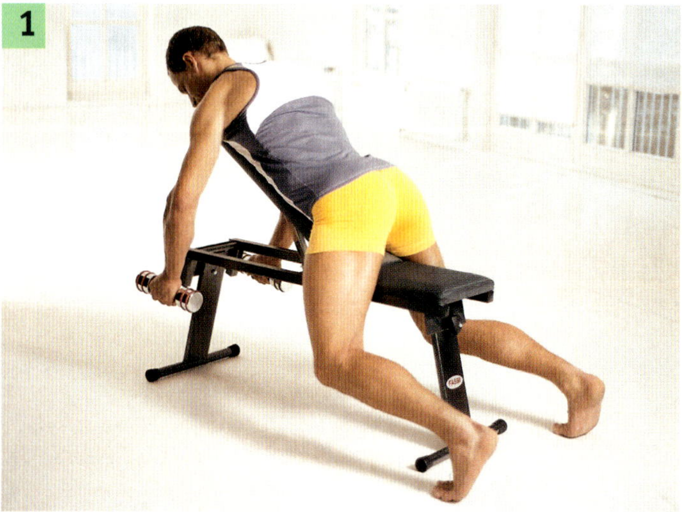

2

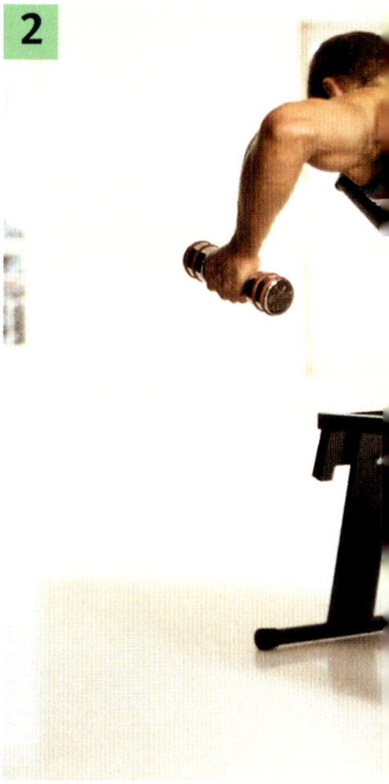

➤ Tipp

Trainieren Sie den mittleren bis unteren Rücken gleich mit

Die gleiche Ausgangslage auf der Hantelbank: Arme hängen lassen. Ellenbogen nah am Oberkörper so weit wie möglich so nach hinten führen, dass sich die Hände mit den Hanteln der Taille nähern. Und zurück. Spannung halten. 15- bis 20-mal. 2 Sätze.

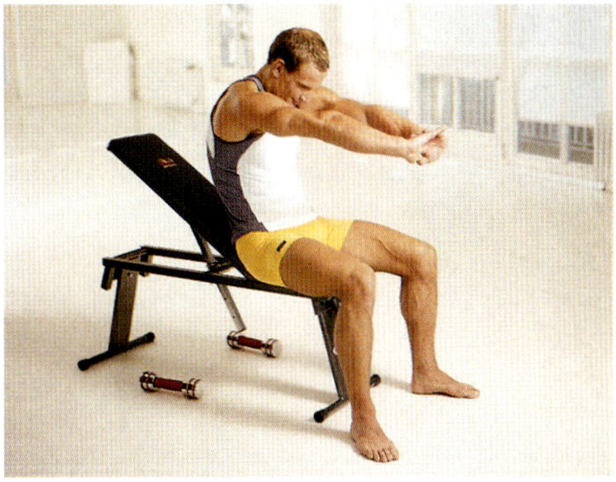

Die Dehnübung

Die Hände in Schulterhöhe vor dem Körper verschränken. Handflächen nach außen drehen. Dabei die Arme aus den Schultern heraus vorstrecken. Spüren Sie die Dehnung in Schulter, in mittlerem und oberem Rücken, Fingern und Handgelenken. Die Dehnung 15 Sekunden halten. Dann entspannen und noch einmal. Nun die gleiche Übung, indem Sie die Hände über dem Kopf falten. Handflächen nach oben. Arme nach hinten oben strecken. 15 Sekunden. Dabei gleichmäßig weiteratmen. Auch diese Dehnübung sollten Sie häufiger in Ihren Sitzalltag streuen. Sie strafft hängende Schultern.

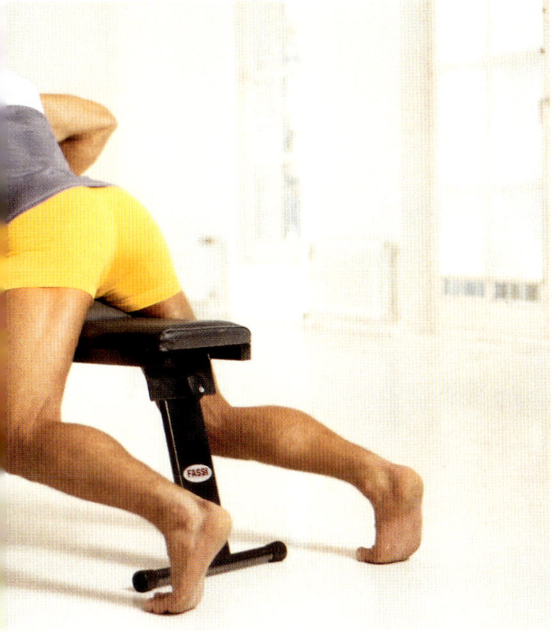

➤ **Anfänger:**

1- bis 2-kg-Hanteln. 12- bis 15-mal. 2 Sätze. 30 bis 60 Sekunden Pause.

➤ **Fortgeschrittene:**

4- bis 7-kg-Hanteln. 8- bis 12-mal. 1 bis 2 Sätze. 1 bis 2 Minuten Pause.

Schultern & Brust

Die dritte Trainingseinheit sorgt für starke Schultern und eine straffe Brust – man legt sich damit einen Panzer gegen den Alltagsstress an.

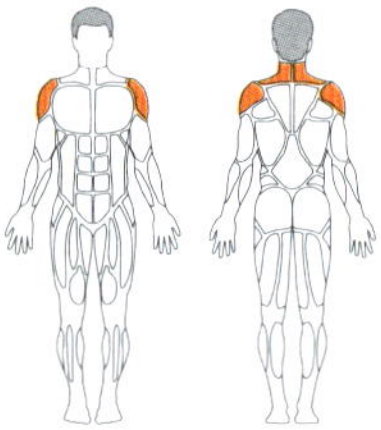

Beanspruchte Muskulatur: Schultermuskel (vorderer, hinterer, mittlerer Anteil)

Schultermuskeln

1. Mit gegrätschten Beinen hinstellen. Knie leicht gebeugt. Blick nach vorne. Schultern nach hinten unten ziehen und Bauchmuskeln anspannen. Hanteln in die Hände nehmen, die Arme hängen seitlich leicht gebeugt nach unten.

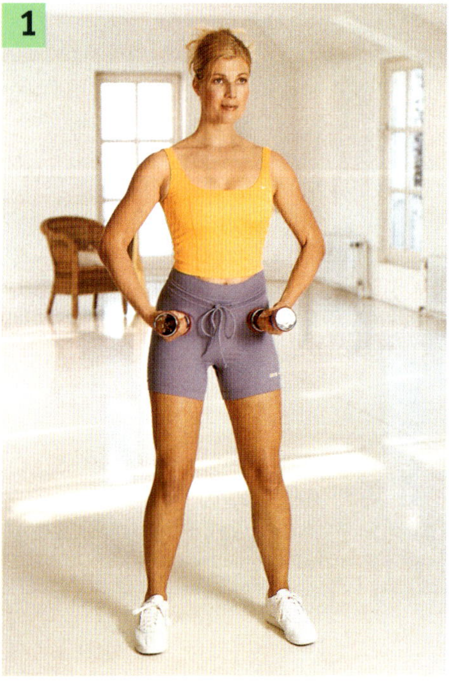

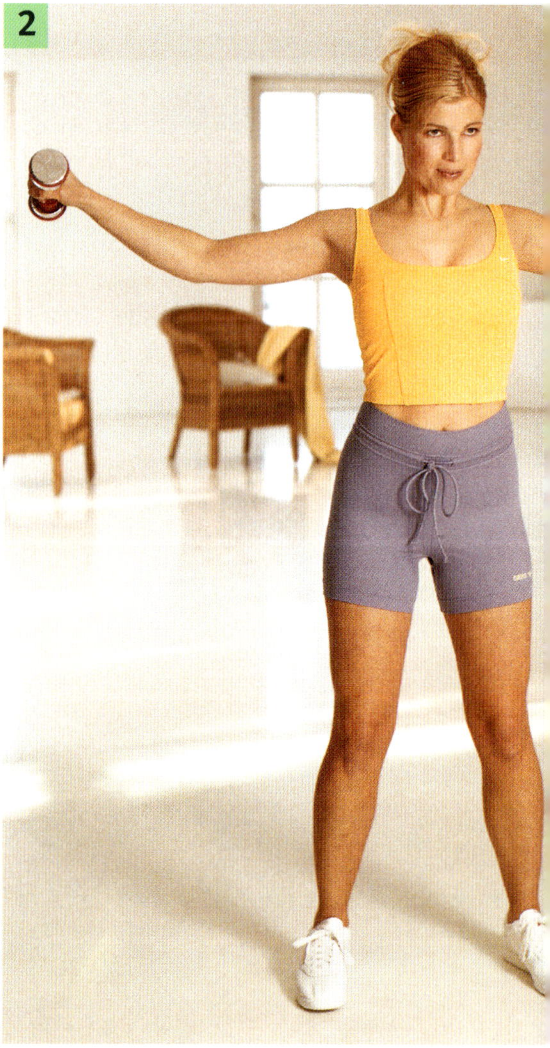

2. Die Arme anspannen, dann seitlich nach oben führen, bis auf Schulterhöhe und zurück. Spannung halten.

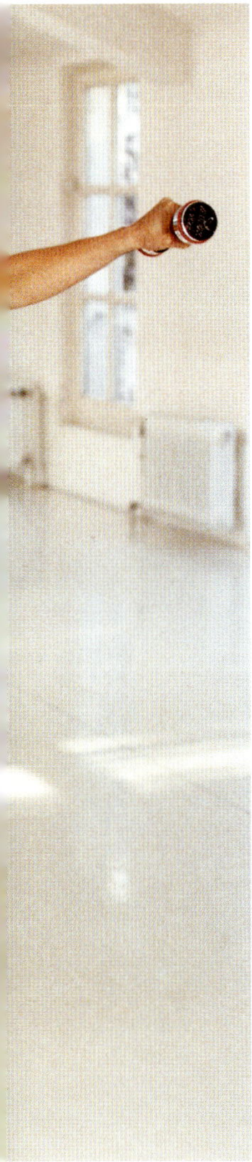

➤ INFO

Panzer gegen Stress

»DELTOIDEUS« heißt das Sorgenkind der Kopfarbeiter. Stress – und schon reagiert die Schultermuskulatur mit Verspannung. Männer trainieren den Deltoideus mit der Hantel, Frauen ebenfalls mit der Hantel oder mit dem Flexband.

➤ **ANFÄNGER:**

1- bis 2-kg-Hanteln. 12- bis 15-mal. 2 Sätze. 30 bis 60 Sekunden Pause.

➤ **FORTGESCHRITTENE:**

4- bis 7-kg-Hanteln. 8- bis 12-mal. 1 bis 2 Sätze. 1 bis 2 Minuten Pause.

Die Dehnübung

Die rechte Hand greift hinter dem Rücken den linken Arm. Dehnen Sie den Nacken, indem Sie den Kopf seitwärts zur rechten Schulter neigen. Gleichzeitig zieht die rechte Hand den linken Arm schräg über den Rücken. 15 Sekunden halten. Dann die andere Seite dehnen.

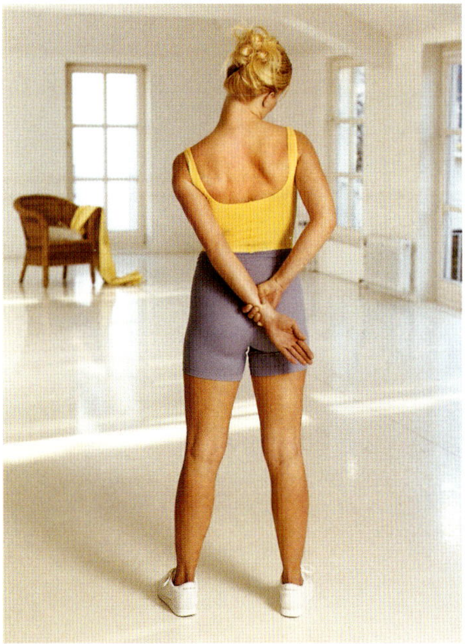

Schultern & Brust

Die Muskulatur, die die Schulter nach hinten zieht und für eine aufrechte Haltung sorgt, braucht auch ihre Trainingseinheit. Ideal: mit dem Flexband.

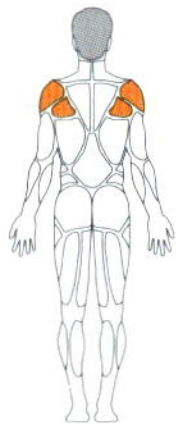

Beanspruchte Muskulatur:
Außenrotatoren,
hintere Schultermuskulatur

➤ **Anfänger:**

leichtes oder mittleres Band. 12 bis 15 Wiederholungen. 2 Sätze. 30 bis 60 Sekunden Pause.

➤ **Fortgeschrittene:**

mittleres oder starkes Band. 8- bis 12-mal. 1 bis 2 Sätze. 1 bis 2 Minuten Pause.

Außenrotatoren

1. In der leichten Grätschstellung hinstellen, Schultern nach hinten unten ziehen, Bauchmuskulatur anspannen. Blick gerade, Kinn leicht gesenkt. Band einfach auf Bauchnabelhöhe hüftbreit fassen. Oberarme fest seitlich an den Körper pressen, Unterarme zeigen so nach vorne, dass Sie einen rechten Winkel im Ellenbogengelenk haben. Handflächen zeigen nach oben.

2. Jetzt rotieren die Unterarme nach außen, wobei die Oberarme fest am Oberkörper bleiben.

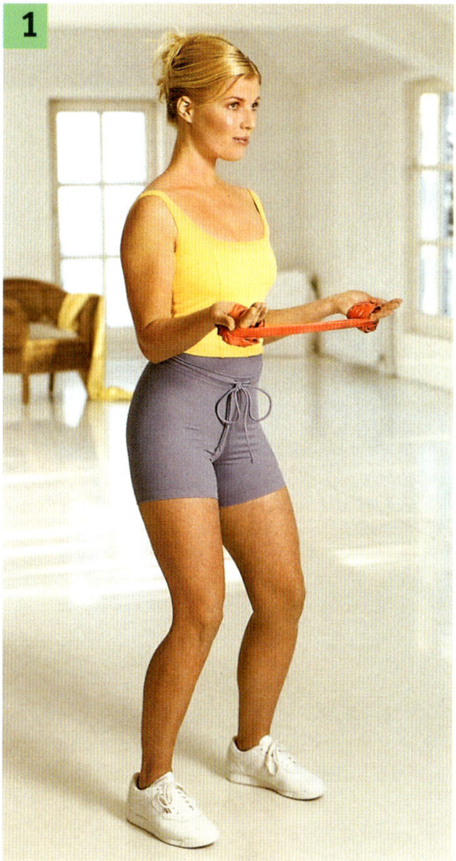

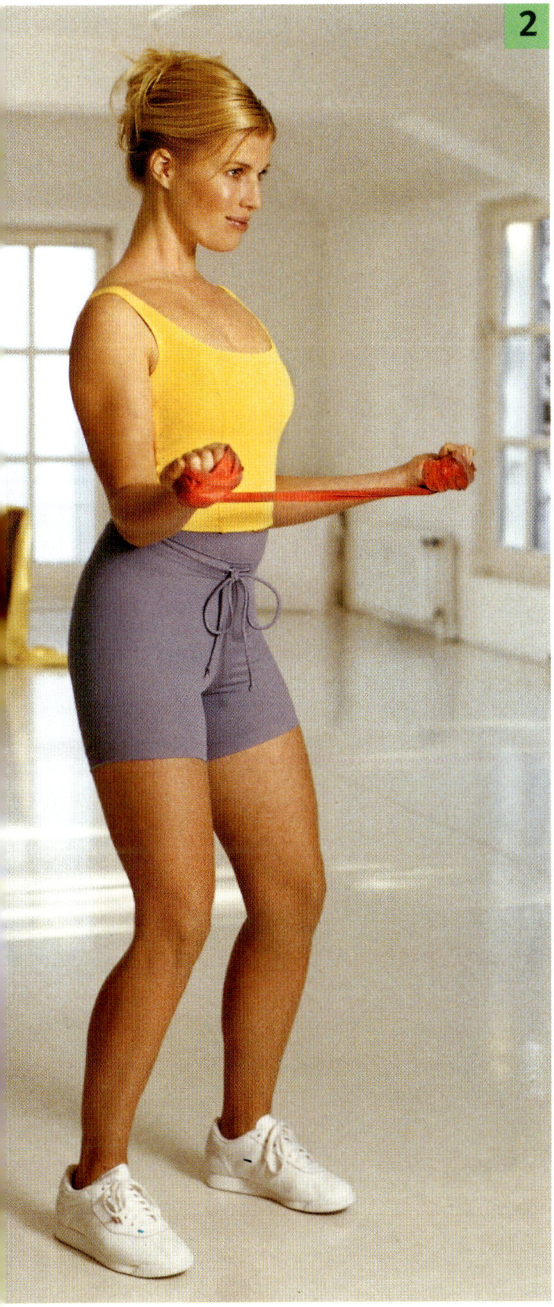

2

➤ TIPP

Fortgeschrittene hinlegen!

SIE KÖNNEN diese Übung auch im Liegen machen und zusätzlich die Oberarme neben dem Oberkörper in den Boden pressen.

Die Dehnübung

Linke Hand auf den rechten Oberarm, gerade über dem Ellenbogen legen. Die rechte Hand schiebt den linken Ellenbogen zur Brust und zieht ihn links zur Seite. Zusätzlich die rechte Schulter nach unten ziehen, bis in der Schulter und in der Mitte des oberen Rückens ein angenehmes Dehngefühl zu spüren ist. 15 Sekunden halten. Dann ist der andere Arm dran.

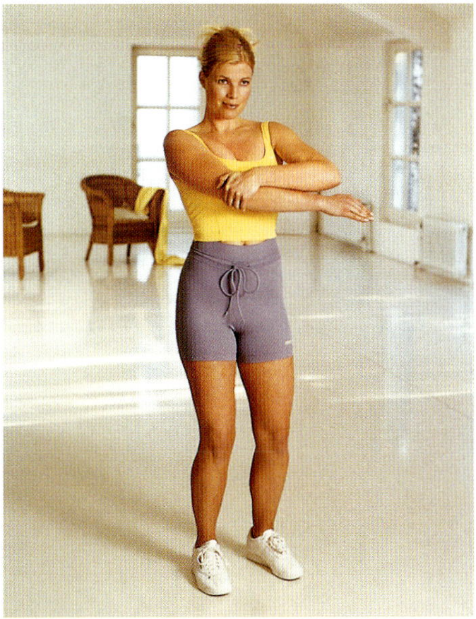

Schultern & Brust

Entwicklungshilfe für die Hühnerbrust. Übrigens: Nicht nur Männer profitieren von diesem Hanteltraining.

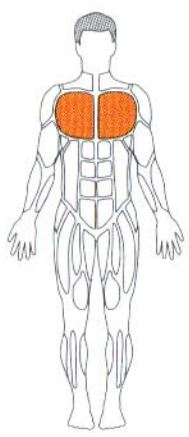

Beanspruchte Muskulatur:
Brustmuskel

Brustmuskulatur 1

1. Auf der Hantelbank auf den Rücken legen, Beine vom Boden heben, anwinkeln und in Höhe der Fußknöchel übereinander schlagen. Lendenwirbelsäule in die Bank drücken. In jede Hand eine Hantel nehmen, die Arme seitlich abspreizen, leicht beugen.

2. Arme von der Seithalte auf Brusthöhe nach oben zusammenführen. Dabei einatmen. Zurück und ausatmen.

1

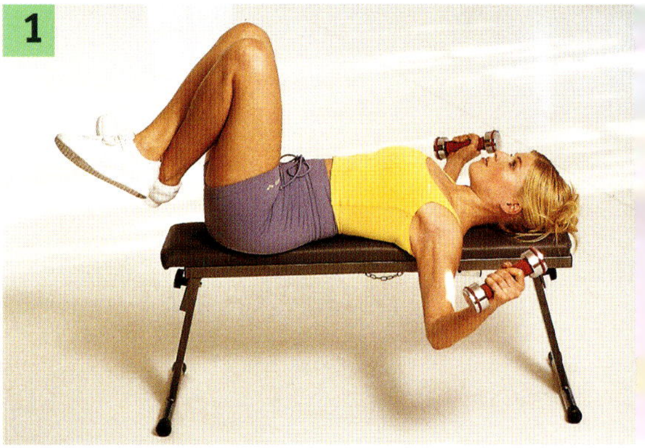

2

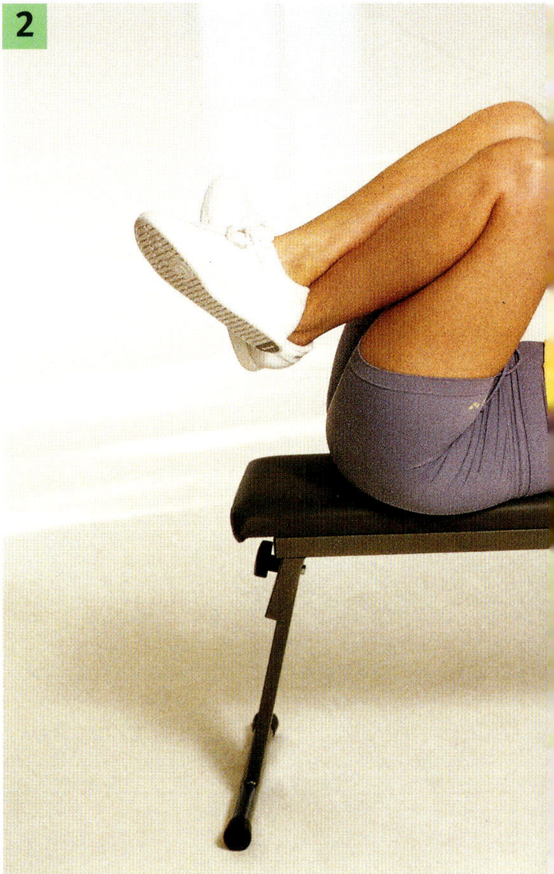

➤ **ANFÄNGER:**

1- bis 2-kg-Hanteln. 12- bis 15-mal. 2 Sätze. 30 bis 60 Sekunden Pause.

➤ **FORTGESCHRITTENE:**

4- bis 7-kg-Hanteln. 8- bis 12-mal. 1 bis 2 Sätze. 1 bis 2 Minuten Pause.

➤ **TIPP**

Bitte anfassen!

FASSEN SIE ruhig einmal Ihren Körper an. Testen Sie während der Übung, ob der trainierte Muskel angespannt ist: Er muss hart sein, während des ganzen Satzes. Zugegeben, bei dieser Übung ist das nicht möglich, hier müssen Sie sich auf Ihr Gefühl verlassen. Oder Sie bitten einen Partner darum, zuzulangen.

Die Dehnübung

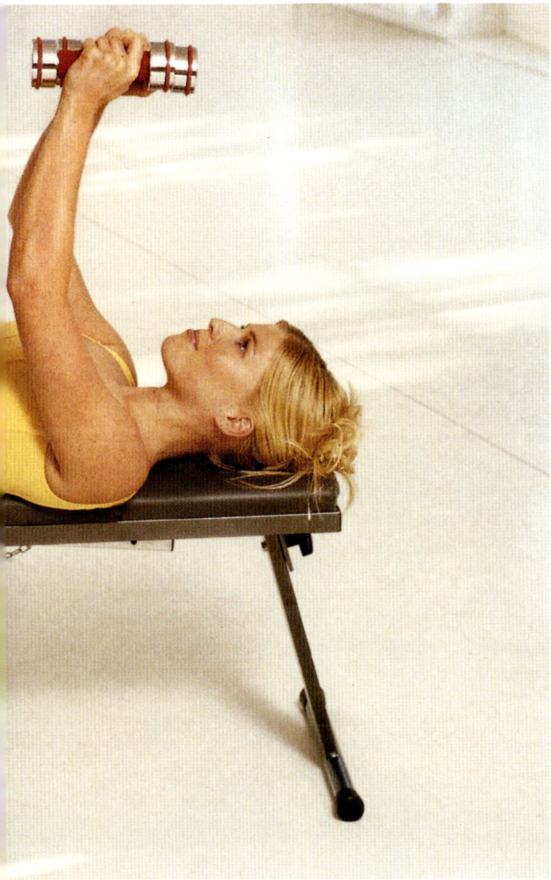

Leicht gegrätscht neben eine Wand stellen. Linke Hand etwas über Schulterhöhe an die Wand pressen. Mit einer leichten Drehung von Kopf und Oberkörper von der Wand weg in die Dehnung gehen. 10 Sekunden halten. Andere Seite.
Wenn Sie den Haltewinkel an der Wand variieren – Arm weiter nach oben oder nach unten –, dann dehnen Sie verschiedene Bereiche des Brustmuskels. Die andere Seite dehnen.

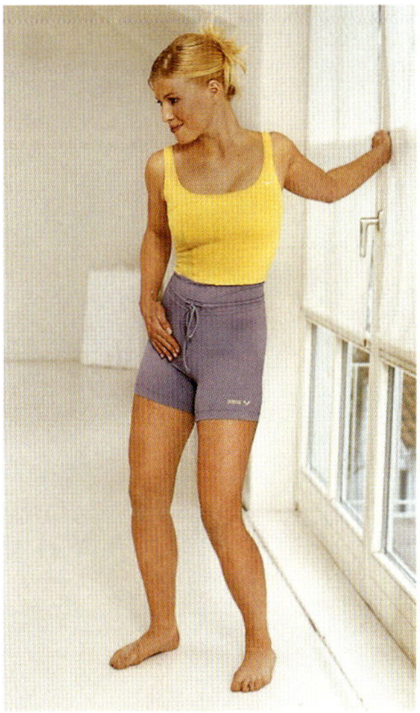

Schultern & Brust

Und noch mehr Entwicklungshilfe für die Hühnerbrust – und eine Investition gegen das Schultern-hängen-Lassen.

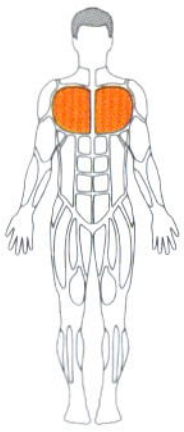

Beanspruchte Muskulatur: Brustmuskel

Brustmuskulatur 2

1. Rücklings auf die Hantelbank legen. Beine anheben, anwinkeln und übereinander schlagen. Lendenwirbelsäule fest in die Bank drücken. Der Rücken muss ausreichend stabilisiert sein. In jede Hand eine Hantel nehmen, die Arme über dem Kopf ausstrecken.

2. Hanteln über den Kopf in Richtung Brust führen und wieder zurück.

1

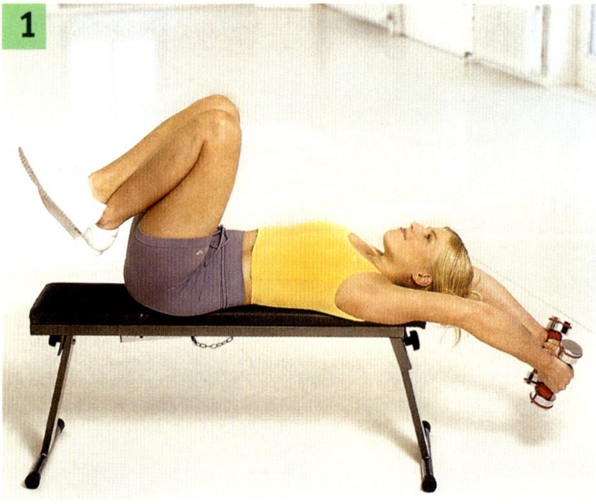

2

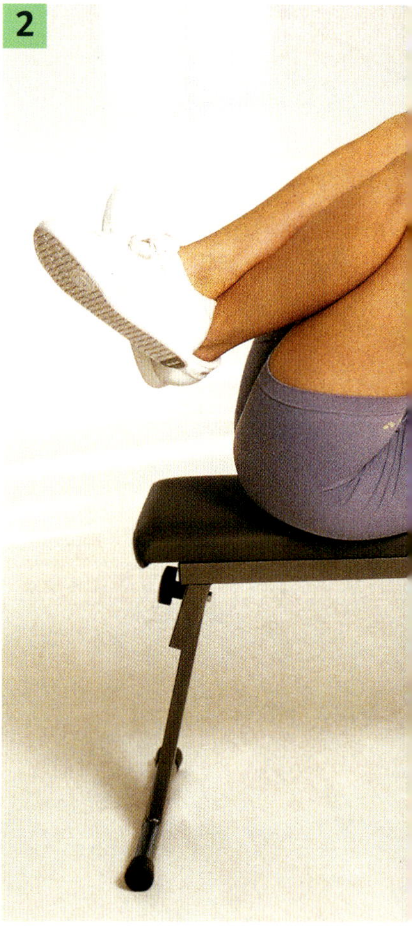

➤ **ANFÄNGER:**

1- bis 2-kg-Hanteln. 12- bis 15-mal. 2 Sätze. 30 bis 60 Sekunden Pause.

➤ **FORTGESCHRITTENE:**

4- bis 7-kg-Hanteln. 8- bis 12-mal. 1 bis 2 Sätze. 1 bis 2 Minuten Pause.

➤ **INFO**

Ein schöner Busen

DER BUSEN besteht aus Bindegewebe, kann also nicht direkt trainiert werden. Doch auch Frauen haben eine Brustmuskulatur, die von unten gegen das Gewebe drückt, die Haut besser ausfüllt und den Busen strafft.

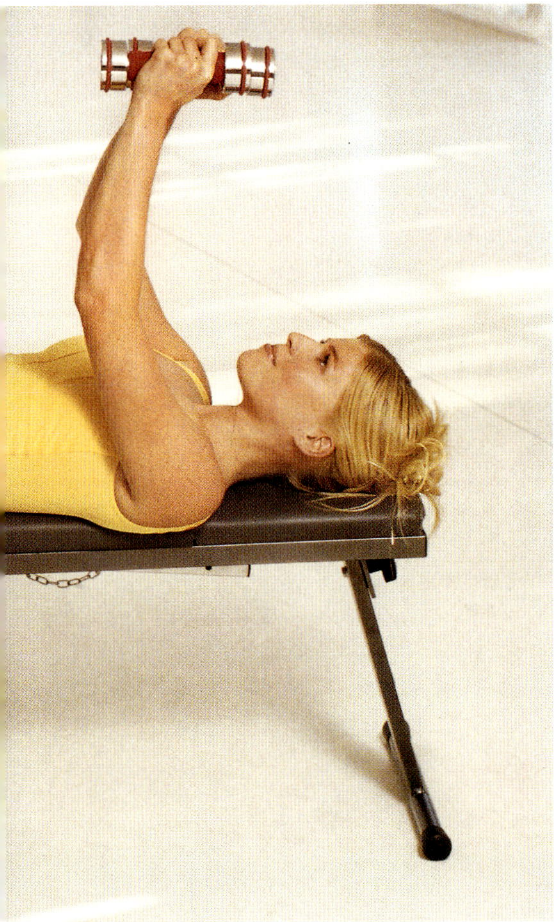

Die Dehnübung

Die Hände hinter dem Rücken verschränken. Nach oben dehnen, dabei den Rücken gerade halten.
Alternative: Hände auf eine Stütze legen, Arme noch etwas weiter strecken. 15 Sekunden halten.

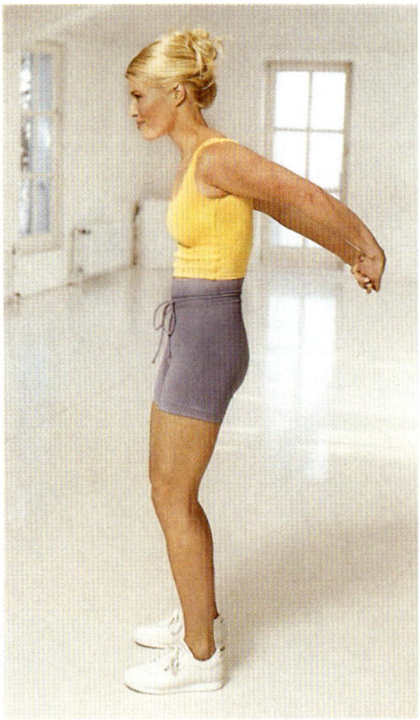

Das Blitz-Programm

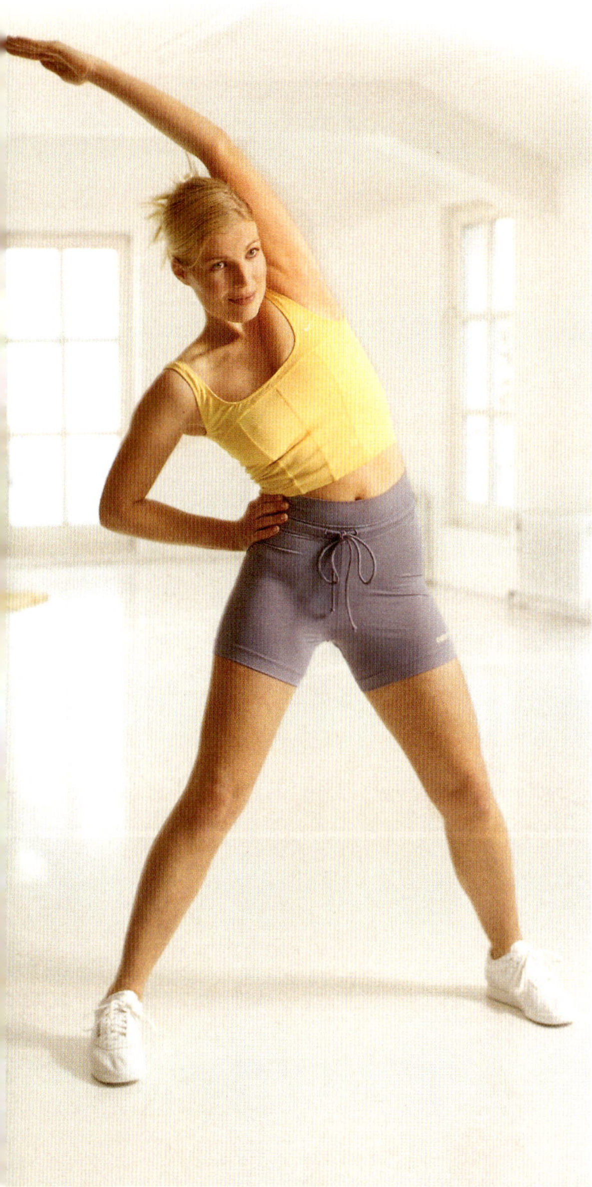

Sie haben wenig Zeit, wollen aber Fett verbrennen, Kraft tanken und den Körper straffen? Dann investieren Sie alle 2 Tage 15 Minuten in das Blitz-Programm.

Mit Fatburner-Garantie

Die komplexen Übungen für den ganzen Körper bauen keine wesentliche Muskelmasse auf, sondern schenken Ihnen vor allem Kraftausdauer. Und: Sie kurbeln den Stoffwechsel und somit die Fettverbrennung an. Binnen 14 Tagen spüren Sie, dass Ihr Muskel leistungsfähiger ist, dass Ihr Unterhautfettgewebe schwindet. Nach 3 Wochen zeigt Ihr Muskel Profil.

➤ Erst informieren: Lesen Sie vorher die Trainingsregeln ab Seite 57 durch.

➤ Aufwärmen: 30 Minuten locker laufen oder 5 bis 10 Minuten seilspringen.

➤ Muskeln aufklären: Machen Sie vor jeder Übung einen Aufwärmsatz: Das Flexband unter leichter Spannung halten, damit sich Ihre Muskeln an die Bewegung gewöhnen.

➤ Und los geht es: Machen Sie von jeder Übung 15 bis 20 Wiederholungen. Dann machen Sie 30 bis 60 Sekunden Pause.

➤ Pausenfüller: Bauen Sie Übungen ein, die große Muskelgruppen belasten, um Ihren Stoffwechsel auf Touren zu halten, beispielsweise die Bein-, Po- oder Bauchübungen im Problemzonen-Programm ab Seite 95.

➤ Cool-down: Die Dehnübungen hängen Sie hinten an Ihr Programm an. Für alle Übungen gilt:

➤ **Anfänger:**

leichtes oder mittleres Band. 12 bis 15 Wiederholungen. 2 Sätze. Dazwischen 30 bis 60 Sekunden Pause.

➤ **Fortgeschrittene:**

mittleres, starkes oder extrastarkes Band. 8 bis 12 Wiederholungen. 1 bis 2 Sätze. Pause zwischen den Sätzen: 1 bis 2 Minuten.

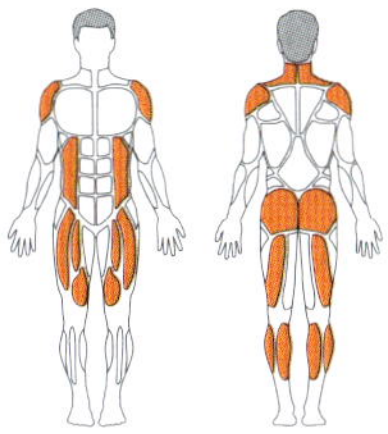

Beanspruchte Muskulatur: Oberschenkelvorder- und -rückseite, Gesäßmuskulatur, Wadenmuskulatur

Komplex-Übung 1

1. Mit leicht gebeugten, gegrätschten Beinen auf die Mitte des Bandes stellen. Die Hände fassen die Enden des gekreuzten Bandes. Halten Sie die Arme zunächst leicht gebeugt seitlich am Körper.

2. Während Sie in die Kniebeuge gehen, führen Sie die Arme seitlich bis auf Schulterhöhe. Dann die Knie langsam wieder strecken – aber nicht ganz –, dabei die Arme absenken. Wichtig ist, dass Sie weiterhin die Spannung in den Armen halten.

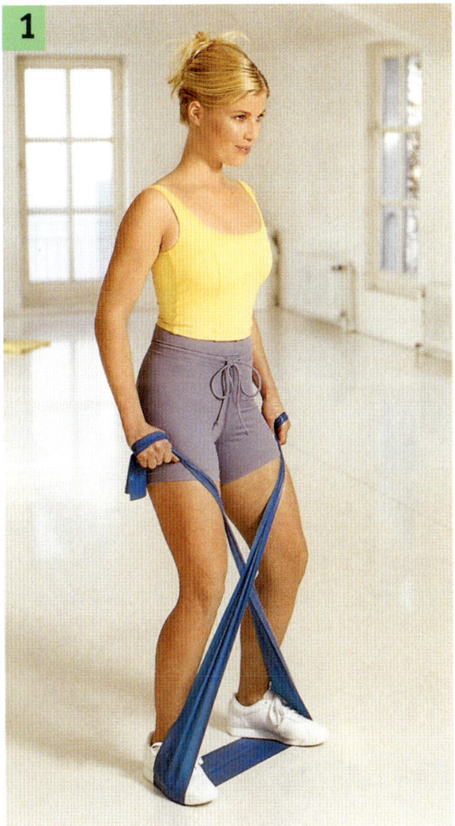

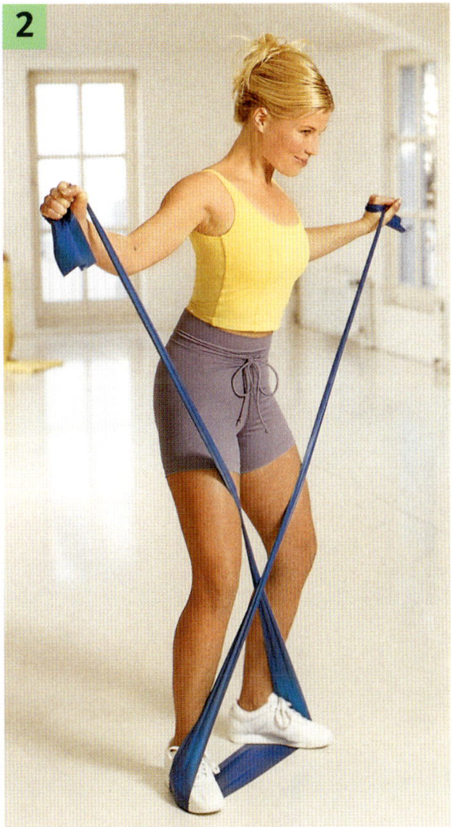

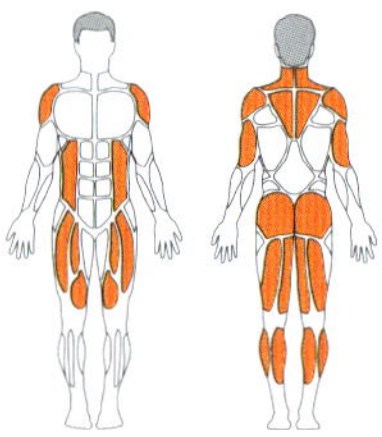

Beanspruchte Muskulatur: hintere Oberarmmuskulatur, schultergürtelhebende Muskulatur, Oberschenkelvorder- und -rückseite, Gesäßmuskulatur, Rumpfstabilisatoren, Waden

Komplex-Übung 2

1. Beine leicht gegrätscht und in Schrittstellung. Das hintere Bein steht auf der Mitte des Bandes – die ganze Fußsohle bleibt während der Übung auf dem Boden. Die Hände mit den Bandenden sind im Nacken, die Ellenbogen zeigen seitlich nach außen. Das Band ist gut gespannt.

2. Nun beugen Sie die Beine, dabei verlagern Sie das Gewicht aufs hintere Bein. Gleichzeitig strecken Sie die Arme nach oben aus. Dann gehen Sie wieder in die aktive Kniestreckung, beugen dabei die Arme und führen die Ellenbogen wieder nach seitlich außen. Beinwechsel.

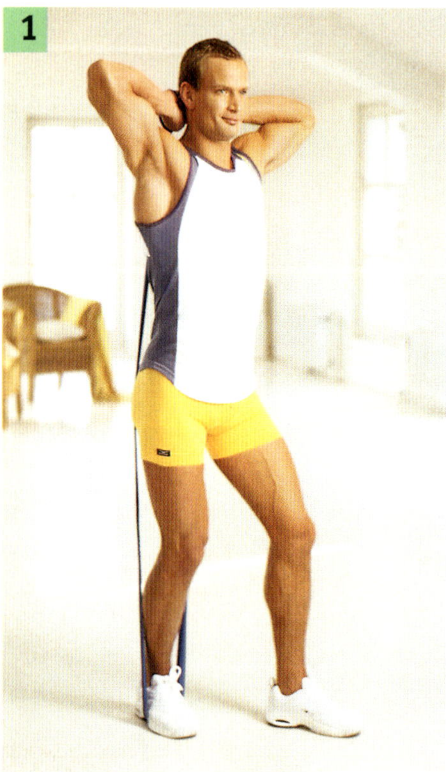

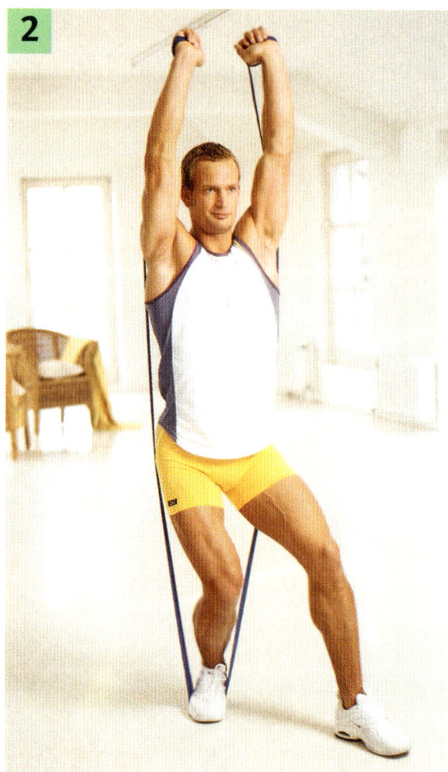

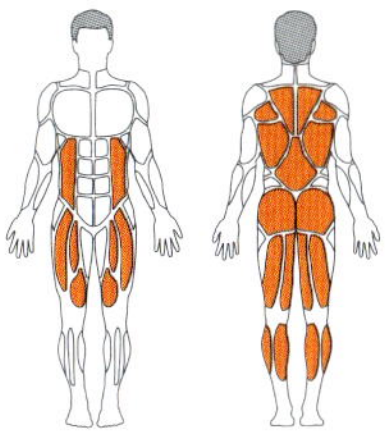

Beanspruchte Muskulatur: Schulterblattanzieher, breiter Rückenmuskel, Oberschenkelvorderseite und Oberschenkelrückseite, Gesäßmuskel, Wade

Komplex-Übung 3

1. Band mittig auf Bauchnabelhöhe an einer Türklinke oder Ähnlichem anbringen, die Enden fassen und die Arme leicht gebeugt auf Schulterhöhe halten. Beine grät-

2. Während Sie in die Kniebeuge gehen, führen Sie die Ellenbogen auf Schulterhöhe nach hinten und beugen dabei Ihre Arme – die Ellenbogen dürfen dabei nicht absinken. Während Sie zurück in die aktive Kniestreckung gehen, die Arme wieder nach vorne führen.

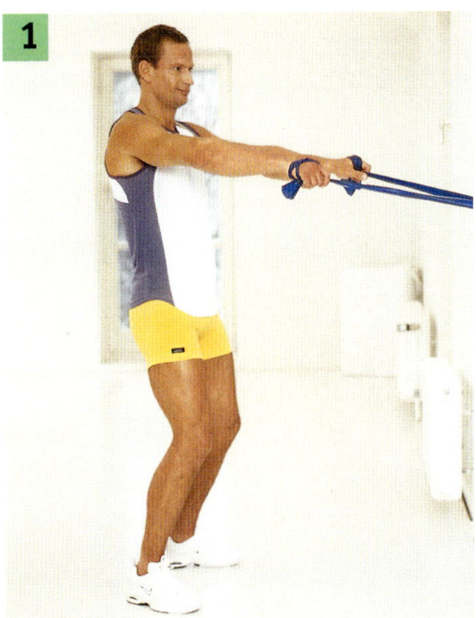

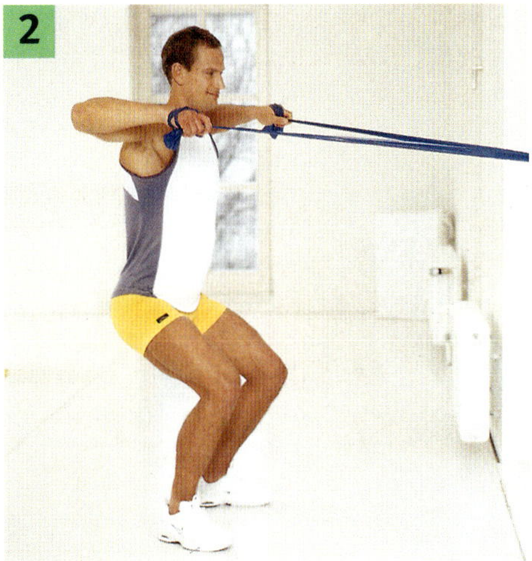

Komplex-Übung 4

Diese Übung entspricht den Übungen für die Bauchmuskulatur auf den Seiten 74/75.

> **TIPP**
>
> ### *Pausenfüller*
>
> FÜLLEN SIE DIE Pausen zwischen den Sätzen mit Übungen für große Muskelgruppen: Bauch, Beine oder Po. Sie finden sie auf den Seiten 98/99, 95 bis 97 und 104/105. So halten Sie Puls und Stoffwechsel oben. Das garantiert: Die Fettverbrennung läuft auf Hochtouren.
> Sie können diese Minute aber auch in eine Ausdauereinheit investieren. Laufen Sie einfach auf der Stelle oder springen Sie mit dem Seil.

Die Dehnübungen

Für den Rücken

An einem Vorsprung (Schrank, Sprossenwand) festhalten, Hände schulterbreit auseinander. Oberkörper absinken lassen. Die Beine sind leicht gebeugt. Füße direkt unter der Hüfte. Je nach Höhe des Vorsprungs können Sie unterschiedliche Rückenbereiche dehnen. 30 Sekunden halten. Diese Übung können Sie ruhig häufiger in den Alltag einbauen. Sie vertreibt Rückenprobleme.

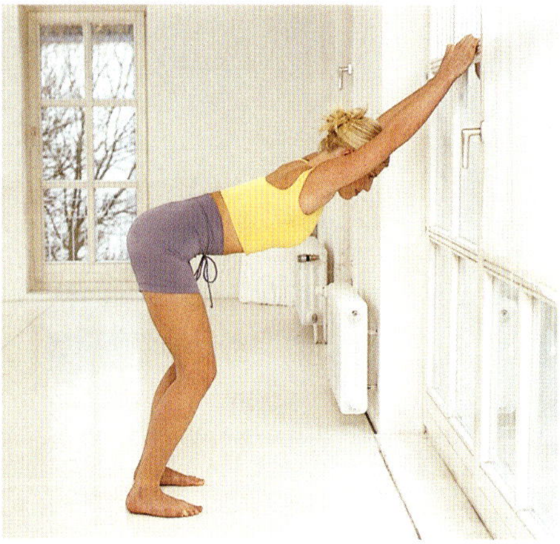

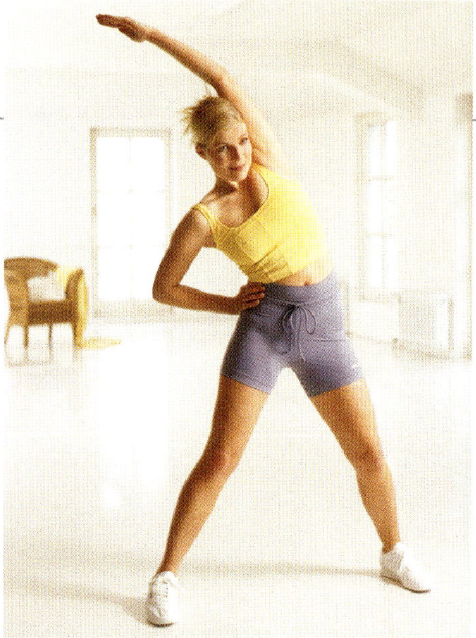

Seitliche Muskulatur – von den Armen bis zur Hüfte

Mit den Füßen schulterbreit auseinander hinstellen, die Knie sind leicht angewinkelt. Eine Hand in die Taille stützen, den anderen Arm hoch über den Kopf hinaus strecken. Langsam aus der Taille heraus zur Seite biegen. Nicht nach vorne! Der gestreckte Arm zieht über den Kopf. 10 bis 15 Sekunden dehnen, dann die andere Seite.

Für Oberschenkelrückseite und unteren Rücken

In der Grätsche auf den Boden setzen. Nun langsam aus der Hüfte heraus mit geradem Rücken in Richtung linker Fuß beugen. Leichtes Doppelkinn, Blick geradeaus. 30 bis 40 Sekunden lang halten. Dann kommt die andere Seite dran. Und nun tun Sie noch etwas für Ihre Oberschenkelinnenseite: Sie beugen sich 30 bis 40 Sekunden in die Mitte.

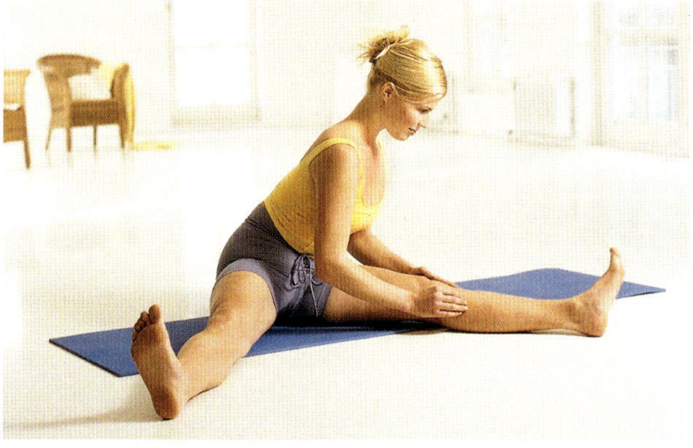

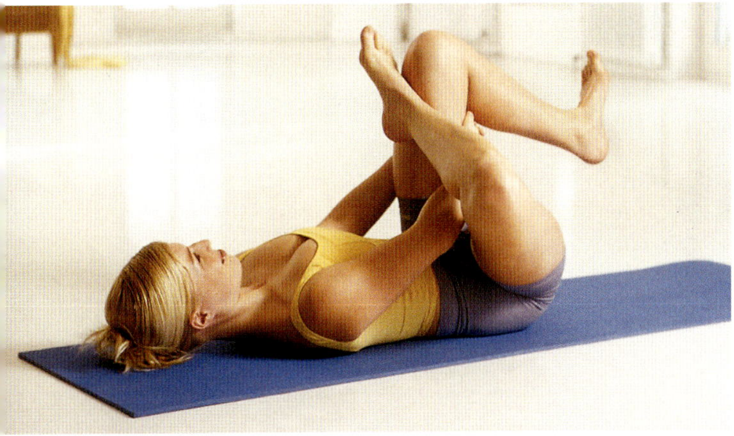

Für den Po

Auf den Rücken legen, Beine so verschränken, dass ein Fuß auf dem Knie liegt. Oberschenkel des unteren Beins mit beiden Händen umfassen und an den Oberkörper heranziehen. 10 bis 15 Sekunden. Dann ist das andere Bein dran.

Für den Bauch

Diese Dehnübung kennen Sie schon von Seite 77 oben: Auf den Rücken legen, den Körper strecken, Beine und Arme so richtig lang machen. Bewusst die Lendenwirbelsäule etwas vom Boden abheben – also ins Hohlkreuz gehen. Und tief in den Bauch hinein atmen. 20 Sekunden. Pause. Wiederholen.

Für die Oberschenkelvorderseite und den Hüftbeuger

Auf die Knie gehen, linkes Bein angewinkelt vor dem Körper aufsetzen. Bauch anspannen, dann mit geradem Rücken nach vorne beugen, das linke Knie dabei beugen, bis Sie Spannung in der rechten Hüftvorderseite verspüren. Wenn Sie jetzt noch zusätzlich mit der rechten Hand den linken Fuß Richtung Po ziehen, dehnen Sie zusätzlich optimal die Oberschenkelvorderseite (Kniestrecker). 10 Sekunden dehnen. Dann die Übung mit dem rechten Bein vorne durchführen.

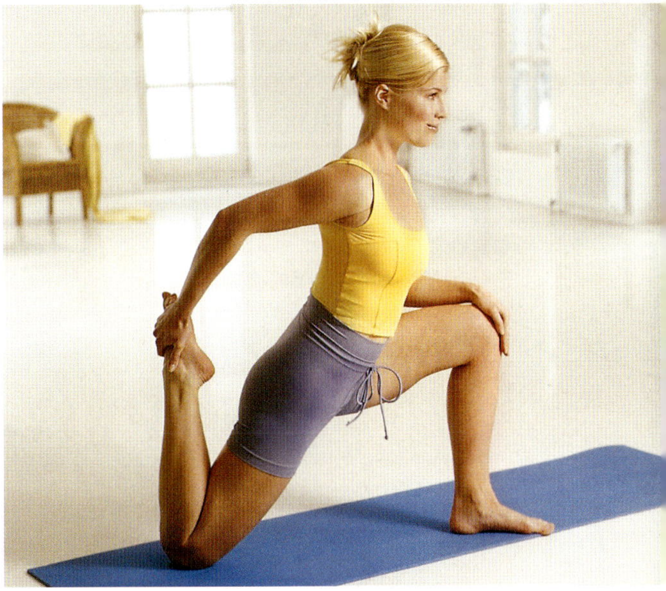

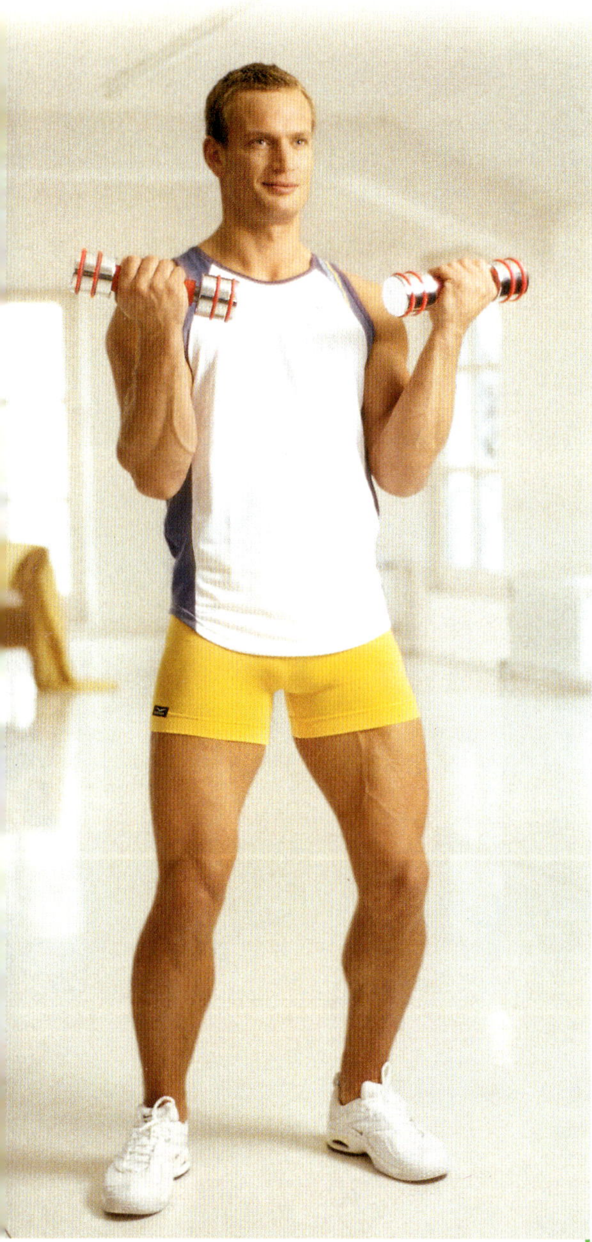

Die Übungen aus dem Problemzonen-Programm helfen dabei, schlaffe Körperzonen straff und kräftig zu machen.

Extra-Übungen für Beine, Arme, Bauch und Rücken

Sie wollen gezielt etwas für eine Problemzone tun, seien es vernachlässigte Muskeln in den Beinen, schlappe Oberarme oder zu viel Hüftgold? Dann hängen Sie die entsprechenden Übungen an Ihr Grundprogramm an oder machen ein Mini-Workout.
Das bedeutet, Sie wiederholen eine Übung 8- bis 15-mal. Machen Sie 1 bis 2 Minuten Pause und 2 bis 5 Sätze. Auch das Mini-Programm fordert: kurz aufwärmen und danach die Muskeln dehnen.
Übrigens: Ein Mini-Workout lohnt sich auch am Schreibtisch, um Ihr Testosteron zu locken, wenn Sie eine schnelle Energiedusche brauchen. Natürlich gelten auch für das Problemzonen-Programm die Regeln auf den Seiten 57 bis 60.

➤ TIPP

Arme machen Beine

MAURICE GREENE, die Sprint-Rakete aus Kansas City, ist ein Kraftpaket: muskulöse Beine, athletischer Oberkörper, Arme wie Schwarzenegger. Warum denn das? Man läuft eben nicht nur mit den Beinen. Schnellkraft liegt auch in den Armen, und die steuern Schrittlänge und Schrittfrequenz.
An alle Läufer, und auch andere Sportler, die schneller werden wollen: Greifen Sie zur Hantel. Die Anleitung dazu finden Sie auf Seite 102. Aber nun erst mal zu den Beinen.

Die Läuferbeine

Läufer brauchen mehr. Führen Sie ein Grundprogramm Ihrer Wahl durch und fordern Sie Ihre Wadenmuskulatur heraus. Ernten Sie die athletische Leichtigkeit kenianischer Langstreckenläufer: mit Fersenheben.

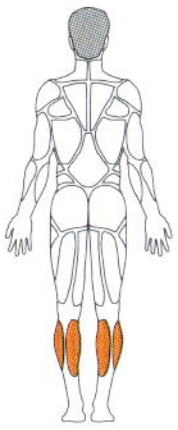

Beanspruchte Muskulatur: Wadenmuskel (langer und kurzer)

Extra 1: Die Wade

1. Die Übung ist einfach – und überall durchzuführen. Suchen Sie sich einen Treppenabsatz. Stellen Sie sich nur mit den Vorderfüßen auf die Stufe, halten Sie sich am Geländer fest. Leichtes Doppelkinn. Schultern leicht nach hinten und unten ziehen. Die Bauchdecke anspannen und auf die Zehenspitzen stellen.

2. Jetzt die Fersen absinken lassen, wieder zurück auf die Zehenspitzen gehen und auf den Zehenspitzen locker einatmen. Wenn die Fersen absinken, ausatmen. Die Bewegung ist langsam und gleichmäßig – Sie sollen also nicht auf den Zehenspitzen oder wenn die Fersen unten sind ein kleines Päuschen einlegen. Übrigens: Hanteln in der Hand fordern noch mehr Muskelfasern heraus.

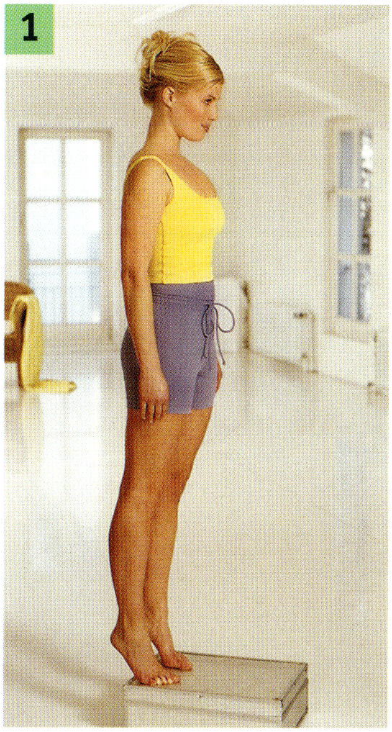

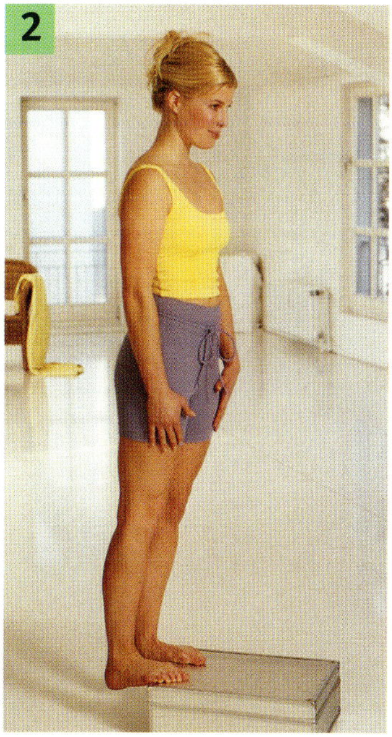

➤ **ANFÄNGER:**

12 bis 15 Wiederholungen. 2 Sätze. 1 Minute Pause.

➤ **FORTGESCHRITTENE:**

Das Körpergewicht auf nur ein Bein verlagern. 8- bis 12-mal. 1 bis 2 Sätze pro Bein. Jeweils 1 bis 2 Minuten Pause.

Die Dehnübungen für die Wade

1

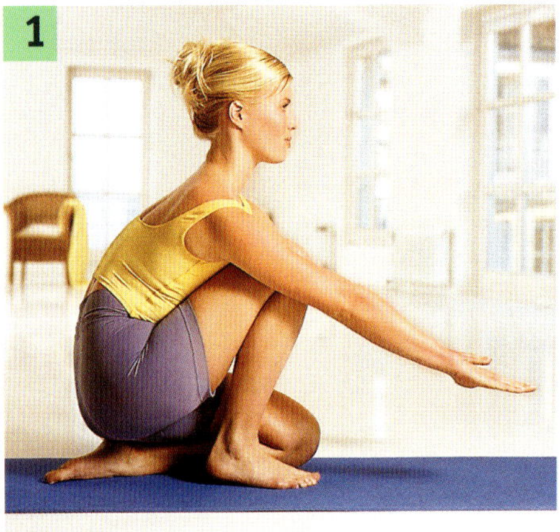

1. Kümmern Sie sich um des Läufers schwächste Stelle: die Achillessehne. Knien Sie sich hin. Einen Fuß vor das Knie des anderen Beines stellen. Die Ferse des angestellten Fußes schwebt etwa 1 Zentimeter über dem Boden. Nun den Oberkörper nach vorne gegen das Knie drücken und die Ferse gegen den Boden ziehen. Das dehnt die Achillessehne. 15 Sekunden verharren. Dann ist das andere Bein dran.

2. Auch die lange Wadenmuskulatur muss gedehnt werden: Füße parallel in Schrittstellung. Vorderes Bein beugen, hinteres strecken. Die Ferse des hinteren Beines gegen den Boden drücken. 20 Sekunden, dann die Übung gegengleich durchführen.

3. So dehnen Sie die innere kurze Wadenmuskulatur: Hinstellen, Rücken gerade. Rechtes Knie beugen, linke Ferse mit durchgestrecktem Bein vor den Körper stellen, die Zehen hochziehen. Das ganze Körpergewicht liegt auf dem gebeugten Bein, die ganze Sohle berührt den Boden. Sie sollten die Dehnung in der rechten Wade spüren. 20 Sekunden halten, dann die Übung gegengleich durchführen.

2

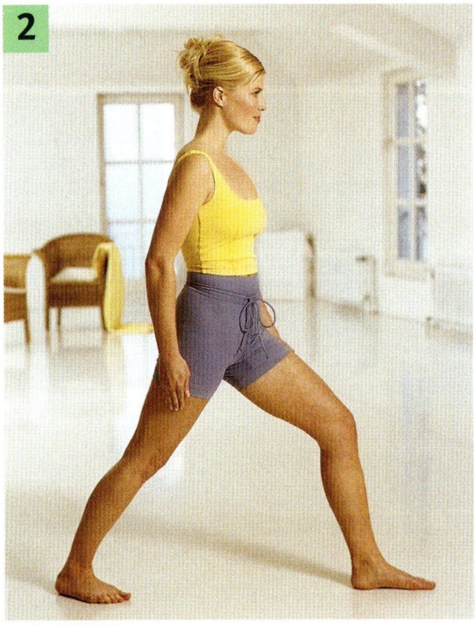

3

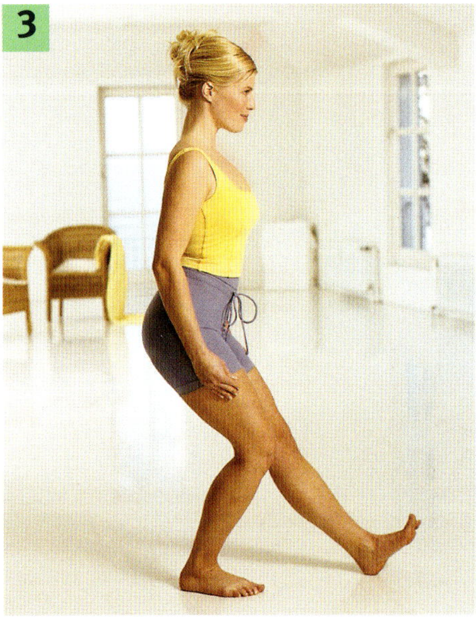

Noch mehr für Läuferbeine

Auch die Muskeln vorne, die den Fuß heben, verdienen es, geweckt zu werden. Mit dem Fußheber sprinten Sie der Trägheit davon.

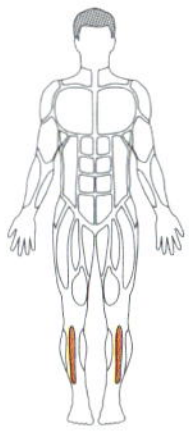

Beanspruchte Muskulatur: vorderer Schienbeinmuskel (Fußheber)

Extra 2: Vorderer Schienbeinmuskel

1. Flexband um ein Tischbein schlingen. Zur Schlaufe verknoten. Mit ausgestreckten, leicht gegrätschten Beinen auf den Boden setzen. Flexband breit um den rechten Fußrücken schlingen, so, dass nichts einschnürt. Hände hinter dem Körper abstützen, Bauch anspannen, leichtes Doppelkinn.

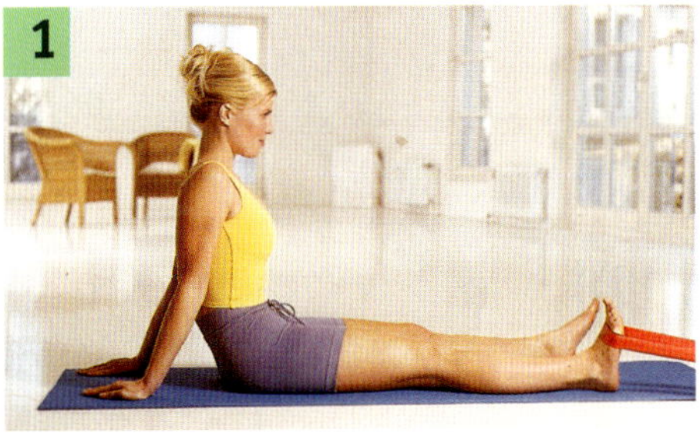

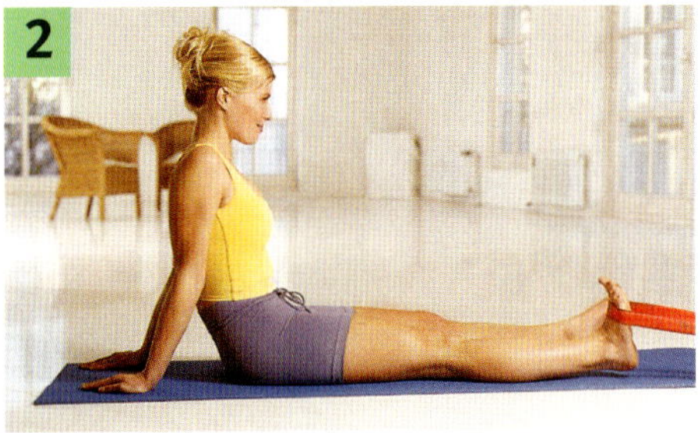

2. Nun Zehen in Richtung Schienbein ziehen – dabei sollte sich die Ferse vom Boden lösen –, wieder locker lassen. Bein wechseln.

Die Dehnübung

Der Hüftbeuger: In den Kniestand gehen. Ein Bein so nach vorne stellen, dass der Unterschenkel senkrecht steht. Das andere Bein nach hinten strecken, das Knie ruht auf dem Boden. Nun das Becken in Richtung vorderen Fuß schieben, um Hüft- und Lendenmuskeln leicht zu dehnen. Dabei löst sich das Knie des hinteren Beines vom Boden. Nicht zu weit nach vorne lehnen, die Hüfte muss aufgerichtet bleiben – 30 Sekunden, dann ist das andere Bein dran.

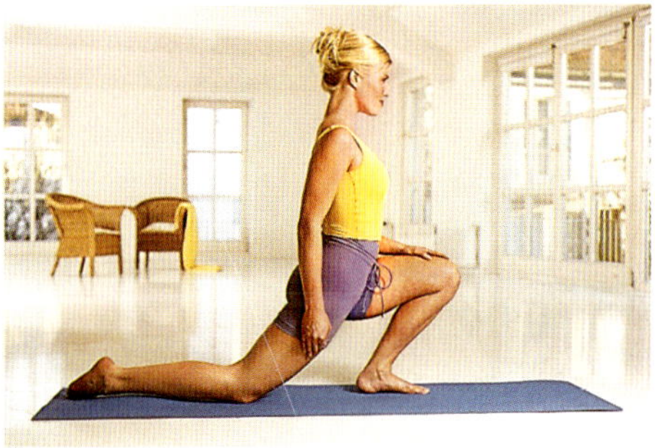

➤ **ANFÄNGER:**

leichtes oder mittleres Band. 12- bis 15-mal. 2 Sätze für jeden Fuß. Zwischen den Sätzen je 1 Minute Pause.

➤ **FORTGESCHRITTENE:**

mittleres Band. 15 bis 20 Wiederholungen. 1 bis 2 Sätze. 1 bis 2 Minuten Pause.

Für den Waschbrettbauch

Ein Obolus für die männliche Eitelkeit: Hängen Sie zusätzlich diese beiden Übungen an Ihr Trainingsprogramm. Oder Sie machen täglich ein separates 10-Minuten-Bauchprogramm mit diesen und den beiden Übungen von Seite 74 bis 77 – denn diese Muskeln dürfen Sie jeden Tag trainieren.

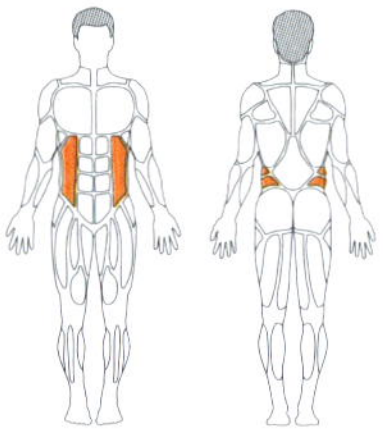

Beanspruchte Muskulatur: seitliche Bauchmuskulatur

Extra 1: Seitliche Bauchmuskulatur

Gewöhnlich zieht sich der mittlere Ring rund um die Hüften. Verwandeln Sie deshalb auch die seitliche Muskulatur in Fettverbrenner.

➤ **Anfänger:**

12 bis 15 Wiederholungen. 2 Sätze. 30 bis 60 Sekunden Pause.

➤ **Fortgeschrittene:**

20-mal. 1 bis 2 Sätze. 1 bis 3 Minuten Pause.

➤ **Tipp**

So geht's leichter

Wenn Sie die Beine anwinkeln, so dass die Unterschenkel nach hinten zeigen. Nur die Hüfte abheben, die Knie bleiben am Boden.

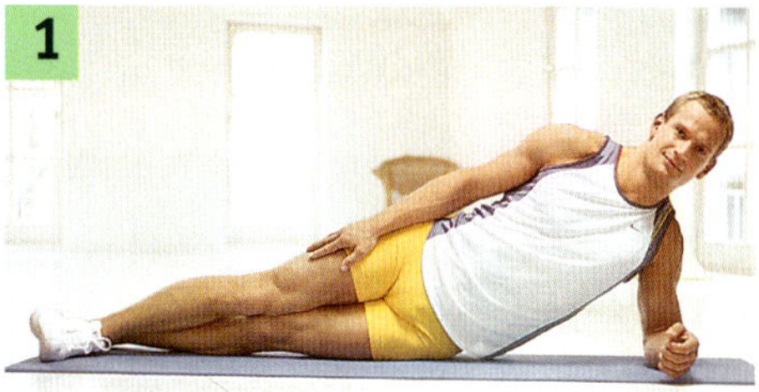

1. Legen Sie sich auf die Seite. Schultergürtel, Hüfte und Beine liegen auf einer Linie. Legen Sie den Fuß des oberen Beines vor dem unteren Bein ab. Beide Beine strecken und anspannen. Stützen Sie sich mit dem Ellenbogen ab, direkt unter der Schulter, der Unterarm liegt auf dem Boden vor dem Körper. Ein leichtes Doppelkinn garantiert: Halswirbelsäule gerade. Und ein angespannter Bauch verhindert das Hohlkreuz.

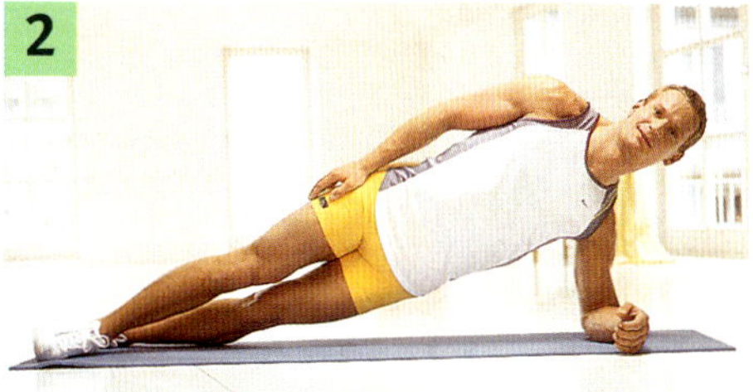

2. Nun heben Sie die Hüfte mitsamt den Knien vom Boden ab – und wieder senken. Aber nicht ablegen! Seite wechseln.

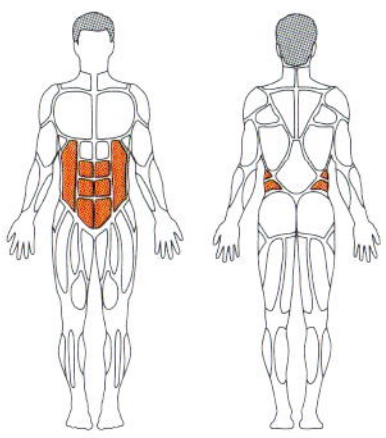

Beanspruchte Muskulatur:
Schräge Bauchmuskulatur

Extra 2: Schräger Bauch

Die geraden Bauchmuskeln machen die hübschen Rippchen, die schrägen futtern das Fett großflächig an den Seiten weg.

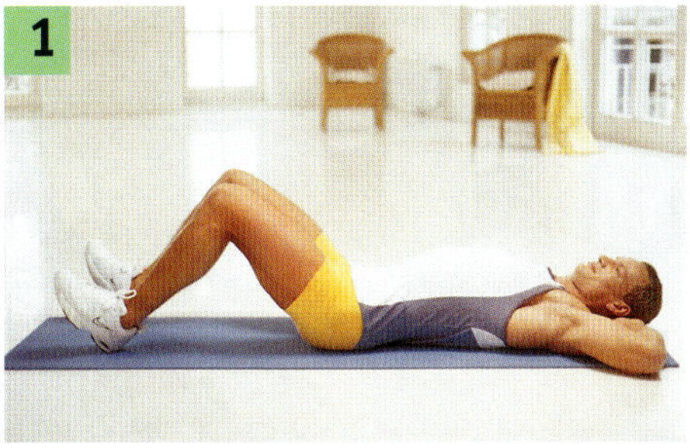

1. Auf den Rücken legen. Beine anwinkeln, die Fersen berühren den Boden. Die Zehen hochziehen. Hände in den Nacken nehmen, die Ellenbogen zeigen auswärts. Nun rollen Sie sich ohne Hektik, aber dynamisch in der Wirbelsäule auf, bis die Schulterblätter keinen Bodenkontakt mehr haben.

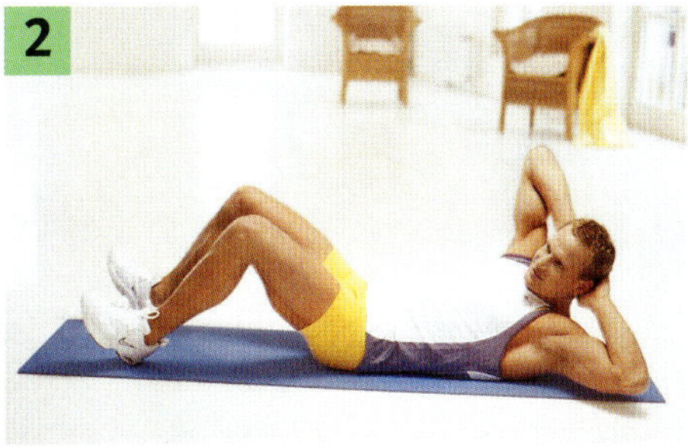

2. Leicht in der Wirbelsäule drehen, so, dass die linke Schulter zum rechten Knie zeigt. Schulter wieder zurückdrehen, langsam über die Wirbelsäule zurückrollen, aber nicht ablegen. Wieder hochrollen, die rechte Schulter zieht zum linken Knie. Beim Hochrollen einatmen, beim Zurückrollen ausatmen.

➤ **ANFÄNGER:**

12 bis 15 Wiederholungen. 2 Sätze.
30 bis 60 Sekunden Pause.

➤ **FORTGESCHRITTENE:**

20-mal. 1 bis 2 Sätze. 1 bis 3 Minuten Pause.

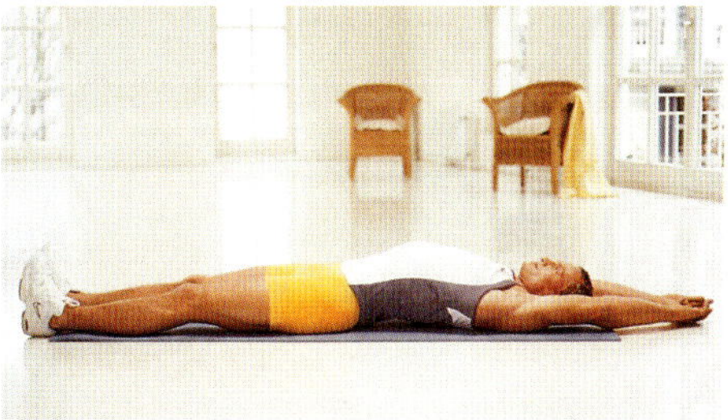

Die Dehnübung

Auf den Rücken legen, den Körper strecken, Beine und Arme so richtig lang machen. Bewusst die Lendenwirbelsäule etwas vom Boden abheben – also ins Hohlkreuz gehen. Und tief in den Bauch hinein atmen. 20 Sekunden. Pause. Wiederholen.

Das Problemzonen-Programm

Für den Rücken

Sie haben das Zwicken im Rücken satt? Dann hängen Sie an Ihr Grundprogramm die folgenden 3 Übungen an. Als Dehnübung machen Sie bitte die von Seite 92.

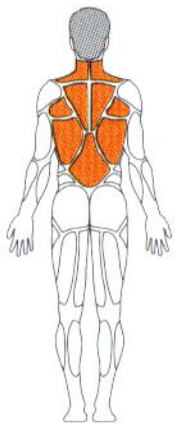

Beanspruchte Muskulatur: unterer Rücken, Schultergürtelmuskulatur, breite Rückenmuskulatur

➤ **Anfänger:**

leichtes oder mittleres Band. 12 bis 15 Wiederholungen. 2 Sätze. 30 bis 60 Sekunden Pause.

➤ **Fortgeschrittene:**

mittleres, starkes oder extrastarkes Band. 20-mal. 1 bis 2 Sätze. 1 bis 3 Minuten Pause.

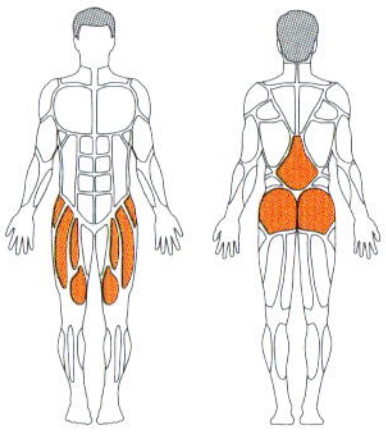

1

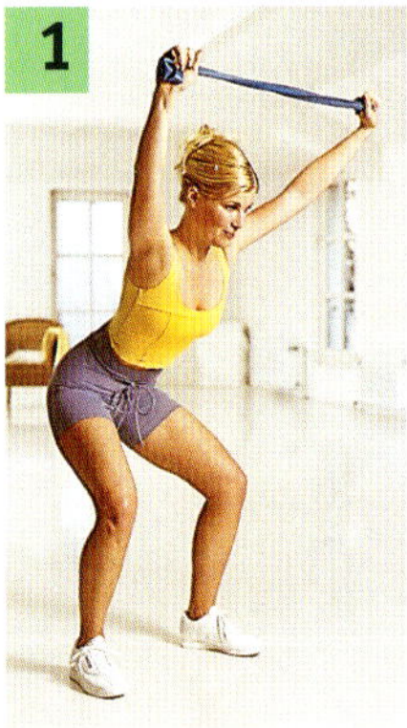

2

Extra 1: Gesamter Rücken

Das Nackenziehen mit dem Flexband stabilisiert und stärkt den ganzen Rücken.

1. Gegrätscht hinstellen, Beine beugen. Mit geradem Rücken in die Schräglage nach vorne gehen. Bauchmuskeln anspannen, Hohlkreuz vermeiden. Hände fassen das Band schulterbreit. Die Arme in Verlängerung zur Wirbelsäule ausstrecken.

2. Jetzt die Arme beugen, dabei das Band über dem Kopf in den Nacken ziehen. Dann die Arme wieder nach vorne strecken.

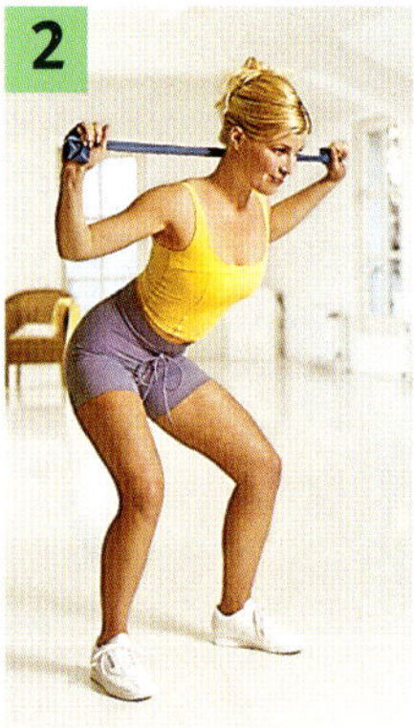

Beanspruchte Muskulatur: unterer Rücken, Gesäßmuskulatur, Oberschenkelvorderseite

Extra 2: Rücken und Beine

Die Übung macht Sie fit fürs Bierkisten-Heben: Sie stärkt Bein- und Rückenmuskulatur.

1. In Bückhaltung mit geradem Rücken den vorderen Fuß vollflächig auf das Flexband stellen, hinteren Fuß auf den Ballen. Mit den Händen das Band auf Kniehöhe halten. Bauch anspannen, Schultern nach hinten unten ziehen. Blick nach vorne.

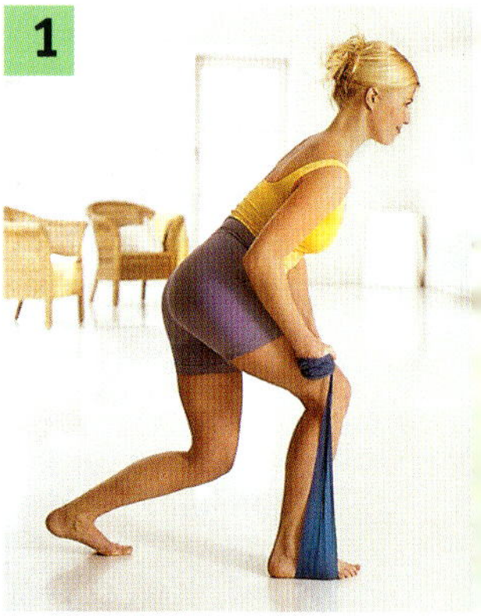

1

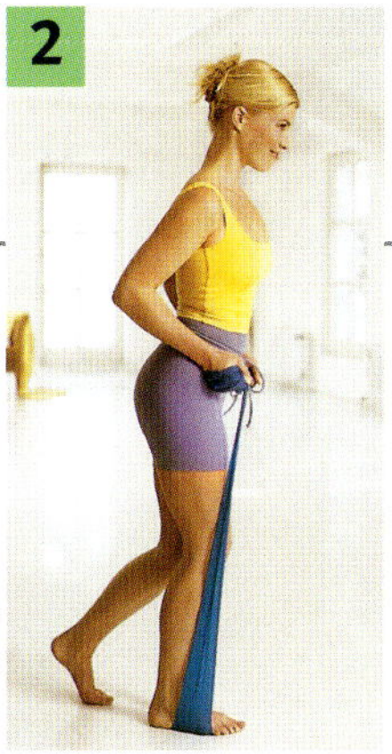

2. Jetzt aufrichten, dabei wird der Fuß auf dem Band belastet und in den Boden gedrückt. Die Hüfte bewegt sich zum Band hin. Gleichzeitig geht der Oberkörper nach oben. Die Hände halten das Band vor dem Körper. Zurück in die Ausgangsstellung. Jetzt kommt das andere Bein dran.

➤ **ANFÄNGER:**

leichtes oder mittleres Band. 12 bis 15 Wiederholungen. 2 Sätze. 30 bis 60 Sekunden Pause.

➤ **FORTGESCHRITTENE:**

mittleres, starkes oder extrastarkes Band. 8- bis 12-mal. 1 bis 2 Sätze. 1 bis 3 Minuten Pause.

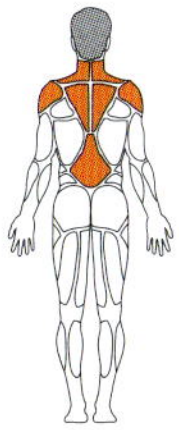

Beanspruchte Muskulatur: Kappenmuskel, Schultern

Extra 3: Nacken- und Schultermuskulatur, Trapezmuskel

Nackendrücken heißt die Übung, die mit Hantelhilfe gegen Stress wappnet. Der prallt künftig an Ihrem Muskelkorsett im Nacken- und Schulterbereich ab.

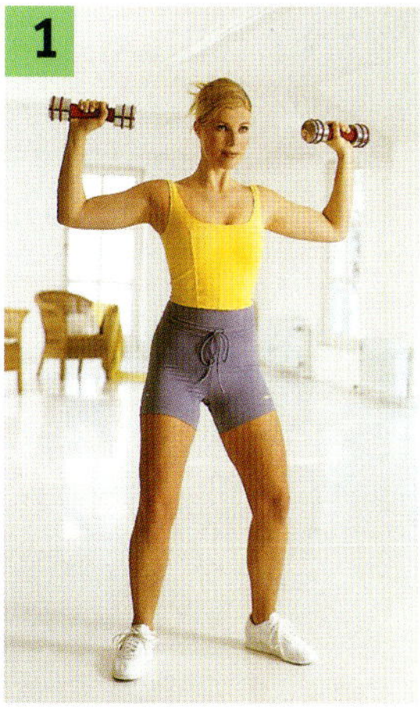

1. Leicht gegrätscht hinstellen. Schultern etwas nach hinten unten ziehen. Bauchmuskulatur anspannen. Hanteln in die Hände nehmen, die Arme in U-Halte bringen: Ellenbogen auf Schulterhöhe seitwärts ausrichten, Unterarme aufstellen.

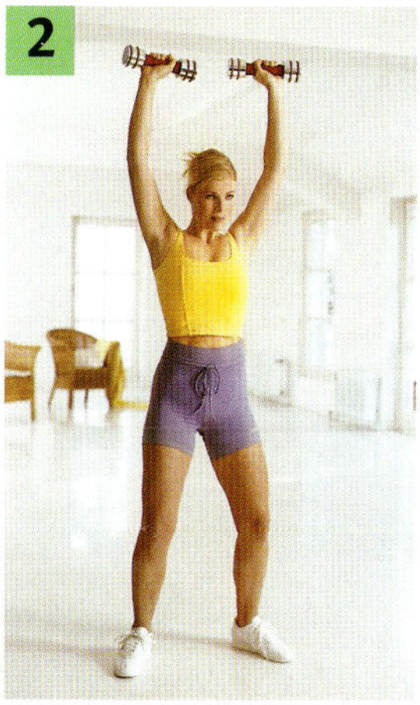

2. Die Arme nach oben strecken und die Hanteln über dem Kopf zueinander führen. Und wieder zurück in die U-Halte. Dabei auf stete Spannung achten. Einatmen beim Aufwärtsführen und ausatmen beim Abwärtsführen der Arme. Dehnübung siehe Seite 83.

➤ **ANFÄNGER:**

1- bis 2-kg-Hanteln, 12- bis 15-mal. 2 Sätze. 30 bis 60 Sekunden Pause.

➤ **FORTGESCHRITTENE:**

4- bis 7-kg-Hanteln. 8- bis 12-mal. 1 bis 2 Sätze. 1 bis 2 Minuten Pause.

Für die Arme

Frauen wollen straffe Oberarme, sie kümmern sich vor allem um ihren Trizeps. Sie sollten aber den Liebling des Mannes – den prallen Bizeps – nicht ganz ignorieren.

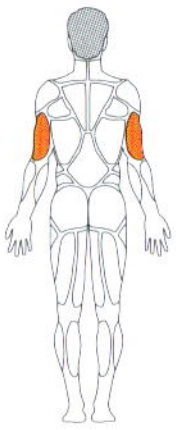

Beanspruchte Muskulatur: hintere Oberarmmuskulatur

Extra 1: Straffe Trizepse

Den Muskel hinten am Oberarm bringt diese einfache Hantelübung auf Trab.

> **TIPP**
>
> *Variation*
>
> VOR EINEN Stuhl stellen, Rücken gerade nach vorne beugen. Eine Hand stützt sich am Stuhl ab, die andere fasst die Hantel. Oberarm am Oberkörper, Unterarm hängt nach unten. Arm auf Körperhöhe strecken, leicht hinter den Oberkörper führen. Zurück.

ANFÄNGER:

1- bis 2-kg-Hanteln. 12- bis 15-mal. 2 Sätze. 30 bis 60 Sekunden Pause.

FORTGESCHRITTENE:

4- bis 7-kg-Hanteln. 8- bis 12- mal. 1 bis 2 Sätze. 90 bis 120 Sekunden Pause.

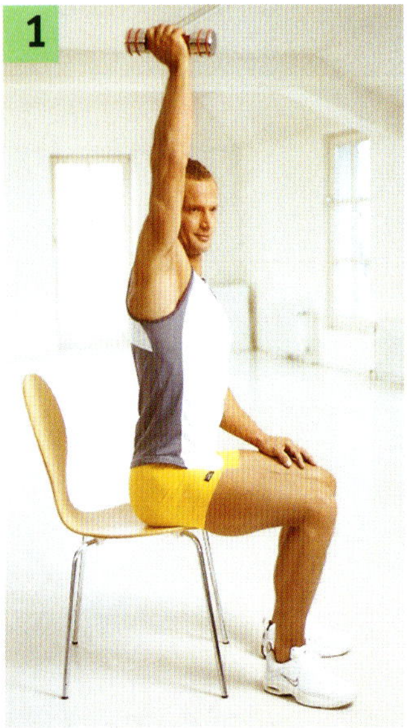

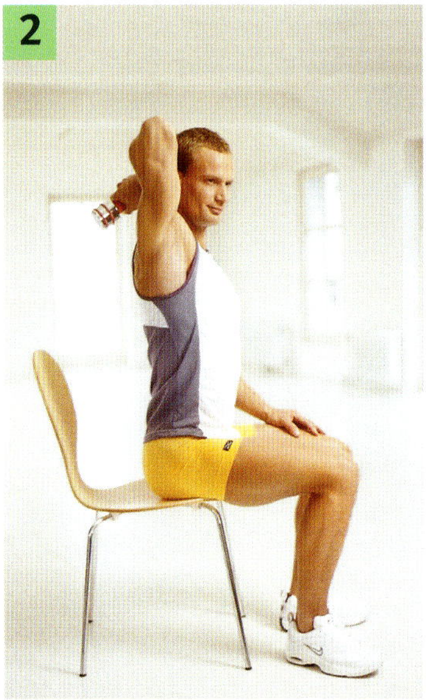

1. Auf Stuhl, Ball oder Hantelbank setzen. Hantel in die Hand nehmen, den Arm nach oben strecken.

2. Jetzt mit der Hantel den Unterarm absenken, bis die Hantel im Nacken ist. Spannung halten, dann den Arm wieder nach oben strecken. Dabei den Oberarm immer möglichst nah am Ohr lassen. Arm wechseln.

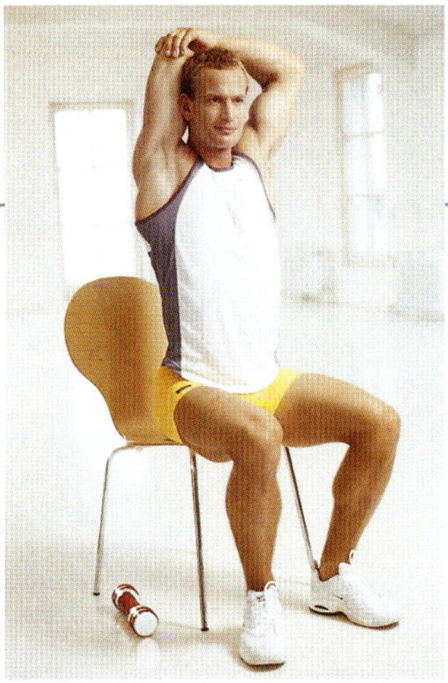

Die Dehnübung

Eine Hand hinter den Kopf zwischen die Schulterblätter legen. Mit der anderen Hand den Ellenbogen greifen (für Unbewegliche: das Handgelenk fassen) und vorsichtig steigernd hinter den Kopf nach hinten unten drücken (ziehen). Nach 15 bis 20 Sekunden Seitenwechsel.

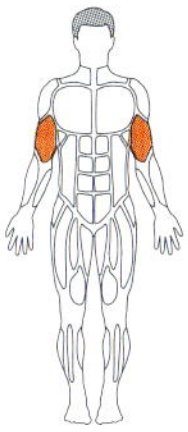

Beanspruchte Muskulatur:
vordere Oberarmmuskulatur

Extra 2: Pralle Bizepse

Frauen trainieren mit den Grundprogrammen den Bizeps ausreichend – er wird bei jeder Rückenübung mitbenutzt. Männer sind bei dieser Übung eher richtig.

➤ **ANFÄNGER:**

1- bis 2-kg-Hanteln. 12 bis 15 Wiederholungen. 2 Sätze. 30 bis 60 Sekunden Pause.

➤ **FORTGESCHRITTENE:**

4- bis 7-kg-Hanteln. 8 bis 12 Wiederholungen. 1 bis 2 Sätze. Dazwischen 90 bis 120 Sekunden Pause.

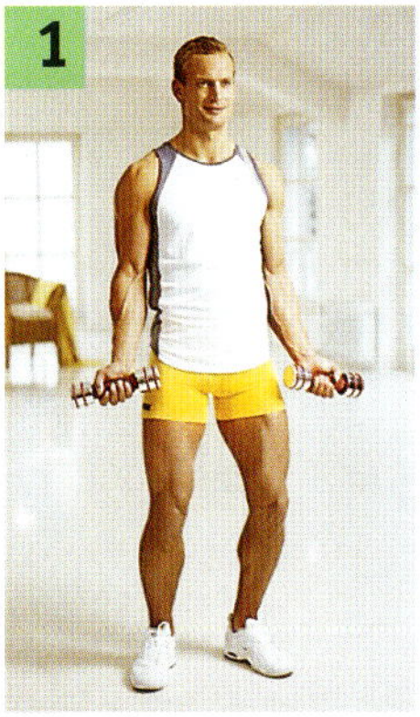

1. Leicht gegrätscht hinstellen. Die Haltung ist aufrecht, ein angespannter Bauch bewahrt Sie vor Hohlkreuz, das Kinn etwas senken, Blick geradeaus, die Schultern leicht nach hinten unten ziehen. Hanteln greifen, Arme leicht gebeugt nach unten hängen lassen. Die

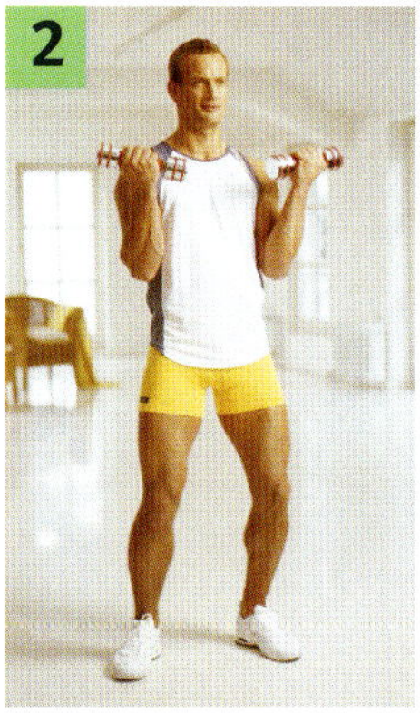

Hanteln liegen so in der Hand, dass die Handrücken nach unten zeigen. Oberarm am Oberkörper fixieren.

2. Unterarm an den Oberarm heranführen. Dann Langsam zurückführen, Arme dabei nicht ganz durchstrecken. Spannung im Muskel halten. Dehnübung

Für den Po

Wer träumt nicht vom knackigen Allerwertesten? Träumen Sie nicht länger, sondern spannen Sie das Band ein!

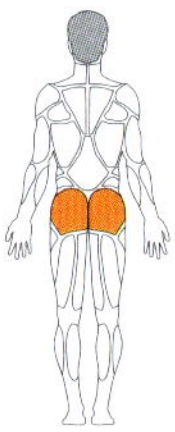

Beanspruchte Muskulatur:
Gesäßmuskulatur

Extra 1: Knackiger Po

1. Flexband zum Beispiel an einem Stuhlbein anbringen. Schlaufe in eine Kniekehle legen. Auf dem anderen Bein stehen und an der Stuhllehne oder der Wand festhalten.

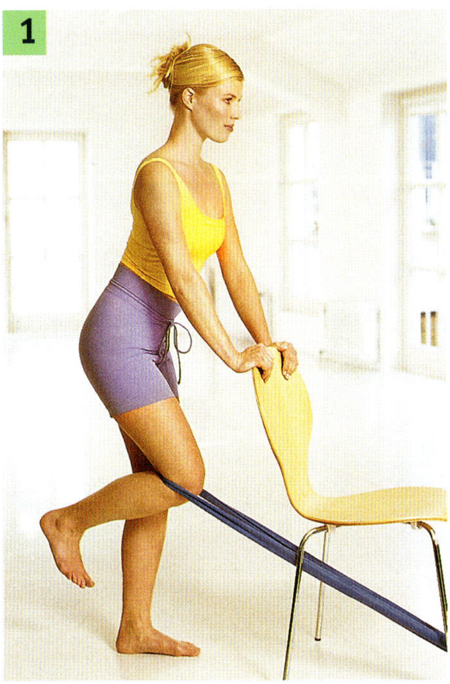

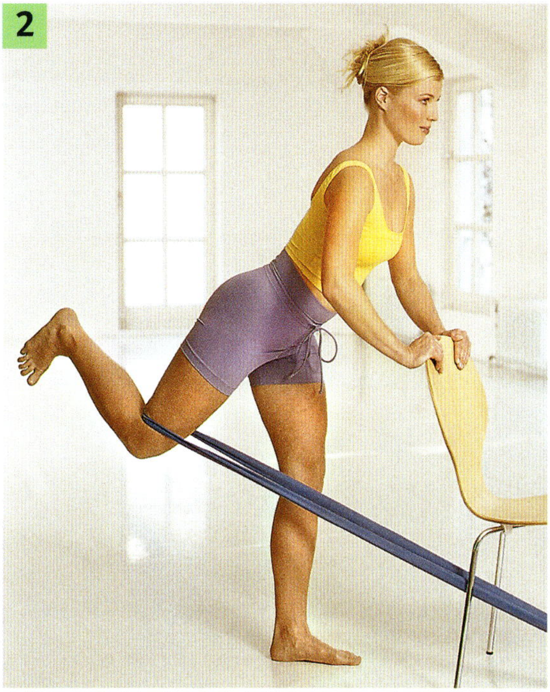

2. Spielbein anwinkeln und den Oberschenkel mit Hüftgelenk nach hinten führen, gegen den Widerstand des Bandes. Die Lendenwirbelsäule stabil (gerade) halten. Übung auch gegengleich durchführen.

➤ **Anfänger:**

leichtes oder mittleres Band. 12 bis 15 Wiederholungen. 2 Sätze. 30 bis 60 Sekunden Pause.

➤ **Fortgeschrittene:**

mittleres, starkes oder extrastarkes Band. 8 bis 12 Wiederholungen. 1 bis 2 Sätze. 1 bis 3 Minuten Pause.

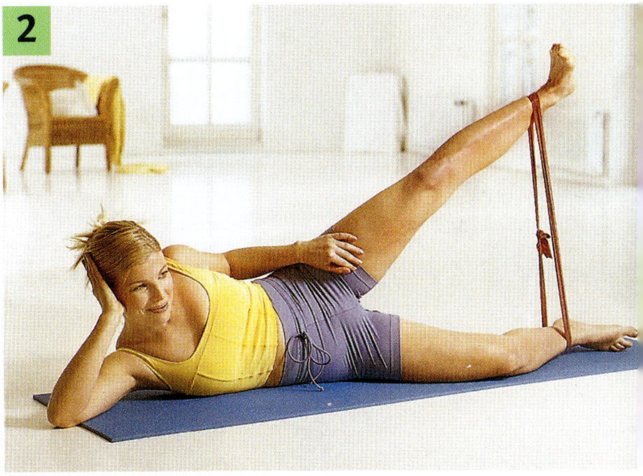

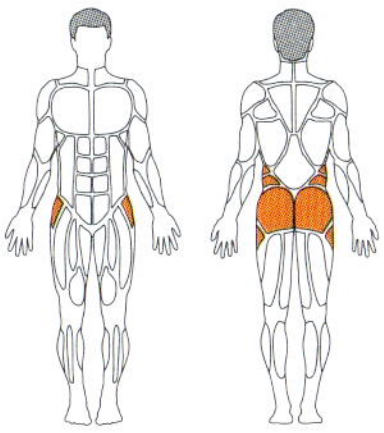

Beanspruchte Muskulatur:
Gesäßmuskulatur,
Oberschenkelaußenseite

Extra 2: Schlanke Taille, straffer Po

1. Auf die Seite legen, den Kopf mit dem Arm abstützen. Schulter, Hüfte, Füße müssen auf einer Linie liegen, die Beine sind leicht angewinkelt. Flexbandschlaufe um beide Fußknöchel legen.

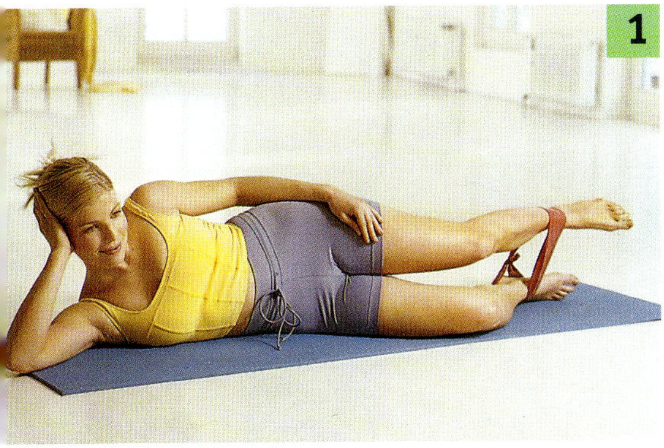

2. Jetzt das obere Bein gegen den Widerstand des Bandes abspreizen, fast durchstrecken und die Zehenspitzen zur Decke drehen. Zehenspitzen zurückdrehen, Bein gestreckt senken, dann wieder wie beschrieben anheben. Lassen Sie Ihre Hüfte nicht nach vorne oder hinten abfallen. Fassen Sie sich während der Übung an den Po und kontrollieren Sie, ob er fest wird. Seite wechseln.

➤ **ANFÄNGER:**

leichtes oder mittleres Band. 12 bis 15 Wiederholungen. 2 Sätze. 30 bis 60 Sekunden Pause.

➤ **FORTGESCHRITTENE:**

mittleres, starkes oder extrastarkes Band. 8 bis 12 Wiederholungen. 1 bis 2 Sätze. 1 bis 3 Minuten Pause.

Die Dehnübung

Auf den Rücken legen, Beine verschränken, so dass ein Fuß auf dem Knie liegt. Oberschenkel des unteren Beins mit beiden Händen umfassen und an den Oberkörper heranziehen. 10 bis 15 Sekunden. Dann ist das andere Bein dran.

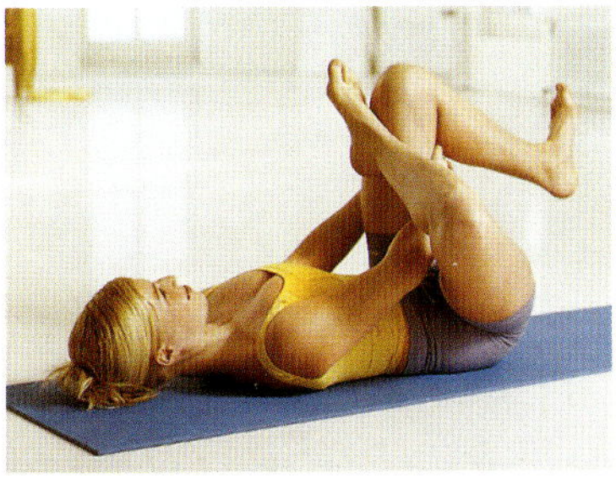

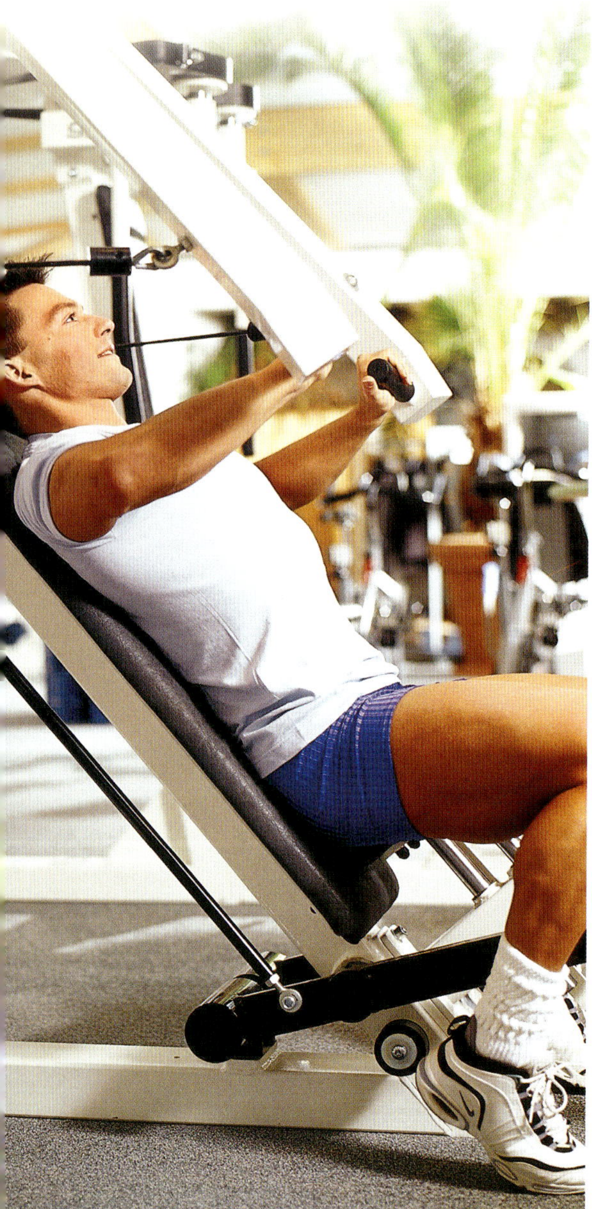

Viel Spaß und Erfolgskontrolle finden Sie im Studio mit einem Trainer und Gleichgesinnten.

Fitness für Kerls: Heavy Duty

Sie wollen Muskeln? Dann steigen Sie ein in den Fitness-Express – ab ins Studio zum Heavy-Duty-Training mit Langhantelcurls, Trizepsdrücken, Wadenheben und Nackenziehen. Unabdingbare Voraussetzungen sind allerdings: ein perfekter Körper und ein stahlharter Willen. Sie müssen richtig gesund sein – und über eine Portion Kämpfergeist verfügen. Dann können Sie all das vergessen, was in den vorhergehenden Trainingsprogrammen gesagt wurde: Von wegen die Anzahl der Sätze und die investierte Zeit machen Muskeln. Ab jetzt gilt: hart, aber kurz. Nicht Sätze oder Zeit bauen den Muskel auf, sondern rein die Intensität, gepaart mit Langsamkeit und dem Willen, ihn 2- bis 3-mal die Woche je 30 Minuten an Butterfly oder Schrägbank zu wetzen. Sie trainieren pro Muskelgruppe nur einen einzigen Satz erst mit 8 bis 12 Wiederholungen – später weniger. Der Satz dauert nicht länger als 1 bis 2 Minuten. Sie trainieren dann richtig, wenn eine weitere Wiederholung aus eigener Kraft unmöglich ist. Wenn Ihnen etwas schwindelig wird, Sie das Gewicht keinen Millimeter mehr bewegen können. Das ist nicht so lustig. Aber Sie wollen maximalen Erfolg. Und der kommt nicht durchs Seilchenspringen.

Können Anfänger so trainieren?

Ja, natürlich. Wenn Sie gesund sind, das Okay vom Arzt haben. Dann trainieren Sie mit genauer Anleitung und steter Kontrolle vom Fitness-Trainer und erst einmal kleinen Gewichten. Das können Sie auch tun, wenn Sie 80 sind. Die Geräte haben den Vorteil, dass Sie den Menschen führen, keine Bewegungsfehler zulassen. Vor allem, wenn Sie die Langsamkeit entdecken.

Das Geheimnis der Langsamkeit

Freuen Sie sich über die anderen, die hektisch an den Geräten pumpen, unterstützt von einem Walkman am Ohr – aber machen Sie es nicht nach. Sie entdecken die Langsamkeit. Denn darin liegt die Kraft. Warum, sagt Ihnen der Meister (siehe Interview auf Seite 108).

Heavy Duty: Was passiert in Ihrem Körper?

Sie sind zu Ihrem Muskel so unerbittlich, dass er kurzfristig jede Menge Laktat (Milchsäure) ausschüttet. Eine so hohe Menge, die unsere Vorfahren bereitmachte, gegen den Säbelzahntiger zu kämpfen. Was passiert durch den hohen Laktatspiegel? Eine Flut an Endorphinen betäubt jeden Schmerz, treibt den Stoffwechsel auf Höchstleistung und lockt alle Powerhormone, die nötig sind, um den Körper schnell wieder auf leistungsfähig zu trimmen. Diese Hormone lassen den Muskel wachsen. Und schenken Ihnen nach einer kurzen Erschöpfungsphase für den Rest des Tages Fröhlichkeit und ungeahnte Energien. Prinzip: Je langsamer und je stärker Sie den Muskel erschöpfen, desto effektiver wächst er auch. Und: Je trainierter Sie sind, desto mehr Endorphine und Powerhormone produziert Ihr Körper. Desto glücklicher macht Sie das Training.

Machen Sie sich mit den Geräten vertraut

Sie experimentieren nicht alleine herum, sondern lassen sich von einem Fitness-Trainer im Studio beraten. Er findet mit Ihnen heraus, welche Maximalkraft Sie haben, und stellt mit Ihnen einen genauen Trainingsplan zusammen. In der Regel mit

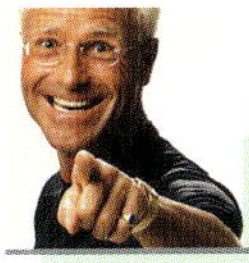

Mein Tipp für Sie

Das richtige Studio für Sie

SUCHEN SIE SICH ein Fitness-Studio in Ihrer Nähe oder in der Nähe Ihres Arbeitsplatzes und vereinbaren Sie telefonisch einen Termin für ein Probetraining.
Vor Ort sehen Sie sich dann das gesamte Studio an: Wie ist die Geräteausstattung? Gibt es Sauna und Solarien? Ist der Nassbereich gepflegt und sauber? Werfen Sie ein Auge auf die Anzahl der Mitarbeiter – und lassen Sie sich Auskunft über die Qualifikation der Trainer geben. Wird jeder Gast bei den Übungen gut betreut, kontrolliert und korrigiert? Ein gutes Studio bietet auch ein spezielles Personal Training, eine individuelle Trainingsplanerstellung und eine Ernährungsberatung an. Und es kooperiert mit einem Arzt oder einem Physiotherapeuten. Die angebotenen Gymnastikkurse sollten für jede Alters- und Könnerstufe genau das Richtige bieten – und nur von ausgebildeten Trainern gehalten werden. Achten Sie darauf, dass der Gymnastikbereich gut belüftet ist, genügend Spiegel enthält und einen Holzschwingboden hat.
Dann sehen Sie sich die Verträge genau an. Kommt man raus bei Umzug oder Krankheit? Jedes gute Studio bietet 1 Monat Probezeit. Damit man auch wirklich feststellen kann, ob das Training einem taugt. Die Preise liegen zwischen 99 und 159 Mark im Monat. Und man zahlt eine einmalige Aufnahmegebühr von 150 bis 250 Mark. Darin enthalten sollten sein: ein Check-up mit Gesundheitsanalyse und Muskelfunktionstest. Das Trainingsziel wird abgefragt und wie viel Zeit man aufwenden kann. Man bekommt einen genauen Trainingsplan – und manchmal sogar noch eine Pulsuhr.

➤ INTERVIEW

Fragen Sie Stephan Deininger

Maximaler Erfolg durch nur 1 Stunde Training die Woche – das kann nicht sein? Das glauben Sie mir nicht? Dann fragen Sie doch Stephan Deininger. Der Mr. Fitness-

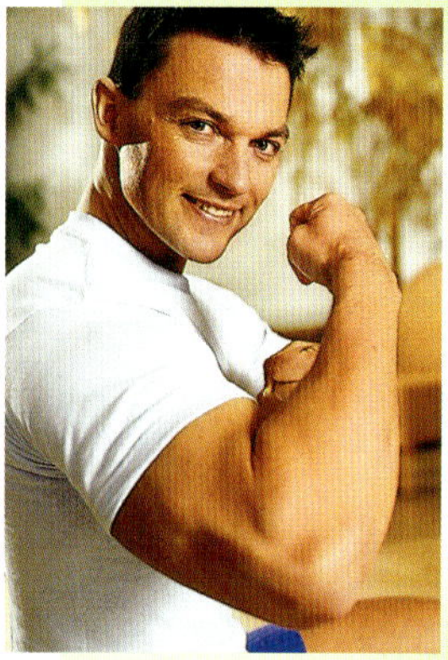

Universum 2000, vom Fitness-Studio Blue bei Stuttgart, wiegt 76 Kilo, hat kein Gramm Fett und wohl definierte Muskeln auf 175 Zentimeter.

Wie viel muss man trainieren, um so auszusehen wie Sie?

»Ich trainiere 2-mal die Woche eine halbe Stunde. 1 Satz. 12 Übungen. 5 bis 7 Wiederholungen, à 10 Sekunden. Das ist ein sehr intensives Training, aber effektiv.«

Und das soll gesund sein?

»Das langsame Training ist für jeden das beste. Das haben mir viele Mediziner und Leistungssportler bestätigt. Wenn man eine Wiederholung in 10 Sekunden macht, besteht null Verletzungsgefahr, man schont Gelenke und Bänder.«

Was steckt hinter »Langsam, aber hart«?

»Um Fortschritte zu machen, muss man den Körper aus dem Gleichgewicht bringen. Ab und zu an seine Leistungsgrenze gehen. Nur dann passt sich der Körper an: Das nennt man Superkompensationseffekt.«

Ihre Philosophie?

»Alles, was man in Maßen macht, führt dauerhaft zum Erfolg. Mit dem Heavy-Duty-Training holt man sich das maximal Mögliche mit minimalem Aufwand.«

12 Übungen. Die ersten 2 bis 3 Trainingsstunden machen Sie sich erst mit Bizepscurl, Hantelbank, Beinpresse, Seilzug & Co und den Bewegungsabläufen vertraut. Erst dann trainieren Sie mit einem Gewicht.

Der optimale Start

Wählen Sie ein Gewicht, mit dem Sie eine Übung 8- bis 12-mal wiederholen können. Machen Sie nur kurze Pausen, 60 Sekunden bis 2 Minuten genügen. Und dann machen Sie die nächste Übung. Sobald Sie nach einer gewissen Trainingszeit mehr Wiederholungen schaffen, erhöhen Sie das Gewicht um 5 Prozent.

Für die Harten

Irgendwann wollen Sie mehr. Dann starten Sie mit einem Gewicht, das Sie nur 8-mal bewegen können. Das ist anstrengend. Bringt Ihre Muskeln zum Beben. Aber Sie wissen ja: Je langsamer die Übung, je höher das Gewicht, desto effektiver ist der Muskelzuwachs.

Bitte beachten Sie

➤ **Die Sekundenregel:** Heben Sie das Gewicht 4 Sekunden – man spricht von konzentrischer Bewegung. Dann halten Sie das Gewicht auf maximaler Höhe 1 bis 2 Sekunden. Das ist die isometrische Pause. Nun senken Sie das Gewicht binnen 4 Sekunden. Im Bodybuilder-Jargon: die exzentrische Phase.

➤ **Der richtige Puls:** Den Puls jagen Sie kurzfristig relativ weit hoch. Je nachdem, wie fit Sie sind. Zu hoch geht nicht, denn man kann über seine Schmerzgrenze nicht hinausgehen. Der Muskel versagt, bevor der Puls versagt. Und Muskelversagen ist nun mal Voraussetzung für Muskelaufbau.

➤ **Die Pause:** Machen Sie nach jeder Übung 1 bis 3 Minuten Pause, damit sich Ihr Puls wieder regeneriert.

➤ **Atmen Sie gleichmäßig:** Egal, ob Sie sich anspannen oder entspannen. Atmen Sie einfach ruhig weiter – und das bitte nicht vergessen. Sonst schießt der Blutdruck hoch. Und Sie bekommen heftige Kopfschmerzen.

➤ **Und bauen Sie** nach dem Satz leichte Lockerungsübungen ein: beispielsweise Arme und Beine schütteln, etwas herumgehen. Entspanntes, ganz sanftes Dehnen mit gleichmäßigem Ein- und Ausatmen schickt die Milchsäure in die Wüste.

➤ **Abwechslung:** Nach ein paar Wochen sollten Sie das Training verändern, andere Übungen einbauen, die Ihren Muskel etwas anders fordern. Sonst kehrt Routine ein, Langweile, muskuläre Dysbalancen – und das wollen Sie nicht.

Das Heavy-Duty-Prinzip für ganz weit Fortgeschrittene

Sie wählen ein Gewicht (Hantel oder Maschine), das Sie nur 5- bis 6-mal bewegen können, bis nichts mehr weitergeht (Fachjargon: konzentrisches Versagen). Und nun versuchen Sie noch 15 Sekunden lang das Gewicht weiter zu bewegen – glauben Sie mir, nichts ist härter. Die Muskeln brennen. Aber Sie müssen Ihren Muskel weiter belasten, über den Punkt des momentanen Muskelversagens hinaus.

Sie brauchen einen Trainingspartner

Um Ihren Muskel weiter zu belasten, brauchen Sie einen Trainingspartner, der Ihnen bei 2 weiteren Intensivwiederholungen hilft, indem er Sie beim Anspannen unterstützt. Dann hebt er Ihnen 2-mal das Gewicht hoch, damit Sie sich auf 2 weitere Negativwiederholungen konzentrieren können – also das Gewicht noch 2-mal herunterlassen. Sie erinnern sich: Für diese Bewegung haben Sie mehr Kraft.

Der sichtbare Erfolg

Je untrainierter Sie sind, desto schneller machen Sie Fortschritte. Sie spüren zuerst, dass Sie sich jünger, gesünder, tatkräftiger fühlen – aus dem einfachen Grund: Der Körper wird besser durchblutet, und die Hormone tanzen. Und wenn Sie sich richtig ernähren und gut trainieren, stellen Sie nach einigen Wochen fest: Die Muskulatur ist kräftiger und fester. Freilich können Sie sich nicht nach dem Training vor den Spiegel stellen und sehen: »Hui, jetzt spannt der Ärmel.« Als Jugendlicher hat man ja auch nicht abends festgestellt, ob man tagsüber gewachsen ist. Jedes Training bringt Sie einen kleinen Schritt weiter. Binnen eines halben Jahres haben Sie dann auch den Spiegel überzeugt – er zeigt Profil.

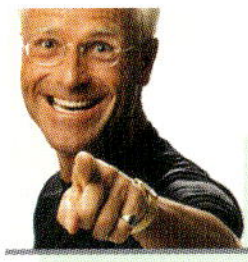

Mein Tipp für Sie

Führen Sie ein Trainingstagebuch

NOTIEREN SIE sich jeden Tag Ihren Ruhepuls, morgens vor dem Aufstehen. Halten Sie alle 2 Wochen Ihr Körpergewicht, Körperumfänge und Körperfettgehalt fest. Und während des Trainings notieren Sie sich immer das Gewicht und die Satzzeit. Nur so können Sie kontrollieren, ob Sie sich verbessern.

Heavy-Duty-Training mit Stephan Dein

Sie wollen Muskeln aufbauen? Eine V-Form, einen Waschbrettbauch, kräftige Beine und einen knackigen Po? Dann legen Sie los. Lassen Sie sich von einem Fitness-Trainer die einzelnen Übungen an den Geräten im Studio zeigen, wenn Sie noch keine Studioerfahrung haben.

1. Aufwärmen

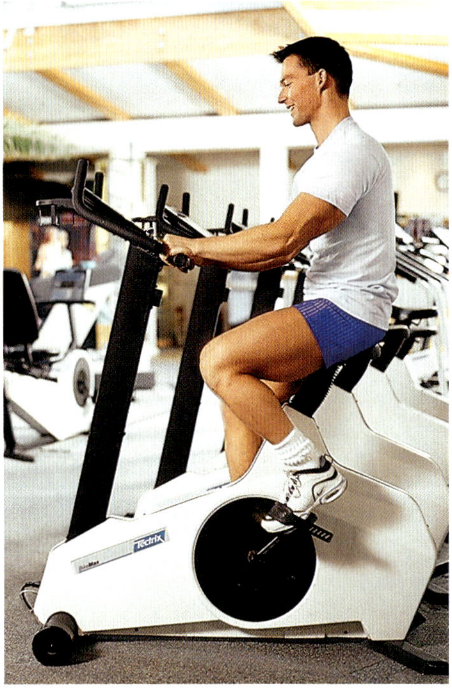

Wärmen Sie sich auf mit 10 bis 15 Minuten auf dem Fahrrad, dem Laufband oder dem Stepper. Bis Ihr Puls bei 120 bis 130 liegt.

2. Das Krafttraining

Stellen Sie die Gewichte so ein, dass Sie maximal 8 (Fortgeschrittene) bis 12 (Anfänger) Wiederholungen schaffen. Lassen Sie sich für jede Wiederholung 10 Sekunden Zeit. Dann machen Sie 1 Minute (Fortgeschrittene) bis 3 (Anfänger) Minuten Pause. Und gehen über zur nächsten Übung. Wichtig: Atmen Sie regelmäßig und trinken Sie viel während des Trainings.

Beine & Po

Die Beinmuskeln sind die wichtigsten, sie bilden die größte Muskelgruppe im Körper und verbrennen am meisten Kalorien.

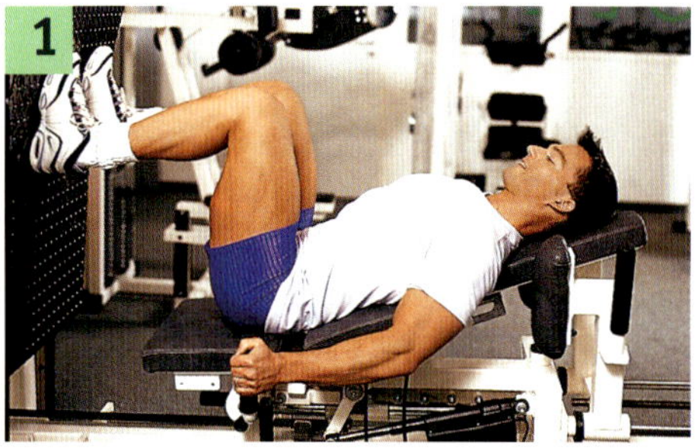

Die Beinpresse
Für starke Beinvorderseite und einen straffen Po. Wer fit ist, kann auch Kniebeugen machen, doch die sind sehr anspruchsvoll.

Der Beincurler
Im Liegen straffen Sie die Beinrückseite.

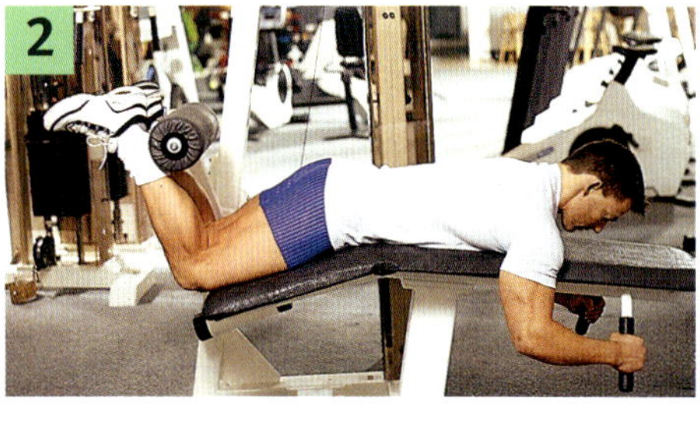

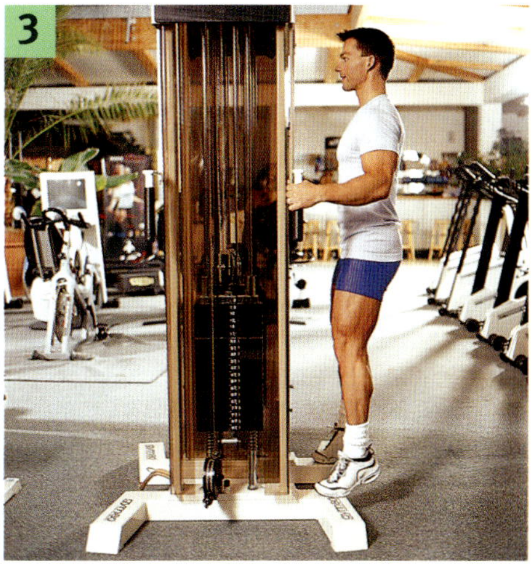

Der Wadenheber
Im Stehen erschöpfen Sie mit dieser Übung Ihre Wadenmuskeln.

Der Oberkörper

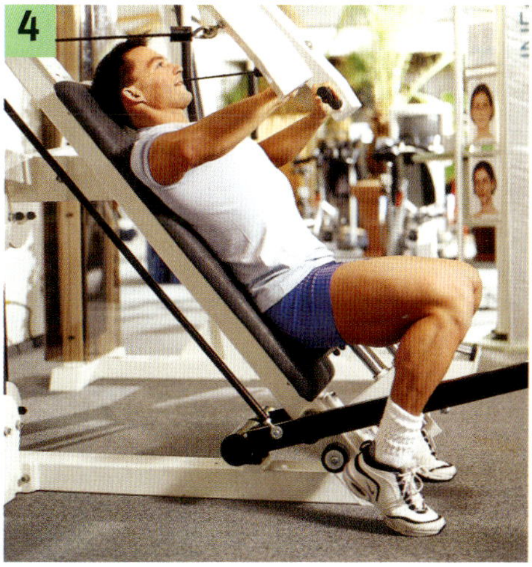

Schrägbankdrücken
An der Maschine oder mit der Langhantel bauen Sie Brustmuskeln auf.
Tipp: Anfänger und Frauen wählen dafür den Butterfly.

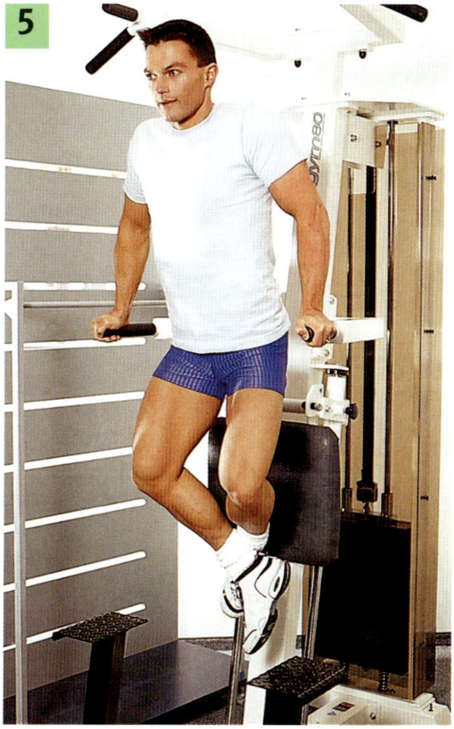

Dipps (Barrenstütz)
Lässt bei Fortgeschrittenen Schultermuskeln, Brustmuskulatur und Trizeps wachsen.

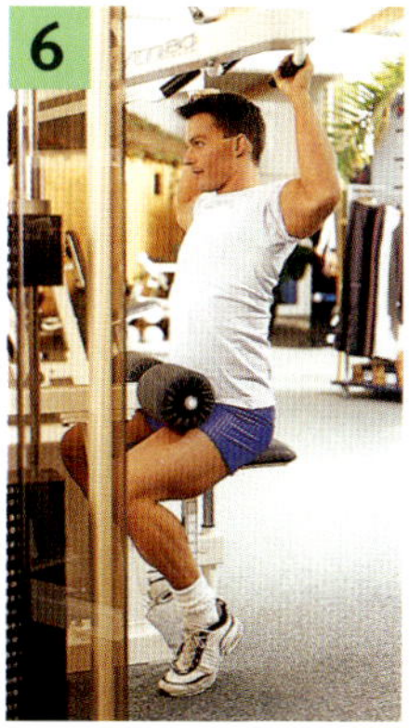

Lat-Ziehen
Sorgt für die beliebte V-Form: einen breiten oberen Rücken und schmale Taille.
Tipp: Fortgeschrittene machen Klimmzüge im Untergriff (die Hand greift von unten).

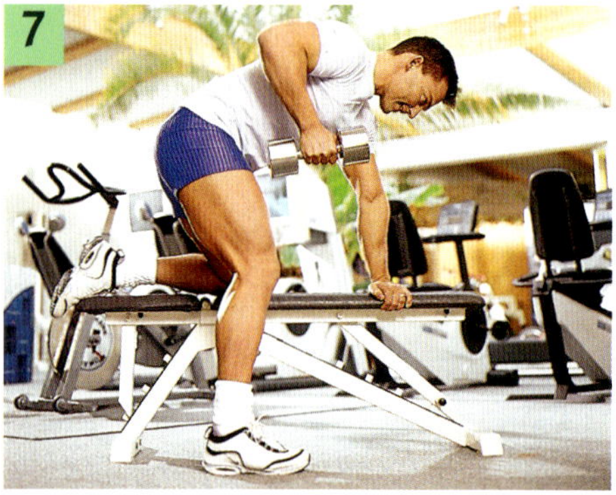

Kurz- oder Langhantelrudern
Mit Freigewichten lassen Fortgeschrittene die Rückenmuskulatur wachsen.
Tipp: Die Rudermaschine ist für Frauenrücken besser geeignet. Dann kann man sich mehr auf die Muskulatur konzentrieren.

Hyperextension (Rückenstrecker)
Das ist die wichtigste Übung, nämlich für den unteren Rücken. 90 Prozent aller Menschen haben im Lendenbereich eine zu schwache Muskulatur.

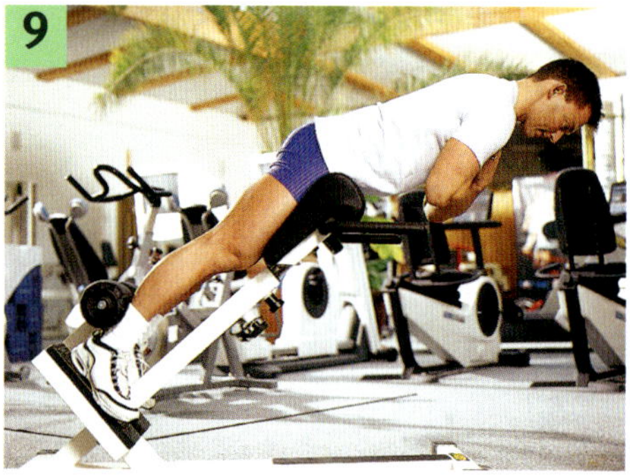

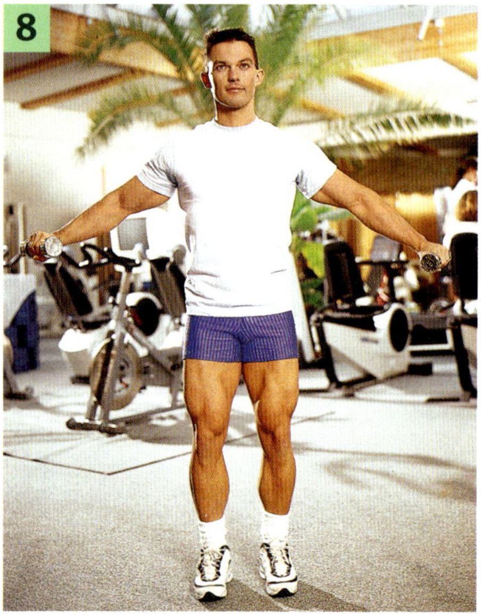

Seitenheben mit der Kurzhantel
So trainieren Fortgeschrittene ihre Schultermuskulatur. Anfänger gehen an die Schultermaschine.

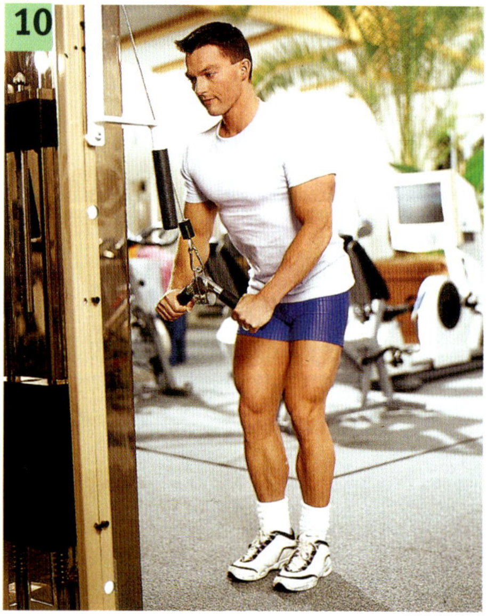

Push-down, Trizepsdrücken am Kabelzug
Das strafft die hintere Oberarmmuskulatur.
Tipp: Der Trizeps wird beim Schrägbankdrücken oder bei Dipps schon mittrainiert.

Die Arme

11

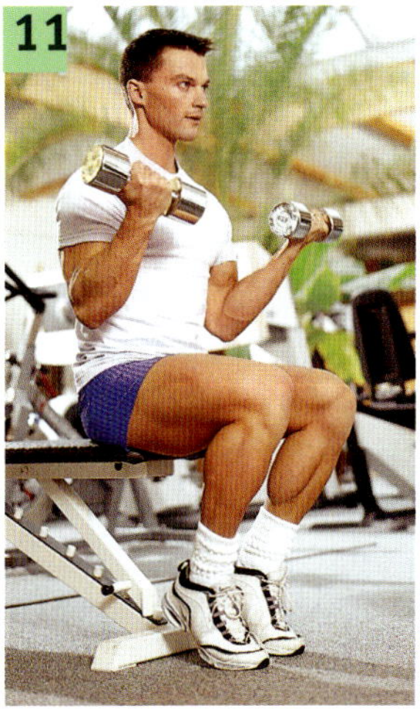

Kurzhantelcurls
Im Sitzen trainieren die Hanteln im Beugen die Bizepse.

Der Bauch

12

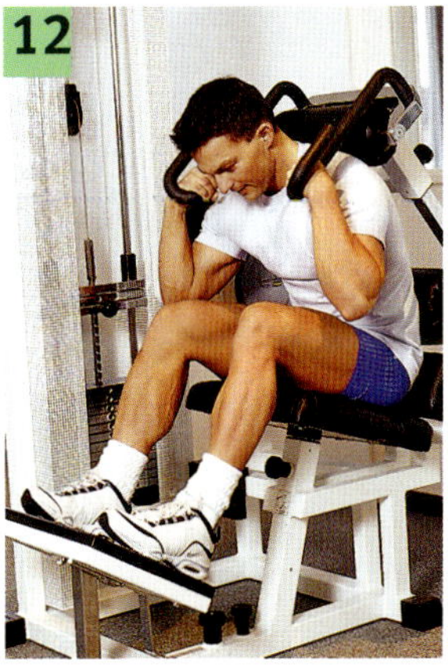

Bauchgeräte
Damit profilieren Sie die verschiedenen Bauchmuskeln. Oder Sie machen stattdessen Crunches, wie auf Seite 115 beschrieben.

3. Das Dehnen

Dehnen Sie jeden Muskel, den Sie beanspruchen, nach dem Training. Und wenn es Ihnen gut tut, können Sie das auch gleich nach der Übung in der Pause machen. Fühlen Sie sich in Ihren Körper hinein.

➤ INFO

Was Sie noch wissen sollten

♦ **Die Kraft liegt in der Variation:** Es gibt mehrere Maschinen für jeden Muskel. Nach 4 Wochen sollten Sie Abwechslung ins Training bringen. Maschinen erleichtern die Ausführung vieler Übungen. Doch ab einem gewissen Niveau sollten Sie zusätzlich freie Übungen mit Kurz- und Langhanteln einbauen.

♦ **Sie wollen Fett verbrennen?** Dann hängen Sie noch 30 Minuten Joggen, Fahrradergometer oder Steppen an Ihr Krafttraining an. Bei einem Puls von 120 bis 130. Diese Zeit ist ideal, weil sich Ihre Glykogendepots durch das intensive Training geleert haben. Und der Körper nun Fett verbrennt. Wichtig: Ihr Puls darf 130 nicht überschreiten.

♦ **Die Ernährung:** 6 bis 7 kleine ausgewogene Mahlzeiten über den Tag verteilt, mit 2300 Kalorien. Sehr viel Obst, Gemüse, Vollkornbrot, Vollkornreis und -spaghetti, Kartoffeln und Müsli füllen Ihre Glykogenspeicher – den schnellen Energietank für die Muskeln – auf. Für den Muskelaufbau greifen Sie zu Eiweiß aus fettarmem Fisch, Geflügel, mageren Milchprodukten und Eiweißpulver. 3 Esslöffel Olivenöl und 1 Esslöffel Leinsamenöl decken Ihren täglichen Fettbedarf. Und trinken Sie täglich 4 bis 5 Liter natriumarmes Mineralwasser, das viel Magnesium enthält.

Sie wollen keine Muskeln? Aber einen tollen straffen Körper mit einer schön definierten Muskulatur, ohne Cellulite, ohne Fett? Um Lebensfreude, Kraft und Energie zu entwickeln, müssen Sie nicht den Muskel verdicken. Steigen Sie ein in den Fitness-Express. Ab ins Studio zum Ganzkörpertraining. Durch die Übungen führt Sie Carmen Westenbaum vom Frauen-Fitness-Studio Holly's in Gräfelfing bei München: »Zur schönen Figur verhilft ein leichtes Kraftausdauertraining. Mit mehr Wiederholungen (etwa 15) und kleinen Gewichten. Es reichen 1 bis 2 Sätze. Der Muskel gewöhnt sich an die Belastung, deswegen sollten Sie alle 6 Monate den Trainingsplan umstellen – Wiederholungszahl, Sätze, Übungen oder Gewicht ändern.«

1. Aufwärmen

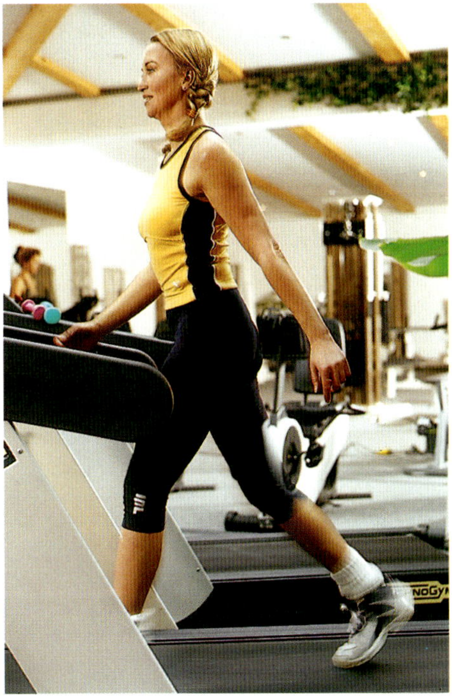

Trainieren Sie 10 bis 15 Minuten locker und leicht auf dem Fahrrad, auf dem Laufband oder auf dem Stepper. Anschließend dehnen Sie die Muskeln kurz, indem Sie sich strecken und räkeln. Wer abnehmen will, verlängert das Aufwärmtraining zu einer halben Stunde Fettverbrennungstraining. Der Puls liegt dann etwa bei 120 bis 130 Schlägen pro Minute.

2. Das Kraftausdauertraining

Stellen Sie das Gerät immer so ein, dass nach 15 Wiederholungen Ihr Muskel austrainiert ist. Er darf auch leicht brennen. Dann machen Sie ca. 1 Minute Pause und dann noch einen Satz. Wichtig: bei der Anstrengung ausatmen. Und trinken Sie viel während des Trainings. Die Trainingsregeln ab Seite 57 gelten auch für das Fitness-Studio.

Die Beine

Trainieren Sie an Adduktions- und Abduktionsmaschine sowie an der Beinpresse Fett und Cellulite für den Minirock weg.

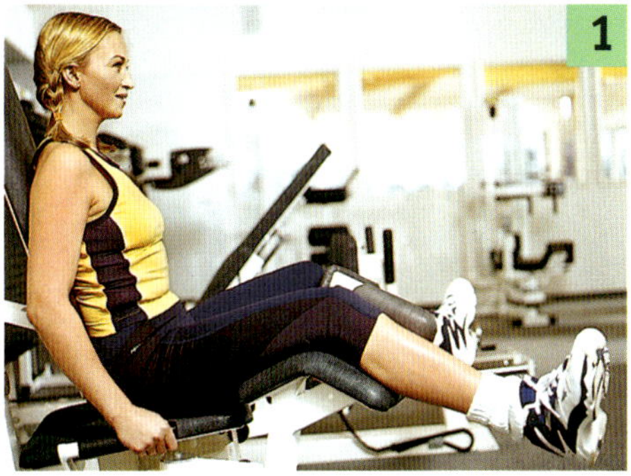

Adduktionsmaschine
Sie strafft den Innenschenkel. 2 Sätze, dann ist der Gegenspieler dran.

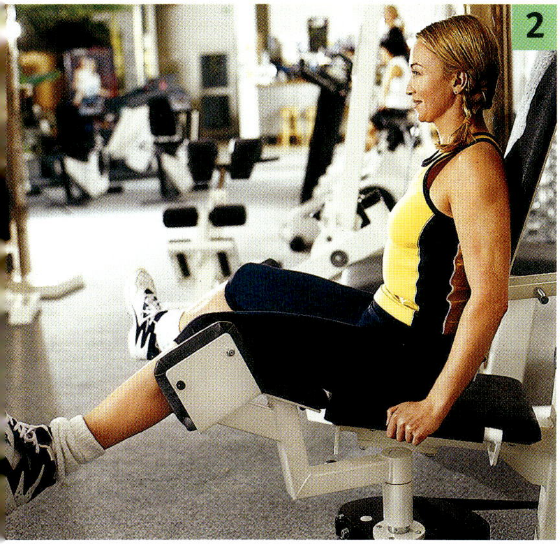

Abduktionsmaschine
Hier werden Außenschenkel und seitliche Pomuskulatur (die kleinen Glutäen) trainiert.

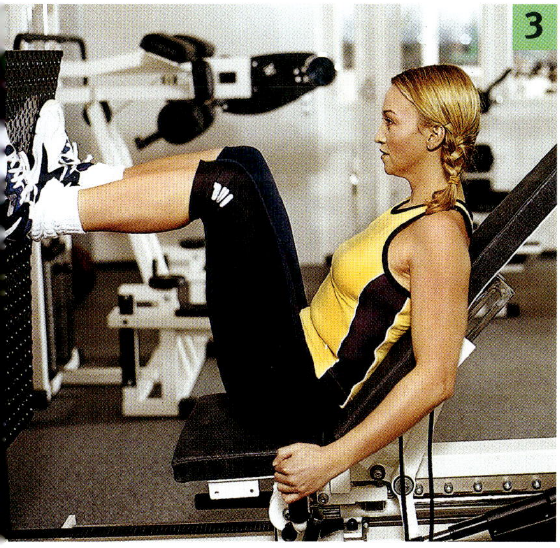

Beinpresse
Sie formt die Schenkel vorne, hinten und den Po.

Der Bauch

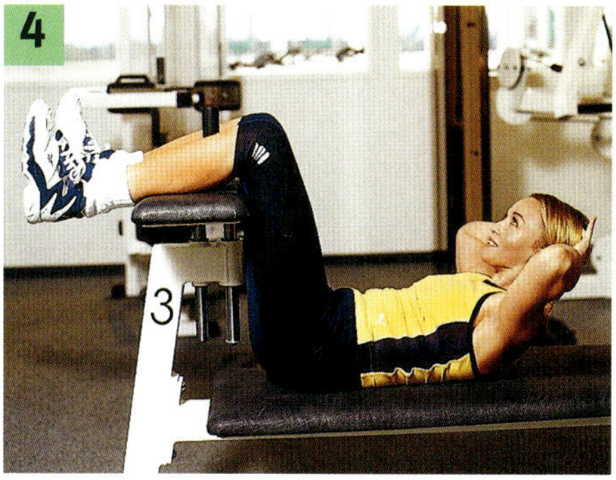

Crunch-Bank
Rückenlage, Hände an den Kopf, Gesicht zur Decke, Bauchmuskulatur anspannen und dann die Schultern wenige Zentimeter anheben. Und zurück, aber nicht mit Schwung arbeiten oder den Oberkörper ablegen. Es darf nur die Bauchmuskulatur arbeiten. 10- bis 20-mal, bis der Muskel brennt.

Die Brust

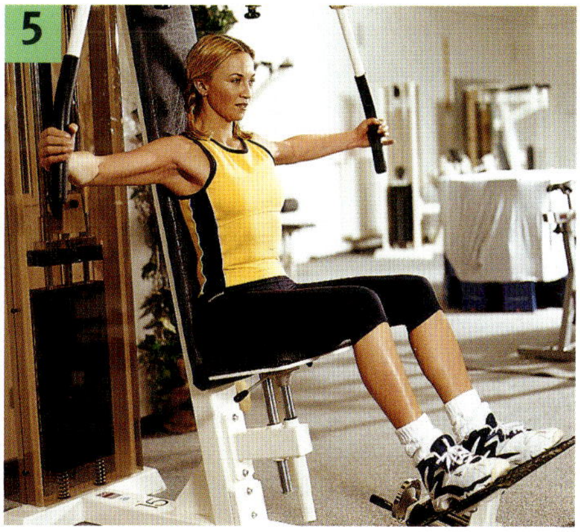

Butterfly
Während Sie die Griffe nach vorne und zurück ziehen, entstehen ein schönes Dekolleté und eine starke Brustmuskulatur – contra Hängebusen!

Der Rücken

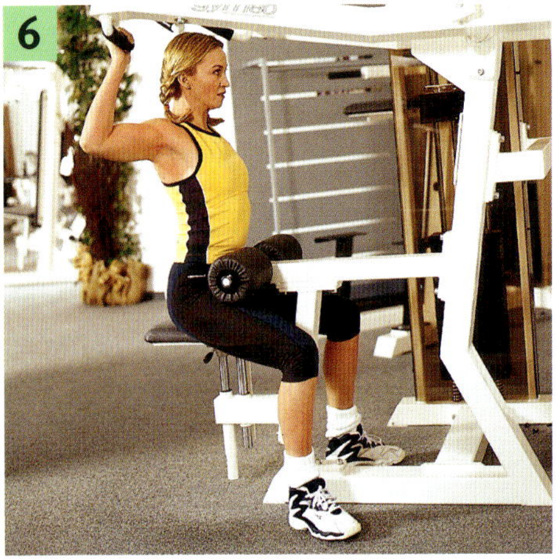

Der Lat-Zug
Den Latissimus, den oberen Rückenmuskel, trainieren Sie, indem Sie mit den Händen die Querstange fassen, langsam in den Nacken ziehen und die Bewegung ebenso langsam wieder zurückführen. Muskulatur unter Spannung halten!

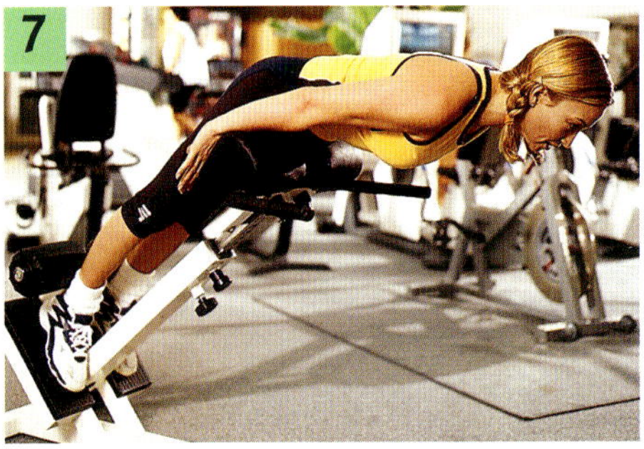

Hyperextension
Hier bauen Sie Muskelkraft im Lendenwirbelbereich und den ganzen Rückenstrecker auf, indem Sie mit Ihrem eigenen Gewicht arbeiten. Oberkörper mit geradem Rücken langsam nach unten und zurück bewegen – kein Hohlkreuz! Durch die statische Haltearbeit trainieren Sie Beinbizeps und Po mit.

Die Oberarme

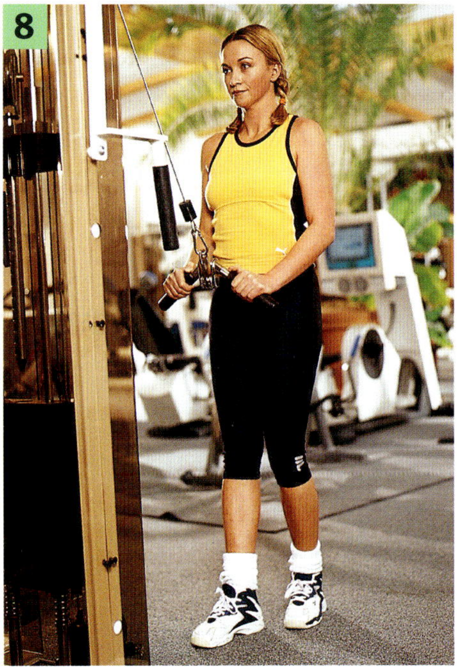

Mehr-Stationen-Turm: Die Trizeps-Stange
Oberarme fest am Körper, kurze Stange mit beiden Händen nach unten drücken. Die Bewegung geht vom Ellbogengelenk aus und wieder zurück. Das strafft die hinteren Oberarme für das Spaghettiträger-Kleid.

Die Kurzhanteln
Der Bizeps wird trainiert, indem Sie mit der Hantel in der Hand den Unterarm beugen und strecken. Den Oberarm zur Unterstützung an den Körper drücken.
Bei beiden Übungen stellen Sie sich am besten in den Ausfallschritt, Bauch und Po anspannen und nicht ins Hohlkreuz fallen.

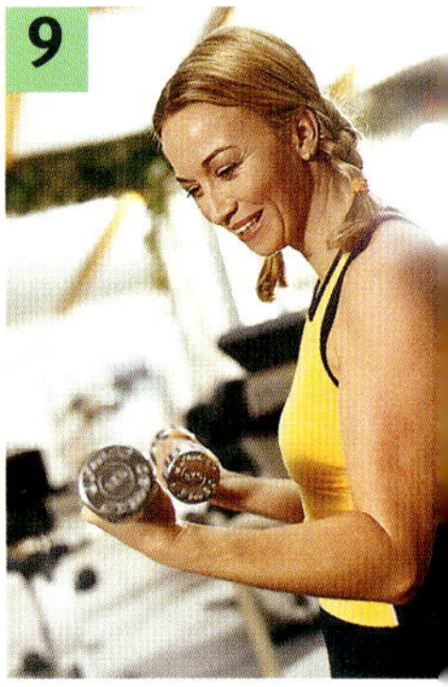

3. Dehnen

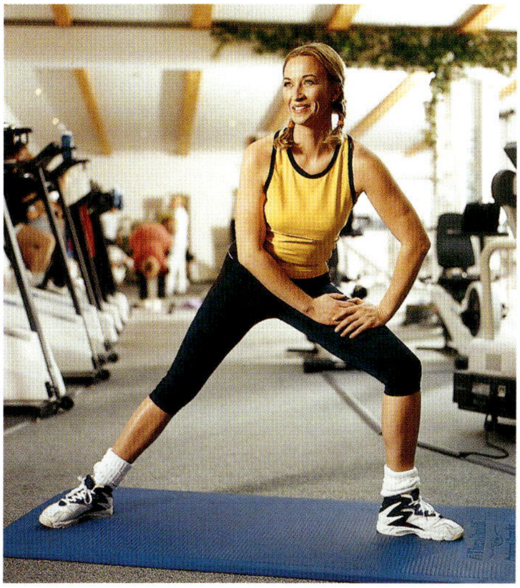

All die Muskeln, die Sie während des Trainings angespannt haben, sollten Sie nun leicht dehnen. Wer Lust hat, geht in eine Stretching-Stunde. In der Gruppe macht das mehr Spaß.

4. Cool-down

Nun noch ein paar Minuten abkühlen auf dem Fahrradergometer, dem Laufband oder dem Stepper.

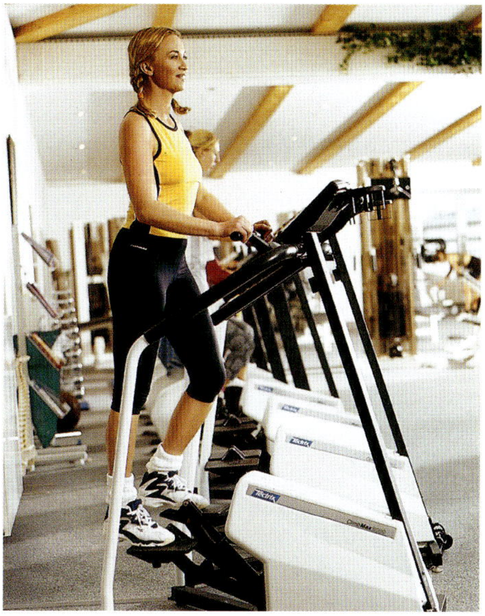

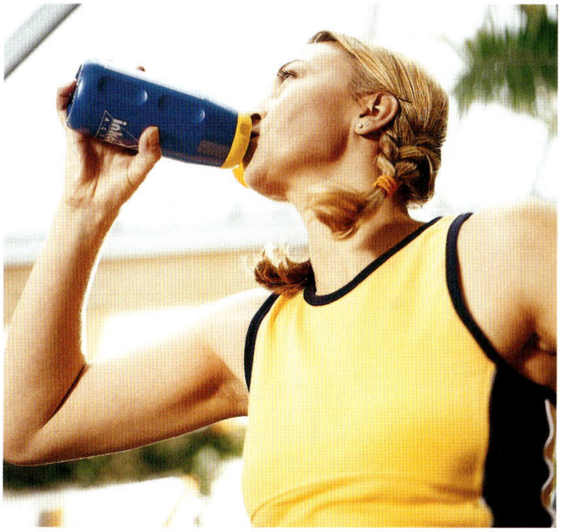

5. Entspannen

Gönnen Sie Ihren Muskeln eine Massage (1 Stunde etwa 80 Mark). Auch Wärme tut Ihren Muskeln gut – beugt Muskelkater vor. Wenn Sie Lust auf die Sauna haben, nur zu. Wenn Sie aber viel geschwitzt haben und der Kreislauf nicht ganz auf der Höhe ist, sollten Sie viel trinken. Wichtig: Nur einen Saunagang machen und am besten auf die unterste Stufe setzen.

Die 9 besten **TIPPS**

SO ENTSPANNEN SIE IHRE MUSKELN

➤ 1. MUSKELN MÖGEN MASSAGEN

Heilende Hände entsorgen nach dem Muskeltraining alle Stoffwechselschlacken über Blut- und Lymphbahnen. Ein guter Masseur ortet schon nach einigen Griffen verspannte Muskeln – und löst Muskelknoten zum Beispiel durch Streichen, Reiben, Kneten oder Klopfen. Da sagen nicht nur Ihre Muskeln »Danke«: Das kurbelt die Durchblutung an, transportiert Stoffwechselmüll schneller ab und verjüngt die Haut. Im Fitness-Studio gibt's die Ganzkörpermassage für 80 Mark. Kein Masseur greifbar? Dann schnappen Sie sich den Massage-Igel. Und rollen Sie selbst.

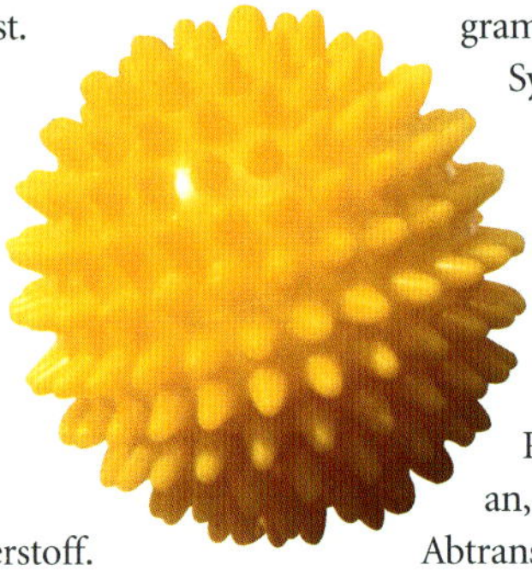

➤ 2. ATMEN SIE SICH STARK

Intensives Training raubt Energie. Warum? Weil der Powerlieferant ATP im Muskel erschöpft ist. Damit der Körper wieder Kraft gewinnt, den ATP-Vorrat aufstockt, braucht er Sauerstoff. Also: Trainieren Sie Ihren wichtigsten Atemmuskel, das Zwerchfell. Atmen Sie durch die Nase ein, bis tief in den Bauch hinein. Die Auf-und-ab-Bewegungen des Zwerchfells wirken wie eine innere Massage auf Herz, Lunge, Magen und Darm, der Kreislauf kommt auf Touren, die Durchblutung verbessert sich. Aus Fettvorräten wird ATP aufgebaut. Und: Sie gewinnen ohne Anstrengung Energie.

➤ 3. 2-MAL DIE WOCHE: SAUNA

Ein Saunagang unterstützt die Müllabfuhr Ihres Körpers: Mit jedem Tropfen Schweiß entsorgt Ihr Organismus »Bauschutt«, der bei Auf- und Umbauarbeiten im Körper angefallen ist. Etwa, wenn entzündete Muskelfäserchen repariert werden. Wichtig: Nie vor dem Training in die Sauna gehen, das macht müde. Aber auch nicht direkt danach. Das macht den Kreislauf fertig – und tut auch den Muskeln nicht gut. Besser: 30 Minuten warten. Wer viel geschwitzt hat, setzt sich auf die untere Bank – das schont den Kreislauf.

➤ 4. DUFTE ENTSPANNUNG

Ätherische Öle tauchen einen binnen weniger Minuten in ein Rundum-Wohlfühlprogramm. Sie funken dem limbischen System, der Emotionszentrale im Gehirn, das Signal: »Mir geht's gut« – das entspannt vom großen Zeh bis zum Scheitel. Ideal nach dem Sport sind Bäder mit einem Mix ätherischer Öle. Eukalyptus und Kiefer lockern Verspannungen, Rosmarin kurbelt den Stoffwechsel an, lindert Entzündungen, hilft beim Abtransport von Schlackenstoffen – macht müde Sportler wieder munter.

➤ 5. MUSKELN MÖGEN'S SCHWERELOS

Entspannung pur. Ideal nach dem Training. Abtauchen und sich faul der Wasserkraft überlassen. Während Sie Ihre Bahnen ziehen, arbeitet Ihr körpereigenes Schlackenentsorgungssystem: Der Lymphfluss wird angeregt, die Durchblutung – und damit die Nährstoffversorgung der Zellen – läuft auf Hochtouren. Der Widerstand des Wassers massiert jede Muskelfaser.

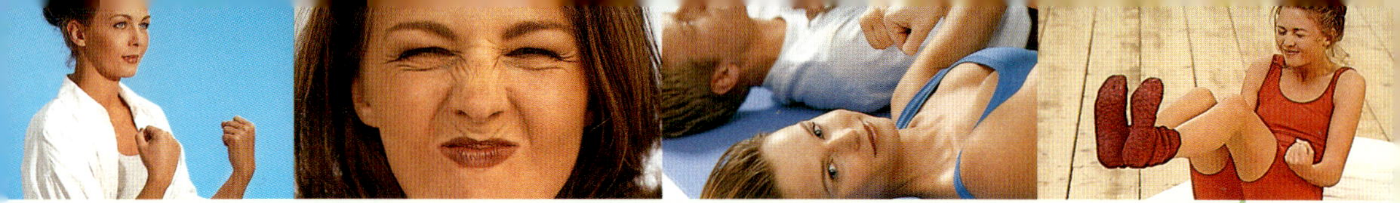

Mit der progressiven Muskelentspannung trainieren und entspannen Sie Ihre Muskeln gleichzeitig.

➤ 6. Atmen Sie sich ruhig

In der Regel atmen Sie 16-mal pro Minute. Das reduzieren Sie nun 5 Minuten lang auf 4-mal pro Minute. Setzen Sie sich ruhig und ganz locker auf einen Stuhl, nehmen Sie die Arme auf den Schoß, legen Sie eine Uhr neben sich. Nun atmen Sie tief ein und ganz lange und tief aus. Nehmen Sie sich 15 Sekunden Zeit dafür. Dann wieder: Einatmen und lange ausatmen. Einatmen und lange ausatmen. Einatmen und lange ausatmen. Was passiert? Ihr Kalziumspiegel steigt an. Und dieser macht Sie unangreifbar, ruhig, entspannt. Diese Entspannungsübung sollten Sie immer dann anwenden, wenn Sie etwas Stressiges vor sich haben. Wenn Sie Herr einer Situation sein wollen, wenn andere sich noch aufregen.

➤ 7. Ausatmen – und Schultern fallen lassen

Wetten, Sie sitzen gerade völlig verspannt da. Dagegen gibt es einen unglaublich einfachen, aber wirkungsvollen Trick aus der Physiotherapie. Probieren Sie es doch gleich mal aus: Lassen Sie einfach die Schultern fallen. Und klick, klick, klick ... jeder Muskel des Körpers entspannt sich, bis zum großen Zeh hinunter. Stimmt's? Indem Sie bewusst Ihre Nacken- und Schultermuskeln locker lassen, tanken Sie 100-prozentige Entspannung. Fühlen Sie, wie Erleichterung durch Ihren Körper strömt? Und wenn Sie nun gleichzeitig ausatmen, haben Sie ein Anti-Stress-Rezept fürs Leben. Immer wenn Sie etwas erschreckt oder stresst: Ausatmen und Schultern fallen lassen.

➤ 8. Fitness für Faule

Was Profis tun, kann Freizeitsportlern nicht schaden: die Elektrische Muskelstimulation (EMS). Leistungssportler erholen sich und bauen nach einer Verletzung Muskeln auf, mit Hilfe von Leichtstrom. Elektroden pappen auf dem Muskel, regen ihn – wie ein Fitness-Training – zur Kontraktion an. Man liegt gemütlich auf der Wohnzimmercouch, während Stoffwechselschlacken das Weite suchen und die Muskeln wachsen. Die Geräte gibt's ab 1000 Mark. Oder man geht zum Physiotherapeuten.

➤ 9. Progressive Muskelentspannung

Lernen Sie von Kopf bis Fuß, Ihre Muskeln zu entspannen und gleichzeitig aktiv zu trainieren. So geht's: Hinlegen oder hinsetzen. Nun einzelne Muskelgruppen jeweils 5 bis 7 Sekunden anspannen, dann 20 Sekunden entspannen, und dann noch einmal. Also: Rechte Faust machen, Unterarm anspannen • Oberarm auf Brustkorb drücken • Linke Faust machen, Unterarm anspannen • Oberarm auf Brustkorb drücken • Augenbrauen nach oben ziehen • Nase rümpfen, Augen zukneifen • Mundwinkel nach unten ziehen, Zähne zusammenbeißen • Doppelkinn machen, zur Brust ziehen • Schultern nach hinten unten drücken • Bauchmuskeln anspannen, Lendenwirbelsäule runterdrücken • Rechten Oberschenkel anspannen, Bein leicht anheben • Fußspitzen Richtung Nase ziehen • Fuß abheben, nach vorne strecken und nach innen Richtung Boden drücken • Das Gleiche mit dem linken Bein wiederholen.

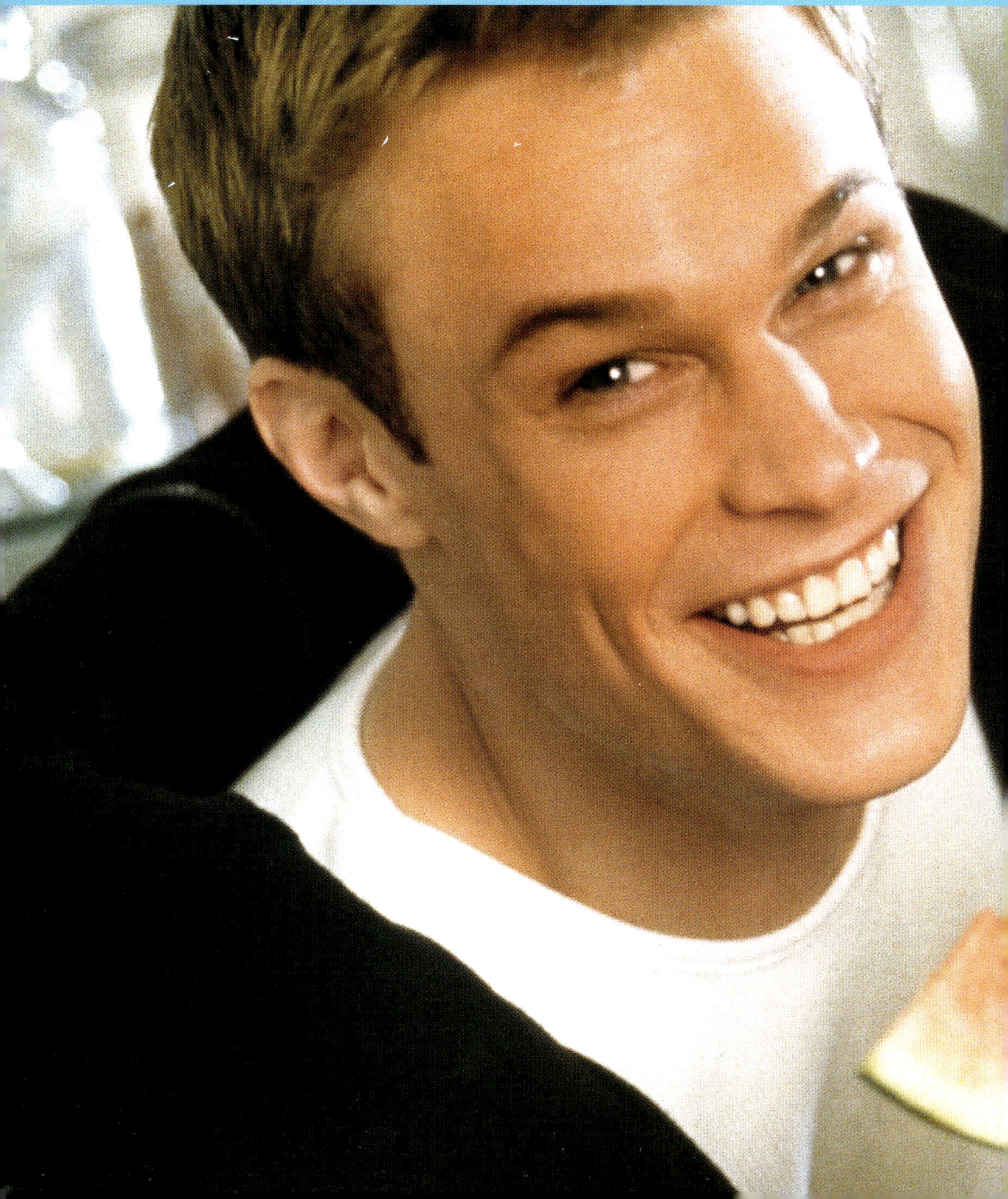

Optimale Muskel-*pflege*

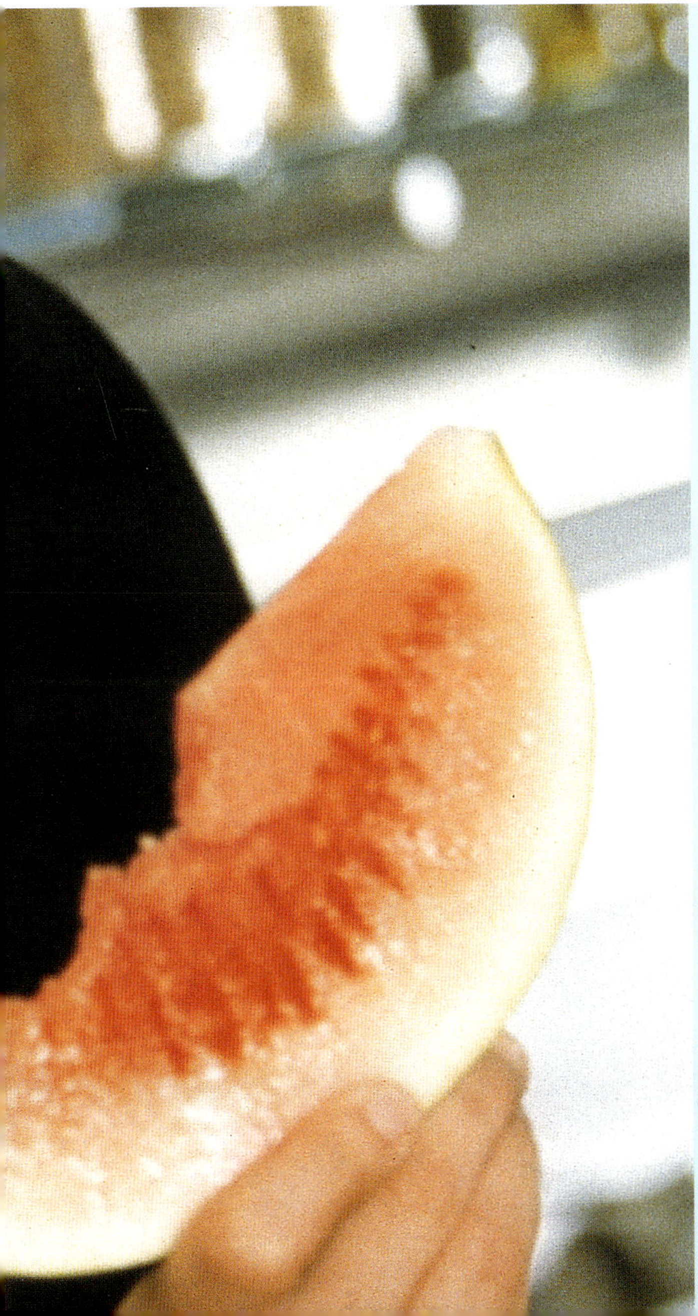

Und nun müssen Sie nur noch wissen, wie Sie sich Muskeln anessen, welche Entspannung Ihr Forever-young-Organ verdient und wie Sie den Muskelkater verjagen. Ab Seite 123 können Sie sich ein paar Ideen für Fitness-Snacks holen, die Eiweiß für den Muskelaufbau liefern und Kohlenhydrate für die hungrigen Zellen nach dem Training. Ebenso finden Sie in diesem Kapitel Doping der erlaubten Art und als kleines Schmankerl zum Schluss einen Chat mit Olympiasieger Stephan Vuckovic.

Das richtige Muskelfutter

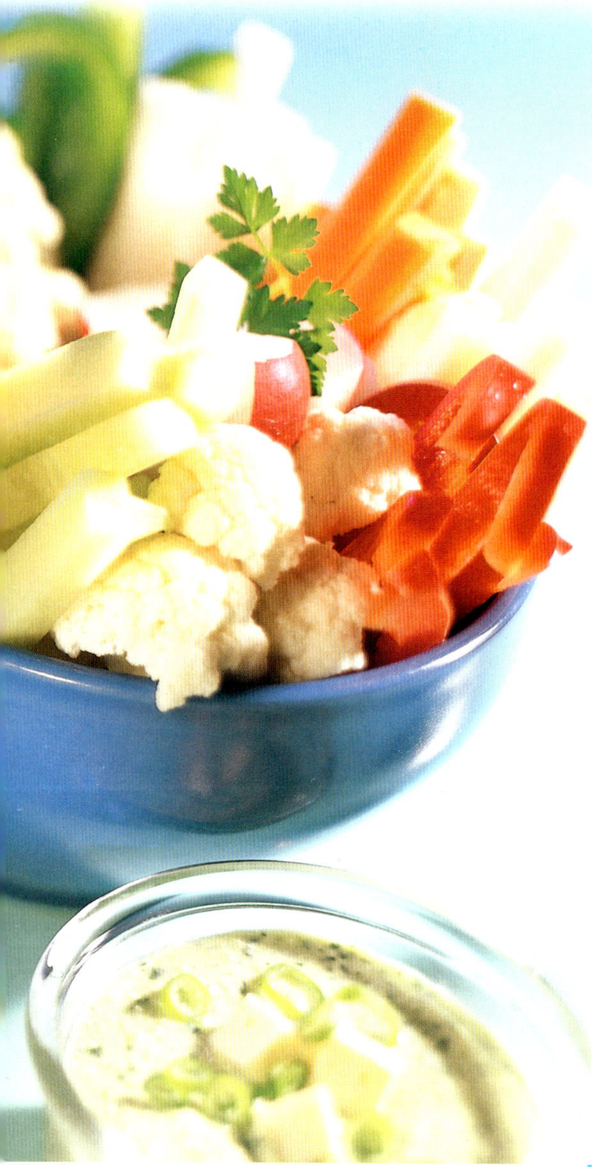

Essen Sie Leben! Das bedeutet: Beginnen Sie den Tag mit einer Schüssel voll Obst und essen Sie täglich Salat und Rohkost.

Essen Sie Leben!

»Zäh«, hat er gedacht, der Steinzeitmensch. Das Fleisch ist zäh. Scheußlich. Aber Hunger hat er gehabt. Und so ist er weitergetrabt, immer hinter seiner Beute her, dem Wisent. Stundenlang. Bis der Wisent erschöpft war und aufgab. Endlich zur Beute wurde. Dabei ist etwas passiert im Gehirn des Steinzeitmenschen. Wenn man lange locker lächelnd leicht läuft, wird ACTH freigesetzt. Sie erinnern sich: Das Kreativitätshormon, das uns plötzliche, intuitive Lösungen verschafft. Aha-Erlebnisse. »So wird's gemacht, dass ich da nicht gleich drauf gekommen bin.« Und so ist dem Steinzeitmenschen die Erleuchtung gekommen: »Heiß machen macht weich.«

Das Steak, den Saftbraten – das verdanken wir also den langsamen, lächelnden Läufern unter den Steinzeitmenschen, denen, die den Segen des ACTH erfahren haben. Natürlich haben sie nicht daran gedacht, dass ihre Nachkommen irgendwann das Laufen einstellen – und die ACTH-Bildung versiegt. Und sie dann alles totkochen.

Zur Hälfte Obst und Gemüse

Wenn Sie nun Ihren Muskel bewegen, ACTH tanken, dann wissen Sie: Essen Sie Ihr Steak so häufig wie der Steinzeitmensch. 2-mal die Woche. Genießen Sie es. Und essen Sie, so häufig wie er, Leben. Obst, Gemüse, Fisch in seiner rohen Form. Ihre Ahnen haben nämlich nicht alles totgekocht. Nur den zähen Wisent. Essen Sie künftig 50 Prozent Leben, starten Sie den Tag mit einer großen Schüssel voll Obstsalat, reiben Sie ein paar Nüsse darüber – und essen Sie Gemüse, Gemüse, Gemüse. Dann tanken Sie Kraft in Form von Vitalstoffen. Und glauben Sie mir: Ohne Leben, ohne Vitalstoffe kein Muskelaufbau.

> **TIPP**
>
> ### *Essen Sie gemischtes Eiweiß*
>
> ALSO TIERISCHES und pflanzliches gemischt: Quark mit Kartoffeln, Fisch mit Hülsenfrüchten, Ei mit Reis. Bei diesen Kombinationen liegt die biologische Wertigkeit bei 100 Prozent und mehr. Wenn Sie nur eine Eiweißsorte zu sich nehmen, beträgt sie nur 80 oder 60 oder 40 Prozent. Das heißt, Sie müssen doppelt so viel essen, um genauso viel Muskeln aufzubauen.

Essen Sie Eiweiß

Wenn man einmal verstanden hat, dass Schönheit von innen kommt, dass straffe, glatte Haut nicht durch Cremes und Wässerchen erzeugt wird, sondern dass der schwellende Muskel von innen her die Haut strafft und den Menschen jünger macht. Dann will man Muskeln. Und die wachsen nur, wenn man Eiweiß isst.
Der Muskel besteht nicht aus Kohlenhydraten, er besteht nicht aus Fett. Er besteht aus Eiweiß. Essen Sie also Eiweiß. Nur das tun Sie kaum. Weil Sie irgendwann einmal gehört haben: Zu viel Eiweiß ist gefährlich. Zu viel Eiweiß ist nur gefährlich, wenn Sie unter Eiweiß Braten, Steak, Wurst, also rotes Fleisch verstehen. Rotes Fleisch liefert Fett, Arachidonsäure, Purine, Cholesterin – Grundlagen für Herzinfarkt und Gicht. Hinzu kommt, dass Sie Eiweiß in Verbindung mit Fett essen. Sie müssen es aber ohne Fett essen, damit es als schneller Wachstumsimpuls in Ihr Blut einströmt.

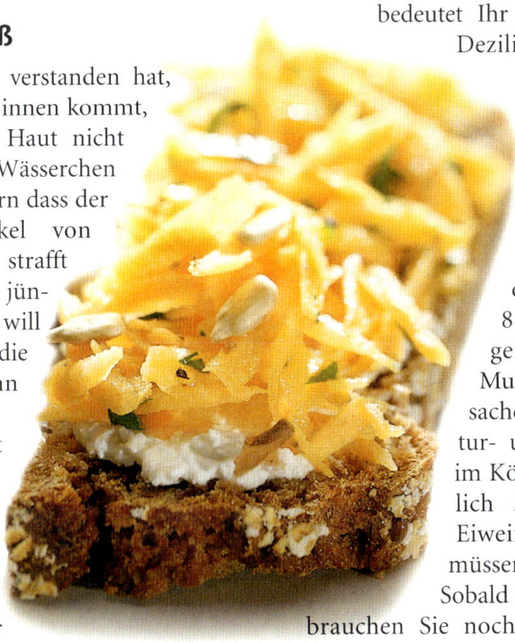

Essen Sie Eiweiß – ohne Fett
Eiweiß steckt nicht nur im Braten, sondern auch in mageren Milchprodukten (Buttermilch, Hüttenkäse, Kefir, Magerjoghurt und -milch, Magerquark), Geflügel (Hähnchen, Pute), Pilzen, Getreide und Hülsenfrüchten – wertvollstes Eiweiß finden Sie in Fisch. Den können Sie ruhig 5-mal die Woche genießen. Nur von den wertvollen Eiweißquellen essen die meisten »Zivilisierten« zu wenig. Das kann man im Blut messen. Das bedeutet Ihr Ergebnis: 8 Gramm/Deziliter fühlen Sie sich wohl, sind aktiv, bei 7 Gramm/Deziliter geht es Ihnen ganz gut, und bei 6 Gramm/Deziliter sind Sie schlapp, ohne Energie. Nur wenn der Eiweißspiegel bei 8 liegt, haben Sie genügend Stoff, um auch Muskeln aufzubauen. Tatsache ist: Bei den Reparatur- und Umbauvorgängen im Körper gehen Ihnen täglich 50 bis 100 Gramm Eiweiß verloren. Und die müssen nachgefüllt werden. Sobald Sie Muskeln aufbauen, brauchen Sie noch eine Portion drauf. Wenn Sie 1 Kilo Muskeln aufbauen wollen, müssen Sie 1 bis 2 Kilo pures Eiweiß essen.

Essen Sie alle 4 Stunden Eiweiß
Nun können Sie nicht 1 Kilo Eiweiß essen – das schafft Ihre Niere nicht. Sie verträgt alle 4 Stunden 20 bis 40 Gramm – je nachdem, wie intensiv Sie trainieren.

So kommen Sie an Ihr Eiweiß
20 g Eiweiß stecken in 3 Hühnereiern, etwa 100 g Fleisch, Fisch, Meeresfrüchten oder Geflügel, in 0,6 l Buttermilch, 600 g Joghurt oder 0,6 l Milch, 150 g Frischkäse, 70 g Schnittkäse, 250 g Tofu, 160 g Haferflocken, 70 g Leinsamen, 80 g Sonnenblumenkernen, 270 g Naturreis, 350 g Erbsen, 1 kg Kartoffeln, 400 g Kohl. Es ist also gar nicht so leicht, an genug Eiweiß zu kommen. Und alle 4 Stunden kochen – können Sie nicht, wollen Sie nicht? Die Lösung: Shaken Sie sich einen Eiweißdrink – und essen Sie Obst dazu. Ein gutes Eiweißkonzentrat ist unkompliziert, enthält kein Fett und liefert wertvollen Muskelstoff immer dann, wenn Sie ihn brauchen, wie kurz nach dem Training.

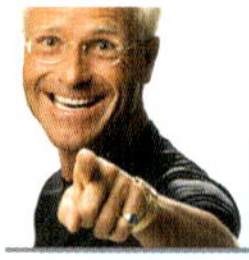

Mein Tipp für Sie

Tanken Sie Vitalstoffe für Ihre Fitness

Lassen Sie sich vom Arzt einmal Ihre Frohwerte bestimmen. Hormone, Eiweiß und Vitalstoffe. Und dann füllen Sie gezielt die leeren Tanks auf. Dieser Vitalstoffmix steuert Sie in Richtung Fitness:

10 – 40	Milligramm Vitamin B_1
10 – 40	Milligramm Vitamin B_2
150	Milligramm Vitamin B_3
10 – 40	Milligramm Vitamin B_6
10	Mikrogramm Vitamin B_{12}
5	Milligramm Beta-Carotin*
bis zu 3	Gramm Vitamin C
400	Milligramm Vitamin E
800	Mikrogramm Folsäure
25 – 50	Milligramm Eisen
1,5	Gramm Kalzium
bis zu 4	Gramm Kaliumsalz
300 – 600	Milligramm Magnesium
800	Milligramm Phosphor
200	Mikrogramm Chrom
200	Mikrogramm Jod
2 – 5	Milligramm Mangan
200	Mikrogramm Selen
25 – 50	Milligramm Zink

*gemischt mit anderen Carotinoiden

Der Muskel braucht B-Vitamine

Wenn Sie nun Eiweiß gegessen haben, sind all seine Einzelbausteine, die Aminosäuren, im Blut. Und die müssen noch in Muskeln umgewandelt werden. Dazu braucht der Körper das Vitamin B_6 (Pyridoxin). Denn von ganz alleine verknüpfen sich Aminosäuren nicht zu solch großartigen Eiweißbauten wie Elefanten, Adlern, Menschen. In jeder unserer 70 Billionen Zellen stecken kleine Eiweißfabriken, die Ribosomen, die alle 30 Sekunden ein fertiges Protein zaubern. Und jedes einzelne Ribosom braucht Vitamin B_6. Auch damit es Muskelzellen baut. Viele Menschen stopfen sich mit Eiweiß voll und leiden trotzdem unter Eiweißmangel, weil ihnen das Vitamin B_6 fehlt. Die Folge: schnelles Altern. Das Immunsystem versagt, geistige Kräfte lassen nach, das Herz wird krank, Infektionen nehmen zu, sogar Krebs.

Wie kommt man an Vitamin B_6?
Es steckt in Geflügel, Fisch, Vollkornprodukten, Gemüse, Nüssen und in der Kapsel vom Apotheker. Die Gruppe der B-Vitamine ist die wichtigste für Sportler. Und ein Mangel taucht häufig auf. Hauptgrund: raffinierte Produkte statt Vollkorn. Kantinenessen und Fast Food statt Nahrungsmittel, die leben. Machen Sie Ihre Muskelzelle happy: Tauschen Sie Baguette gegen Vollkorn, polierten Reis gegen Naturreis, und probieren Sie ruhig mal Vollkornnudeln aus.

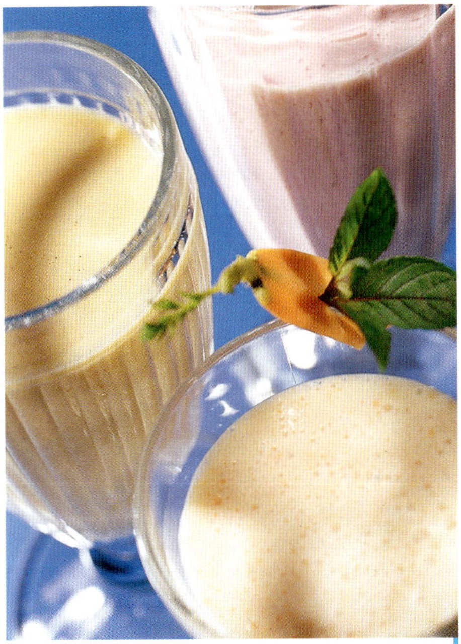

Mit Eiweißpulver angereicherte Shakes und Drinks geben Ihrem Muskel, was er braucht: hochwertiges Eiweiß.

Muskel-Snacks

Nach dem Training braucht Ihr Muskel Eiweiß zum Aufbauen und Kohlenhydrate für die leeren Energietanks. Hier finden Sie Vorschläge für süße und herzhafte Snacks, jeweils für 1 Portion.

Apfel-Soja-Shake

◆ 1/2 geschälter, entkernter Apfel ◆ 2 TL Zitronensaft ◆ 1 TL Ahornsirup ◆ 1 EL Haselnussmus (Reformhaus) • 50 ml naturtrüber Apfelsaft ◆ 2 EL Eiweißpulver ◆ 150 g Sojajoghurt ◆ 1 TL gehackte Haselnüsse

Apfel in kleine Stücke schneiden, mit Zitronensaft, Sirup, Nussmus und Saft gut pürieren. Eiweißpulver und Sojajoghurt dazugeben. Nochmals kurz mixen. In ein Glas gießen, mit Nüssen bestreuen.

Bananen-Buttermilch-Drink

◆ 1 Banane ◆ 1 EL Zitronensaft ◆ 1 TL brauner Vanillerohrzucker ◆ 150 ml kalte Buttermilch ◆ 2 EL Eiweißpulver

1 Banane schälen, in Scheiben schneiden, in den Mixer geben. Zitronensaft, Rohrzucker und die Hälfte der Buttermilch dazugeben. Alles 15 Sekunden pürieren.
2 Eiweißpulver und die restliche Buttermilch zugeben, kräftig durchmixen, in ein großes Glas gießen und servieren.

Müsli mit Litschis

◆ 5 Litschis ◆ 3 EL Vollkornhaferflocken ◆ 1 EL Limettensaft ◆ 1 EL Rosinen ◆ 125 g Joghurt (1,5 % Fett) ◆ 1 TL Akazienhonig ◆ 1 Msp. Zimt ◆ 1 TL gehackte Pistazien

1 Litschis aus der Schale brechen. Mit Haferflocken, Limettensaft und Rosinen mischen.
2 Joghurt mit Honig und Zimt verrühren und darüber geben. Mit Pistazien bestreuen.

Sanddornquark mit Nektarinen

◆ 150 g Quarkzubereitung (0,2 % Fett) ◆ 1 EL ungesüßtes Sanddornmark (Reformhaus) ◆ 1 TL Zitronensaft ◆ 1 TL Akazienhonig ◆ 1 reife entsteinte Nektarine

Quark mit Sanddornmark, Zitronensaft und Honig verrühren. Nektarine in dünne Scheiben schneiden. Quark und Nektarinenspalten auf einem Teller anrichten.

Zitronenjoghurt mit Erdbeeren

◆ 125 g Joghurt (1,5 % Fett) ◆ 2 EL saure Sahne (10 % Fett) ◆ 1 g pflanzliches Bindemittel ◆ 1 TL Birnendicksaft ◆ 1 TL Zitronensaft ◆ 1/2 TL abgeriebene unbehandelte Zitronenschale ◆ 100 g Erdbeeren

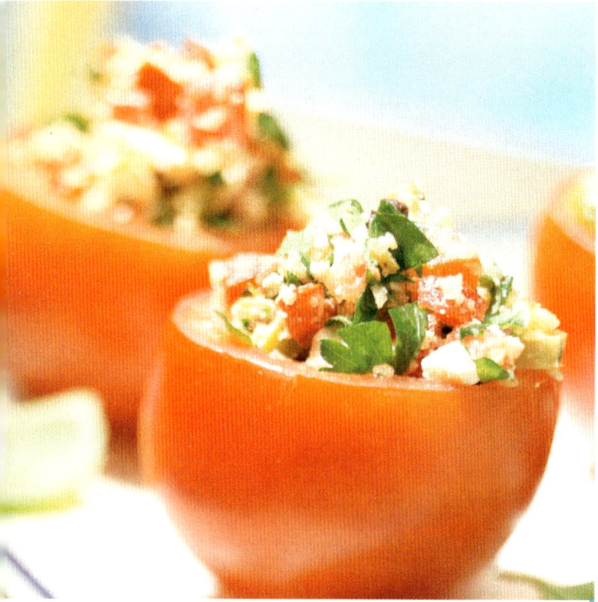

Eiweiß- und vitalstoffreiche Snacks, praktisch verpackt, bieten sich auch zum Mitnehmen an.

1 Den Joghurt mit allen angegeben Zutaten, bis auf die Erdbeeren, verrühren, in eine Schüssel füllen und kalt stellen.
2 Erdbeeren waschen, putzen, je nach Größe halbieren oder vierteln und auf der Joghurtcreme verteilen.

Tomaten mit Rucolafrischkäse

◆ 2 mittelgroße Tomaten ◆ 8 Blätter Rucola ◆ 75 g körniger Frischkäse ◆ Aceto balsamico ◆ Salz, Pfeffer

1 Tomaten waschen, abtrocknen, jeweils einen Deckel abschneiden, das Fruchtfleisch herausheben und hacken. Rucola waschen, putzen, 6 Blätter in Streifchen schneiden, unter das Tomatenfleisch rühren. Mit dem Frischkäse locker vermischen.
2 Füllung mit wenig Essig, Salz und Pfeffer würzen. In die Tomaten füllen, je 1 Rucolablatt und Deckel schräg darauf legen.

Artischockencarpaccio mit Ei

◆ 1 große Artischocke ◆ 2 EL Zitronensaft ◆ 2 kleine feste Tomaten ◆ 1 EL Weißweinessig ◆ Salz, Pfeffer ◆ 1 EL Olivenöl ◆ 1 EL fein gehackte Petersilie ◆ 1 hart gekochtes Ei

1 Die Artischocke vom Stiel und oberen zwei Dritteln der Hüllblätter befreien, dann die übrigen Hüllblätter vom Artischockenboden entfernen. Das »Heu« aus dem Boden herausschaben, Boden schälen und sofort in Wasser mit Zitronensaft legen.
2 Tomaten waschen, in Scheiben schneiden. Essig, Salz, Pfeffer, Öl, Petersilie verrühren.
3 Artischockenboden in Streifchen schneiden, mit den Tomatenscheiben auf einem Teller auslegen. Ei schälen, fein hacken, darüber streuen.

Möhren-Käse-Bällchen

◆ 125 g Magerquark ◆ 1 EL Kräuterfrischkäse (16 % Fett i. Tr.) ◆ ein paar Tropfen Zitronensaft ◆ Pfeffer, Salz ◆ 2 EL geraspelte Möhren

1 Quark in einem Küchentuch gut ausdrücken. Mit Frischkäse mischen. Mit Zitronensaft, Pfeffer, Salz würzen.
2 Mit nassen Händen 5 Klößchen drehen und in den Möhren wälzen. Dazu schmeckt Pumpernickel.

Chicorée mit Shrimpssalat

◆ 60 g gegarte und geschälte Garnelen ◆ je 2 EL fein gehackte Petersilie und Dill ◆ 1 EL Joghurt (1,5 % Fett) ◆ Salz, Pfeffer ◆ 1 TL Zitronensaft ◆ 1 kleine Staude Chicorée

1 Garnelen kalt abbrausen, abtropfen und mit Kräutern und Joghurt mischen. Mit Salz, Pfeffer und Zitronensaft abschmecken.
2 Chicorée waschen, putzen, in Blätter zer-

legen. Garnelenmischung auf 2 bis 3 Blätter verteilen und auf einen Teller geben. Übrige Blätter fein schneiden, dazu reichen.

Gemüse-Tofu-Salat

◆ 60 g Tofu ◆ 1 1/2 EL Sojasauce ◆ 3 Tropfen Tabasco ◆ 1 Frühlingszwiebel ◆ 4 Champignons ◆ 4 Radieschen ◆ 1/2 gelbe Paprikaschote ◆ 50 g Sojasprossen ◆ 3 EL Tomatensaft ◆ 1 EL Obstessig ◆ 1 TL Honig ◆ Salz, Pfeffer

1 Tofu würfeln, in Sojasauce und Tabasco marinieren. Frühlingszwiebel, Pilze, Radieschen in dünne Scheiben, Paprikaschote in Streifen schneiden. Sojasprossen abbrausen.
2 Tofu abtropfen, mit dem Gemüse mischen, auf einem Teller anrichten. Die Marinade vom Tofu mit Tomatensaft, Essig, Honig, Salz und Pfeffer verrühren, über den Salat geben.

Geflügelcocktail mit Couscous

◆ 30 g Couscous ◆ 75 ml kochend heiße Gemüsebrühe ◆ 50 g gekochtes Hühnerfleisch ◆ 1 Frühlingszwiebel ◆ 1 Mandarine ◆ 1 EL Joghurt (1,5 % Fett) ◆ 1 EL saure Sahne ◆ 1 EL Zitronensaft ◆ Salz, Pfeffer ◆ Cayennepfeffer

1 Couscous mit Brühe übergießen, zugedeckt 10 Minuten quellen lassen. Hühnerfleisch in mundgerechte Stücke schneiden. Frühlingszwiebel putzen, waschen, in feine Ringe schneiden. Mandarine schälen, in Spalten, dann in Stückchen schneiden.
2 Joghurt, saure Sahne, Zitronensaft, Salz, Pfeffer und Cayennepfeffer verrühren. Couscous, Fleisch, Zwiebeln und Mandarine mit dem Dressing locker vermischen.

Kräutercrêpe mit Tomaten

◆ 1 Eigelb ◆ 1 geh. EL Weizenvollkornmehl ◆ 50 ml Milch (1,5 % Fett) ◆ Salz, Pfeffer ◆ je 1 TL gehackter Schnittlauch und Petersilie ◆ 2 Tomaten ◆ 1 Schalotte ◆ 2 TL Olivenöl

1 Eigelb, Mehl, Milch und 1/4 TL Salz verquirlen. Kräuter unter den Teig rühren. Tomaten waschen, vierteln, entkernen und klein würfeln. Schalotte abziehen, fein hacken und in 1 TL Olivenöl glasig werden lassen. Tomatenwürfel dazugeben, 2 Minuten anschwitzen, leicht salzen und pfeffern.
2 Gleichzeitig in einer beschichteten Pfanne restliches Öl erhitzen und in 4 bis 5 Minuten eine Crêpe backen. Mit Tomaten füllen.

Tunfisch-Ajvar-Brot

◆ 30 g Tunfisch naturel (Dose) ◆ 1 kleine Stange Staudensellerie ◆ 1/2 kleine Zwiebel ◆ 1 EL Ajvar (scharfes Paprikamus) ◆ 2 TL Zitronensaft ◆ Salz, Pfeffer ◆ 1 Scheibe Bauernbrot ◆ 1 TL Olivenöl

Tunfisch abtropfen lassen, zerpflücken. Selleriestange waschen, putzen, in Scheibchen schneiden. Zwiebel schälen, fein würfeln. Tunfisch, Sellerie, Zwiebel mit Ajvar und Zitronensaft mischen, salzen, pfeffern. Brot mit Öl beträufeln, Tunfischmischung darauf geben, mit Selleriegrün bestreuen.

➤ **TIPP**

Lesen Sie ...

NÄHRSTOFFE SIND neben dem Laufen mein Lieblingsthema. Dafür bräuchte ich noch einmal 128 Seiten. In meinem Buch »Das Ernährungsprogramm« (siehe Seite 140) finden Sie auf 128 Seiten all die wichtigen Informationen, für die ich in diesem Buch keinen Platz habe.

Die 10 besten **TIPPS**

KRAFTSTOFF FÜR MUSKE(L)TIERE

➤ 1. Tanken Sie Kohlenhydrate

Sie erinnern sich: Der schnelle Energietank für den Muskel sind Kohlenhydrate. Der Tank sollte immer voll sein. Sonst macht der Muskel schlapp – mit ihm das Gehirn. Und: Der Körper knabbert Muskelmasse zur Energiegewinnung an. Sie verwandeln sich trotz Kraftübungen statt in einen Herkules in einen Suppenkasper. Das wollen Sie nicht. Dann füllen Sie Ihren Tank mit natürlichen Kohlenhydraten: Müsliriegel (ohne Zucker), Obst, Vollkorngetreide, Pasta, Gemüse, Naturreis und Kartoffeln. Meiden Sie Zucker und Weißmehl – die wandelt der Körper gnadenlos in Fettpolster um. Die schnellen Kohlenhydrate locken das Blutzuckerhormon Insulin – und das mögen die Muskeln nicht.

➤ 2. Depots sofort füllen

Nach dem Training sind Ihre Kohlenhydratspeicher im Muskel leer, sie sollten binnen 1 Stunde wieder gefüllt werden. Sonst drohen Muskelschwäche, Unterzuckerung und Heißhungerattacken. Vorschläge für Muskel-Snacks finden Sie ab Seite 123.

➤ 3. Fett – nicht meiden

Sie wollen Muskeln anlegen – dann verzichten Sie nicht auf Fett. Ohne Fett keine Hormonbildung, ohne Hormone kein Muskel. Meiden Sie tierische Fette (in Braten, Wurst, Sahne, Butter), steigen Sie um auf Olivenöl. Nehmen Sie täglich 2 Teelöffel Lein- oder Borretschöl. 40 bis 60 Gramm Fett pro Tag reichen.

➤ 4. Statt Anabolika

Testosteron, das Hormon der Sieger, signalisiert Ihrem Muskel: »Jetzt wachsen.« Bauen Sie Ihr Siegerhormon doch selbst: mit Zink, Eiweiß und Vitamin B_6. Austern, Fisch, Käse und dazu Vollkornbrot liefern die Power-Bausteine. Zink steckt in Meeresfrüchten, Samen, Hartkäse, Vollkorn.

➤ 5. Magnesium macht Beine

Magnesium, das Salz der Belastbarkeit, sorgt dafür, dass Nerven und Muskeln zusammenspielen. Es stellt die Blutgefäße weit, fördert die Durchblutung, macht Ihre Muskeln weich – und erhöht die Zahl der Mitochondrien, der Kraftwerke – der Ort, wo Energie entsteht. Muskeln futtern Magnesium weg, auch mit dem Schweiß geht das Energiemineral verloren. Und im Essen steckt kaum etwas drin. Sie müssen in die Apotheke: für 600 Milligramm Magnesium täglich.

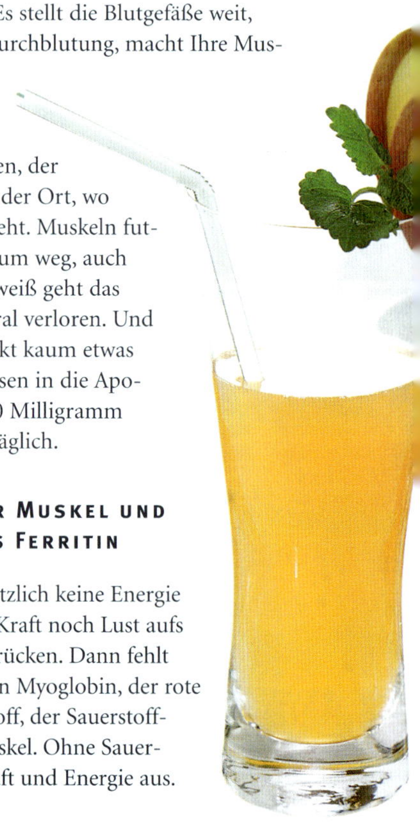

➤ 6. Der Muskel und das Ferritin

Sie haben plötzlich keine Energie mehr, weder Kraft noch Lust aufs Schrägbankdrücken. Dann fehlt Ihren Muskeln Myoglobin, der rote Muskelfarbstoff, der Sauerstoffträger im Muskel. Ohne Sauerstoff geht Kraft und Energie aus.

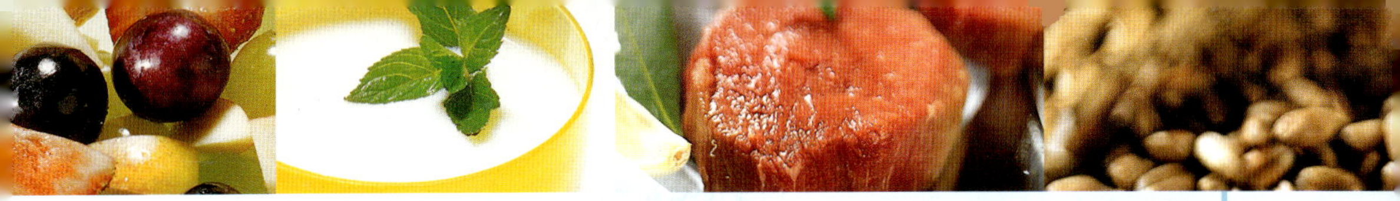

Das braucht Ihr Muskel: natürliche Kohlenhydrate für schnelle Energie und Vitalstoffe für die Funktionsfähigkeit.

Der Muskel wird hart. Das kann Ihr Arzt messen – über Ferritin, Ihren Eisenspeicher. Vor 15 Jahren waren 300 normal. Diesen Wert versuche ich zu haben. Heute 20 bis 30, das haben Sie. Heben Sie Ihren Ferritinwert an, kontrolliert vom Arzt, mit einem guten Eisenpräparat plus Eiweiß, auf über 60 bei der Frau, über 120 beim Mann. Dann heben Sie die Langhantel. Sie wird fliegen.

➤ 7. Mehr Hämoglobin

Das ist der Farbstoff im Blut, der Sauerstoff transportiert – beim Kopfarbeiter ins Hirn, beim Sportler in den Muskel. Je mehr Sauerstoff, desto mehr Energie. Hämoglobin kann man machen: aus Eisen und Eiweiß. Heben Sie Ihren Eiweißspiegel an auf 8. Mit einem guten Eiweißkonzentrat. Dann essen Sie etwas Fleisch und viel Gemüse. Und schlucken Sie 1 bis 3 Gramm Vitamin C über den Tag verteilt. Schon sprinten die Eisenmoleküle ins Blut, vermehren Ihr Hämoglobin. Und Sie hängen freiwillig einen Satz mehr ans Training an.

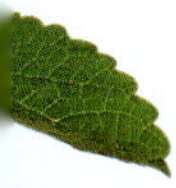

➤ 8. Cocktail gegen freie Radikale

Krafttraining lässt im Körper vermehrt freie Radikale entstehen, wilde Sauerstoffmoleküle, die Zellen und Erbgut zerstören und alt machen. Dagegen gibt es eine süße Medizin: Vitamin C und Carotine (beides in Obst und Gemüse), Vitamin E (in pflanzlichen Ölen) und das Spurenelement Selen (Kokosnuss, Steinpilze). Allerdings reicht die Menge im Essen nicht aus. Holen Sie sich diese Jungbrunnen aus der Apotheke.

➤ 9. Und noch 5 Muske(l)tiere

Mit dem Schweiß fließen Mineralien davon – das schwächt die Muskeln. **Phosphat** ist die zentrale Energiequelle der menschlichen Zelle. Es steckt im ATP. Jeder Zweite fühlt sich müde, weil Phosphat fehlt. Steckt in Fisch, Fleisch, Vollkorn, Eiern, Nüssen. Fehlt **Kalium**, funktionieren die Muskeln nicht mehr. Abhilfe: Trinken Sie Apfelschorle. Und schon nimmt Kalium den Muskeln bleierne Schwere.
Kalzium organisiert das Spiel zwischen Nerven und Muskeln. Ein Mangel macht die Muskeln schwach, beeinträchtigt Koordination und Bewegung. Abhilfe: Milch und Milchprodukte. Das Spurenelement **Selen** (Kokosnuss) steuert Psychohormone, schenkt Leichtigkeit und innere Dynamik, macht Fitness zum Spiel. Und **Jod** (aus Fisch) ist das zentrale Element der Powerhormone, die Ihre Energiezentrale, die Schilddrüse, herstellt. Ohne Jod keine Fitness. All diese Kraftboten sollten Sie beim Arzt messen lassen – und mit einem guten Präparat die leeren Tanks füllen.

➤ 10. Tanken Sie Wasserkraft

Tanken Sie beim Krafttraining alle 15 Minuten 0,2 Liter Flüssigkeit. Mineralwasser oder Apfelschorle. Denn: Wasser hält Ihr Blut flüssig, hilft beim Nährstofftransport in die Muskeln – und ist am Aufbau von Glykogen, dem Energiespeicher in den Muskeln, beteiligt. Viel schwitzend – nicht nachtankend –, wird selbst ein Herkules zum Schwächling, weil die Sauerstoffversorgung der Muskeln ins Stocken kommt. Tägliches Muss: 3 Liter.

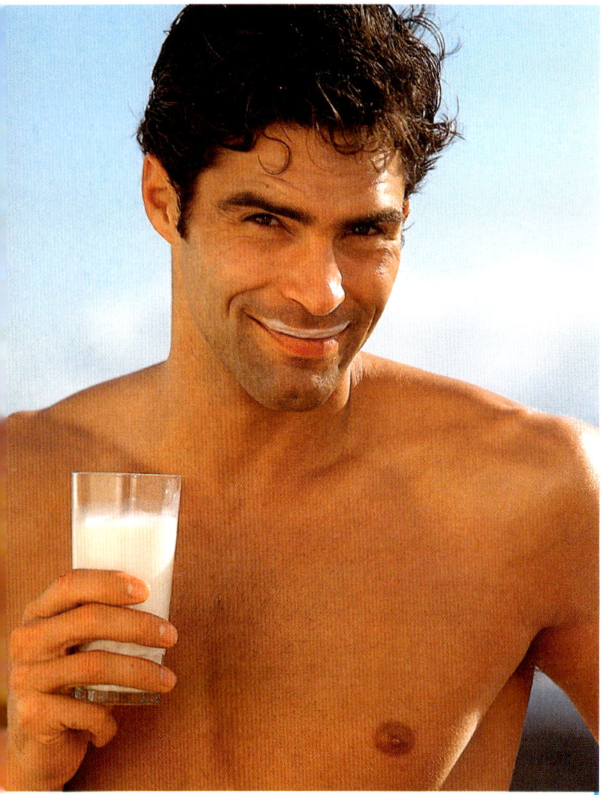

Natürlich dürfen Sie Ihren Muskeln beim Wachsen helfen – aber bitte mit erlaubten Mitteln, wie zum Beispiel Eiweißdrinks.

Doping der erlaubten Art

Muskeln kann man nachhelfen. Das wussten schon die alten Griechen: Statt mit Epo, Clenbuterol, Nandrolon oder Wachstumshormonen verhalfen die Athleten der Antike ihren Muskeln mit verdünntem Wein und Stierhoden zu mehr Wuchs – und dopten ihre Kraftpakete damit unwissentlich mit dem männlichen Sexualhormon Testosteron. Was legal beim Muskelaufbau hilft und was nicht – hier ist ein kleiner Überblick.

Eiweißpulver

Ein Sportler ist so gut wie seine Eiweißdose. Denn Muskeln bestehen nun mal aus Eiweiß. Und weil man täglich 1 Kilo Fleisch oder Fisch essen müsste, um den zusätzlichen Muskelbedarf von täglich etwa 100 Gramm Eiweiß zu decken, greifen Profis zu Eiweißkonzentraten. Vorteil: Diese Eiweißmixturen enthalten kein Fett. Und liefern dem Körper alle essenziellen Aminosäuren, die der wachsende Muskel braucht. Ein gutes Präparat enthält tierisches und pflanzliches Eiweiß und hat eine sehr hohe biologische Wertigkeit: über 100.
Nebenwirkungen: keine.

Kreatin

Der Eiweißstoff hilft dem Muskel bei der Kontraktion und macht ihn leistungsfähiger. Denn im Muskel wird Kreatin in ATP (Adenosintriphosphat) umgebaut – das ist die chemische Körperformel für Energie.
Wem hilft's? Nur dem, der sich wirklich anstrengt. Kreatin baut nur Muskeln auf, wenn der Muskel trainiert wird. Wie viel braucht man? Studien zeigen: 1 Woche lang 2,5 bis 5 Gramm pro Tag, und das 3- bis 4-mal pro Jahr, verbessern die Leistung.
Muss man in die Apotheke? Leber, Bauchspeicheldrüse und Niere bauen täglich etwa 1 Gramm Kreatin selbst auf. Aus den Aminosäuren Arginin, Glycin und Methionin. Weitere Kreatin-Tankstellen sind Fleisch und Fisch (1 Kilo Schweinefleisch enthält etwa 5 Gramm Kreatin).
Nebenwirkungen: Manchmal verhärtet sich der Muskel, bei Langzeiteinnahme sind Nierenschäden möglich. Menschen mit Nierenkrankheiten dürfen kein Kreatin nehmen.

BCAAs

»Branched Chain Amino Acids«, auf Deutsch »verzweigtkettige Aminosäuren«, sind ein Mix aus den essenziellen Eiweißbausteinen Leucin, Isoleucin und Valin, der als Drink oder Kapseln angeboten wird. Er soll die

Leistung steigern, indem die Aminosäuren im Gehirn andere Eiweißbausteine verdrängen, die als Müdemacher gelten.
Nebenwirkungen: Durchfall bei Dosen über 6 Gramm. Im Tierversuch wurden Wachstumsstörungen beobachtet, bei Menschen eine erhöhte Konzentration des giftigen Eiweißstoffwechsel-Produkts Ammoniak.
Tipp: BCAAs scheinen vor Muskelabbau zu schützen – aber eine muskelaufbauende Wirkung ist nicht eindeutig bewiesen. Besser: Milkshakes trinken, mageres Fleisch essen. Ein gutes Eiweißkonzentrat enthält diese Aminosäuren.

HMB

Der Zungenbrecher Beta-Hydroxy-Beta-Methylbutyrat (Butyrat = Buttersäure) entsteht im Körper beim Abbau der Aminosäure Leucin. HMB gibt es aber auch in Kapseln. Es soll zum schnellen Muskelaufbau führen und das muskelschwächende Stresshormon Cortisol an seiner zerstörerischen Arbeit hindern.
Nebenwirkungen: Hautunreinheiten.
Tipp: Studien zeigen, eine Dosis von bis zu 3 Gramm pro Tag scheint die Muskeln schneller wachsen zu lassen. Trotzdem ist Vorsicht geboten: Langzeitstudien fehlen.

CLA

Die konjugierte Linolsäure (CLA) soll das Stresshormon Cortisol bremsen – und damit Muskelabbau verhindern. Studien zeigen: Sportler, die CLA nehmen, bauen verstärkt Muskelmasse, aber gleichzeitig nur wenig Körperfett auf. Diese natürliche Fettsäure kommt vor allem in tierischen Lebensmitteln (Milch, Fleisch, Butter, Joghurt) vor und wird auch als Nahrungsergänzung (zum Beispiel als Öl) angeboten.
Nebenwirkungen: keine bekannt.
Tipp: 1 Teelöffel reines CLA-Öl pro Tag hilft offenbar den Muskeln auf die Sprünge. Gleichzeitig schützt CLA vor Krankheiten: Die Fettsäure ist ein wirksames Antioxidans und bekämpft freie Radikale.

L-Carnitin

Die Eiweißverbindung (lat. carnis = Fleisch) nimmt jeder Gesunde, der Fleisch isst, zu sich. Der Powerlieferant schleust Fettmoleküle in die Mitochondrien. Auf diese Weise sorgt er für die Umwandlung von Fett in Energie. Deshalb machen Carnitinkapseln (Apotheke, Reformhaus) als Fatburner Karriere. Auch Mediziner verordnen den Muntermacher beispielsweise Patienten mit chronischer Müdigkeit oder mit Fettstoffwechselstörungen. 2 bis 4 Gramm pro Tag verbessern laut Studien die Sauerstoffaufnahme, steigern die Leistung und bauen müde machende Milchsäure ab.

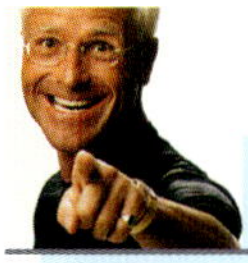

Mein Tipp für Sie

Leucin lässt Muskeln wachsen

Die Aminosäure Leucin ist wesentlich für muskuläre Ausdauer und körperliche Leistungsfähigkeit – und ein echtes kleines Muskelwunder, darf man den neuen Forschungsergebnissen Glauben schenken: Sie stimuliert die Eiweißsynthese, baut also Muskeln auf – und hält auch noch den Blutzucker stabil, so dass dem Gehirn der Zucker nicht ausgeht. Ein Leucinmangel schwächt den ganzen Körper. Essen Sie deshalb sofort nach dem Training einen Eiweiß-Snack. Eine Auswahl finden Sie ab Seite 123. Oder mixen Sie sich einen Eiweißdrink.

Nebenwirkungen: bei Dosen über 4 Gramm Übelkeit oder Durchfall.
Tipp: steckt auch in guten Eiweißpräparaten.

Taurin

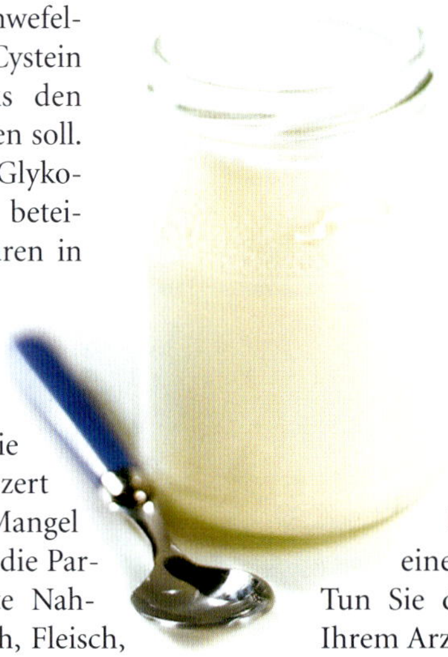

Der Verwandte der schwefelhaltigen Aminosäure Cystein gibt in Energy-Drinks den Kick, der Flügel verleihen soll. Er ist am Auffüllen der Glykogenspeicher im Muskel beteiligt, schleust Aminosäuren in die Muskeln, kurbelt die Bildung des Wachstumshormons an, bremst Stresshormone und beflügelt die Kondition. Taurin panzert Herz und Hirn. Ein Mangel gilt als Risikofaktor für die Parkinson-Krankheit. Beste Nahrungsquellen: Eier, Fisch, Fleisch, Milch.
Nebenwirkungen: bislang nicht bekannt.
Tipp: Obwohl der Eiweißstoff – in Form von Kapseln oder Pulver – bei Freizeitsportlern beliebt ist, sollte man mit der Einnahme nicht übertreiben, bis Studien eindeutig die Wirksamkeit belegen.

Glutamin

Diese Aminosäure befiehlt der Muskelzelle: »Jetzt wachsen.« Sie ist an der Bildung des Wachstumshormons und damit auch am Muskelwachstum beteiligt, wirkt als Muntermacher fürs Gehirn und steigert die Leistungsfähigkeit.
Nebenwirkungen: nicht bekannt. Wer auf den Geschmacksverstärker Natrium-Glutamat, zum Beispiel in chinesischen Gerichten, empfindlich reagiert, sollte auch bei Glutamin vorsichtig sein.
Tipp: Eine Tagesdosis von 3 bis 5 Gramm scheint Muskelaufbau und Energie wirksam anzukurbeln.

Das Wachstumshormon

Nein, Sie sollen kein Hormon spritzen. Geht viel einfacher: Aus Arginin, Ornithin, Lysin und Glutamin baut sich Ihr Körper das Wachstumshormon, das Muskeln aufbaut und Fett wegschmilzt. Die 4 Aminosäuren stecken in Haferflocken und Milchprodukten, Eiern, Geflügel und Meerestieren – und natürlich in einem guten Eiweißpräparat. Leistungs- und Kraftsportler holen sich die glorreichen vier für eine 5-Wochen-Kur in der Apotheke. Tun Sie das aber nicht, ohne vorher mit Ihrem Arzt zu sprechen.

Histidin statt Epo

Der Eiweißbaustein Histidin verbessert die Eisenaufnahme und die Bildung der Fitness-Garanten namens rote Blutkörperchen. Diese Rolle hat Epo übernommen – ein Hormon der Niere, welches Wundermenschen unglaublich lange, steile Berge in ganz unmöglichem Tempo hochfahren lässt, wie zum Beispiel bei der Tour de France. Eiweißreiche, fettarme Ernährung oder ein gutes Eiweißpräparat versorgen Sie täglich mit 5 bis 9 Gramm Histidin.

Wenn der Muskel SOS funkt

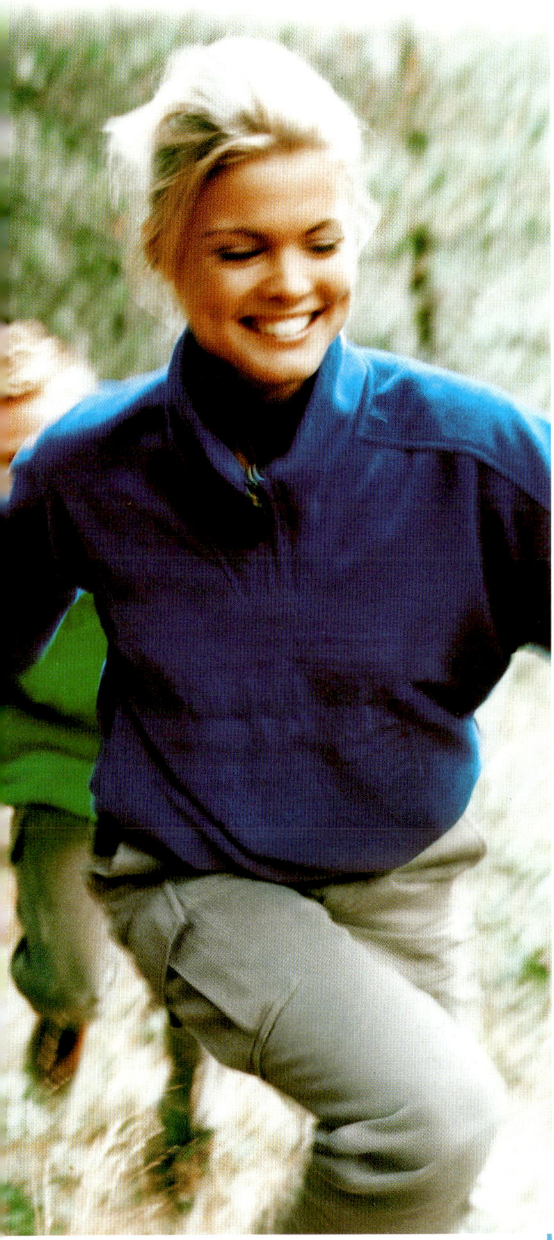

Wer regelmäßig seine Muskeln trainiert, beugt Muskelkater vor. Denn nur ein fauler Muskel reagiert auf Anforderung mit einem »Kater«.

Muskelkater

Wer wissen will, wie Muskelkater entsteht, fährt nächsten Sonntag ins Gebirge, steigt einen Berg rauf und steigt wieder runter. Am nächsten Tag legen Sie sich dann freiwillig in die Badewanne. Am übernächsten Sonntag fahren Sie wieder ins Gebirge, steigen den Berg rauf und fahren mit der Bergbahn runter. Und dann ziehen Sie die Disko der Wanne vor.

Nun wissen Sie, wie Muskelkater entsteht: nur beim Runter. Wenn Sie einen Muskel reizen – und gleichzeitig dehnen, dann kommt der Muskelkater. Und das tun Sie beim Bergablaufen, und das tun Sie beim Muskeltraining. Wenn Sie mit einem lange faulen Muskel eine Hantel heben, dann verkürzt er sich, dehnt sich aber gleichzeitig, weil ihm die Hantel zu schwer ist. Und dadurch können winzige Risse im Muskelgewebe entstehen. Und die tun weh. Nicht immer, nur wenn man dem Muskel ein wenig zu viel zumutet. Dann stellt sich der Muskelkater binnen 24 Stunden ein und bleibt in der Regel 3 Tage.

Die Quittung fürs Nichtstun

Früher meinte man, Milchsäure würde in den Muskel fließen und ihn verkatern, wie der Fusel den Kopf. Heute weiß man: Winzig kleine Faserrisse werden vom körpereigenen Reparatursystem geflickt, und an der Schadstelle sammeln sich Stoffe an, die auf die Nervenbahnen drücken. Und das tut weh. Das einzige Trostpflaster: Der Muskel wächst auch. Natürlich ist das keine Ausrede für Übertreiber, die da sagen: »Ich habe ordentlich Muskelkater, also habe ich etwas für meine Fitness getan.«

Wer regelmäßig trainiert, der bekommt auch keinen Muskelkater mehr.

Die 5 besten TIPPS

DEN KATER VERMEIDEN & VERTREIBEN

Wenn Sie Ihren Muskeln vor dem Krafttraining aufwärmen, dann ist er nicht so leicht eingeschnappt. Laufen Sie. Laufen Sie 30 Minuten, leicht, locker, lächelnd. In eben diesem Tempo laufen Sie dem Muskelkater so weit davon, dass er Sie nie einholt. Auch okay: 10 bis 15 Minuten auf dem Hometrainer strampeln oder seilspringen.

➤ 1. STRETCHEN SIE NACH DEM TRAINING

Aber glauben Sie nicht, dass Sie damit den Muskelkater auf jeden Fall vermeiden. Wer den Muskel vorher überfordert hat, macht das durch Stretchen auch nicht wieder gut. Dehnen Sie nur, solange und wie es Ihnen gut tut. Dehnen lockert den beanspruchten Muskel. Doch wenn Sie vorher Ihren Muskel zu stark herausgefordert haben – Training ist ja nichts anderes als Dehnen und Verletzen –, dann kann logischerweise ein weiteres Dehnen zu noch mehr Schaden führen.

➤ 2. GEHEN SIE NICHT IN DIE SAUNA ...

... wenn Sie zu hart trainiert haben. Wenn Ihr Muskel zu hart ist, ist er auch wasserärmer. Und dann zieht ihm die Sauna noch weiter Wasser heraus. Duschen Sie, oder wer fühlt, dass der Kater kommt, ertränkt ihn in der Badewanne. Betäubt ihn mit Kampfer, Rosmarin oder Eukalyptus.

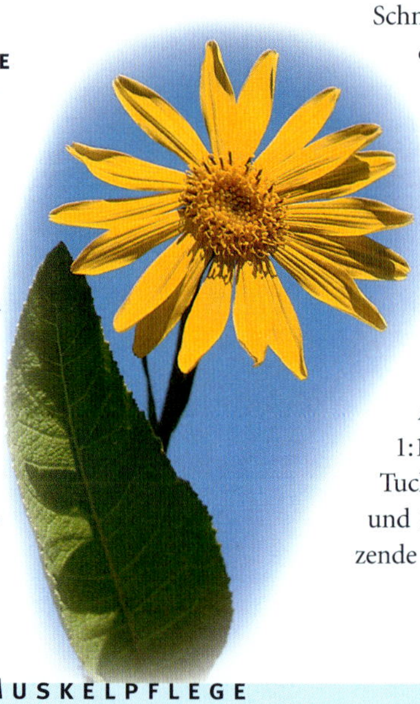

➤ 3. ... UND SCHONEN SIE DEN MUSKEL NICHT

Ist er da, der Kater, dann ist Krafttraining tabu – das verletzt ihn nur noch mehr. Aber dafür laufen Sie ihm noch einmal davon. Sie können auch Rad fahren oder schwimmen. Aktive Ruhepausen machen ihn weich, fördern die Durchblutung.

➤ 4. GUTE DURCHBLUTUNG VERTREIBT DEN KATER

Deswegen geht man nach dem Training in die Badewanne. Sie können den Muskel mit durchblutungsförderndem Franzbranntwein oder Obstessig einreiben. Oder überlassen sich den geübten Händen eines Masseurs. Auch er regt mit den Händen die Durchblutung an und fördert den Abtransport von Schlackstoffen.

➤ 5. REZEPT AUS OMAS HEIL-SCHATZKISTE

Umschlag mit Arnikatinktur. Arnika lindert Schmerzen und vertreibt Entzündungen. So wird's gemacht: 10 Gramm getrocknete Arnikablüten mit 90 Milliliter 70-prozentigem Alkohol ansetzen – nach 14 Tagen abpressen. Nach weiteren 10 Tagen klar filtern. Blüten und Alkohol gibt's in der Apotheke. Einfacher: Sie kaufen die fertige Tinktur in der Apotheke. Die brauchen Sie nur 1:10 mit Wasser zu verdünnen. Tuch hineintauchen, gut ausdrücken und 10–20 Minuten auf die schmerzende Stelle legen.

... und noch mehr Muskel-SOS

Schmerz ist der Feuermelder des Körpers. Er schlägt Alarm und fordert Sie auf: »Notbremse ziehen! Ursache herausfinden! Etwas unternehmen!« Wer nach der Devise »Nur die Harten kommen durch« trotz flammender Schmerzimpulse seinen Willen weiter am Wadencurl wetzt, riskiert ernsthafte Verletzungen. Also: Wenn's pikt, brennt oder zieht, gilt die PUB-Regel: Pause, Untersuchen, Behandeln.

Seitenstechen

Erst sticht es unter einem der Rippenbögen – und plötzlich bohrt bei jedem Atemzug ein Messer in die Rippen. Eine mögliche Ursache kann eine verschleppte Bronchitis sein – das ist eher selten. Wahrscheinlicher ist: Ihr Zwerchfell ruft wegen Sauerstoffmangels um Hilfe. Mögliche Gründe:

➤ Sie atmen beim Krafttraining verkehrt: Wer bei Belastung ein- statt ausatmet, drosselt die Blut- und Sauerstoffzufuhr in das Zwerchfell. Und das verkrampft in Panik, weil es nur während des Ausatmens durchblutet und durchlüftet werden kann.

➤ Sie haben vor dem Workout zu viel oder zu schwer gegessen. Dann wird vor allem der Verdauungstrakt durchblutet – und das Zwerchfell geht fast leer aus.

Besser: Trainieren Sie erst 3 Stunden nach der letzten Mahlzeit.

➤ Sie haben zu heftig trainiert, im Körper entsteht zu viel Milchsäure (Laktat). Auch Übersäuerung reizt den Zwerchfellmuskel zu Krämpfen.

Soforthilfe: Training einstellen, eine Faust auf die schmerzende Stelle drücken, kurz einatmen und lange ausatmen. Wieder einatmen, 3-mal lange ausatmen. Alternative: Das Zwerchfell dehnen. Sticht es links, den linken Arm über dem Kopf weit nach rechts strecken. Und umgekehrt.

Unterzuckerung (Hypoglykämie)

Wenn während des Krafttrainings oder kurz danach Schwindel- und Schwächeanfälle, Zittern, Schwarzwerden vor den Augen, Heißhunger auf Süßigkeiten auftreten, ist das ein deutliches Zeichen für eine Unterzuckerung. Die Glykogenspeicher in den Muskeln wurden durch die Kraftanstrengung geleert, der Körper tankt als Energietreibstoff Zucker aus dem Blut (Glukose) nach. Dem Gehirn geht der Zucker aus. Mögliche Gründe können sein:

➤ Sie haben vor dem Sport schnelle Kohlenhydrate genascht (Trauben- oder Haushaltszucker, Weißbrot). Diese lassen blitzartig den Blutzuckerspiegel hochschnellen. Die Bauchspeicheldrüse erschrickt und produziert Megamengen an Insulin. Das Hormon schaufelt den Zucker aus dem Blut, senkt den hohen Blutzuckerspiegel – leider bis unter den Normalwert.

➤ Sie haben zu hart trainiert und Ihre Glykogenvorräte in Muskel und Leber zu stark geleert. Der Blutzuckerspiegel sinkt.

Soforthilfe: Pause machen, etwas Süßes essen (Traubenzucker, Schokolade, Schokoriegel). Im Notfall sind die schnellen Kohlenhydrate wichtig. Aber grundsätzlich sollten Sie auf komplexe Kohlenhydrate (Vollkornprodukte, Gemüse, Früchte) achten. So halten Sie den Blutzuckerspiegel lang anhaltend und auch bei Anstrengungen konstant. Beispiele für gesunde Snacks finden Sie ab Seite 123.

Tipp: Halten Sie beim Sport immer etwas Traubenzucker oder einen Müsliriegel bereit. Treten Unterzuckerungen häufiger auf, lassen Sie sich unbedingt vom Arzt durchchecken.

Wasserverlust (Dehydration)

Schwitzen ist gesund. Treten aber beim Training Schwäche, Übelkeit, Schwindelgefühl oder sogar Schüttelfrost auf, ist die wahrscheinlichste Ursache Flüssigkeitsmangel. Sie haben mehr von Ihrem Lebenselixier ausgeschwitzt, als Sie getankt haben – und wichtige Mineralstoffe sind gleich auch noch den Schweißbach mit hinuntergeflossen. Bei einem Flüssigkeitsverlust von über 6 Prozent des Körpergewichts drohen ein Leistungsknick, psychische Störungen, Koordinationsstörungen, Übelkeit – ab 10 Prozent Flüssigkeitsverlust besteht Lebensgefahr.
Soforthilfe: Sofort die Kraftmaschine verlassen, Flüssigkeit nachtanken. Am besten Mineralwasser oder Apfelschorle.
Tipp: Vor schweißtreibendem Training mindestens 0,3 bis 0,5 Liter Wasser trinken – und auch während des Trainings ruhig immer mal wieder Flüssigkeit zuführen.

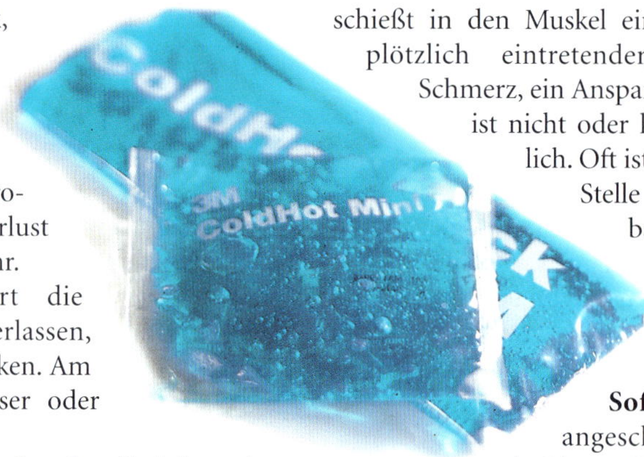

Muskelkrämpfe

Muskelkrämpfe kommen bei Freizeitsportlern häufig vor. Mögliche Ursachen: zu wenig Mineralstoffe und Flüssigkeit – vor allem, wenn der Krampf während des Trainings auftritt. Auch Übertraining und Durchblutungsstörungen infolge von Gefäßleiden können Gründe für die Krämpfe sein.
Soforthilfe: Trainingsstopp. 10 bis 20 Sekunden den betroffenen Muskel kräftig in Gegenrichtung des Krampfes dehnen, leicht massieren, anschließend hilft Wärme, wie ein Rosmarinbad.
Tipp: Wenn Muskelkrämpfe häufiger auftreten, ist das ein Zeichen für einen Elektrolytmangel. Täglich 600 Milligramm Magnesium und 2 Gramm Kaliumsalz helfen Krämpfen vorzubeugen.

Muskelfaserriss

Wenn kalte Büromuskeln plötzlich Rekordarbeit leisten sollen oder man eine unkoordinierte Bewegung macht, passiert's leicht: Ein oder mehrere Muskelstränge reißen, Blut schießt in den Muskel ein. Symptom: ein plötzlich eintretender, sehr starker Schmerz, ein Anspannen des Muskels ist nicht oder kaum noch möglich. Oft ist an der verletzten Stelle eine Delle tastbar. Deshalb ist es so wichtig, sich vor dem Training aufzuwärmen.
Soforthilfe: Die angeschwollene Stelle kühlen (Eissprays, Cold Packs). Den Arzt aufsuchen: Manchmal muss operiert werden. Oft hilft aber auch schon ein Fixationsverband. Rehabilitation: Während der Heilungsphase – mindestens 3 Wochen – verordnet der Physiotherapeut leichtes Bewegungstraining.
Tipp: Enzyme beschleunigen die Heilungsphase, weil sie für einen schnellen Abtransport der Zelltrümmer im Verletzungsbereich sorgen. Sie stecken in Ananas, Papayas oder in Kapseln aus der Apotheke.

Muskelzerrung

Eine populäre Krankheit bei Freizeitsportlern: Sie stemmen am Arbeitsplatz Büroklammern – und nach Feierabend im Fitness-Studio Gewichte. Natürlich ohne Aufwärmübungen. Die Folge: Muskelfasern und Bindegewebe werden überdehnt. Einzelne Muskelzellen gehen kaputt. Und plötzlich schmerzt der Muskel. Blut tritt in das umgebende Gewebe. Der Muskel fühlt sich hart an, das Bindegewebe heiß.

Soforthilfe: Auf keinen Fall weitertrainieren. Arm oder Bein ruhig stellen, hochlagern, kühlen, Druckverband anlegen und schnell zum Arzt. 7 Tage lang schonen.

Tipp: Vor den Kraftaktionen Aufwärmen nicht vergessen. Die Muskel-Quickies, die in der hinteren Klappe dieses Buches beschrieben sind, machen Ihre Muskeln fit.

Muskelabriss

Der Super-GAU für Ihre Kraftpakete: Ein Muskel reißt komplett ab. Mögliche Ursachen: eine falsche Bewegung am Gerät oder ein Sturz. In einigen Fällen hilft Ruhigstellen, häufig muss leider operiert werden. Anschließend ist Physiotherapie nötig. Heilzeit: mindestens 3 Monate.

Soforthilfe: Den betroffenen Muskel sofort ruhig stellen, mit Kältekompressen behandeln und einen Arzt aufsuchen.

Tipp: Erinnern Sie sich stets an diesen schmerzhaften Muskelunfall, wenn Sie einmal wieder ohne Aufwärmübungen ans Gerät gehen.

Muskelverhärtungen (Myogelosen)

Sie stemmen munter Hanteln ohne jede Anleitung, verkrampfen sich beim Trainieren, und plötzlich entdecken Sie dicke, harte und schmerzende Muskelknoten im Rückenbereich. Kein Wunder: Ihre gereizten und genervten Muskelfasern wehren sich gegen eine solche Zumutung und ballen sich zusammen.

Soforthilfe: Wärme, Massagen, durchblutungsfördernde und entzündungshemmende Salben (zum Beispiel mit Arnika und/oder Rosmarin).

Meniskusverletzungen

Nicht nur bei Läufern tragen die Knie die stärkste Last. Zwei halbmondförmige, knorpelige Meniskusscheiben müssen wie Stoßdämpfer jede Drehung und jede Unebenheit des Bodens abfedern, die Bänder halten die knöchernen Gelenkteile straff in Form, verhindern eine Entgleisung der Kniescheiben. Lässt sich nach einer abrupten Drehbewegung des Beins plötzlich das Bein nicht mehr gerade durchdrücken, schwillt das Knie an und wird es heiß, haben Sie die Elastizität Ihres Meniskus überfordert – und der knorpelige Gelenkpuffer ist an- oder durchgerissen. Meistens sind nach solchen Drehunfällen auch noch Kreuz- oder Seitenbänder im Knie überdehnt oder gerissen. Wenn Sie Ihren Unterschenkel wie eine Schublade nach vorne ziehen können oder die Kniescheibe hin- und herschieben, bedeutet das vermutlich: Auch Bänder sind gerissen.

Soforthilfe: Bein ruhig stellen, hochlegen, kühlen, auf keinen Fall mit Gewalt dehnen. Sofort zum Arzt: Bei Bänderverletzungen und Meniskusabrissen muss fast immer operiert werden, bei Meniskusanrissen hilft in einigen Fällen auch eine Ruhefixierung des betroffenen Beins. Heilzeit: 3 bis 6 Monate.

Hören Sie bei Krämpfen und Schmerzen auf Ihren Körper und unterbrechen Sie das Training.

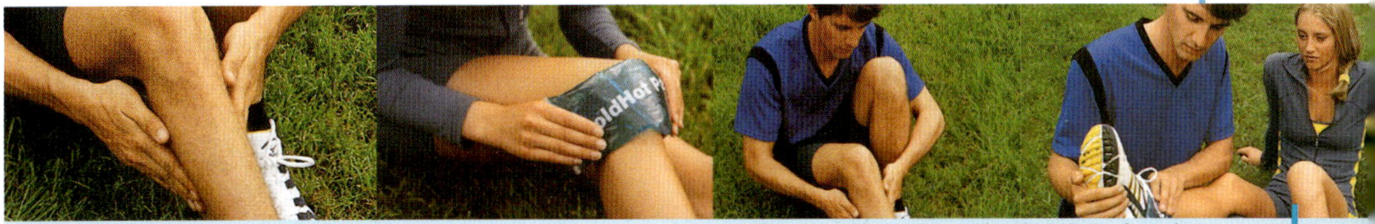

E-Mail an STEPHAN VUCKOVIC

Ein kleiner Chat von Triathlet zu Triathlet

1. Oktober 2000: www.stephanvuckovic ...

Dr. Ulrich Strunz: Hallo Stephan Vuckovic, gratuliere zur Silbermedaille, wie geht's?
Stephan Vuckovic: fantastisch.

Schön gefeiert?
Natürlich. Soweit das im Trubel der Termine möglich war.

Was machen Sie jetzt?
Urlaub vom Muskel – und er von mir.

Wie sieht das aus?
Seit 2 Wochen Big-Macs – und absolute Trainingspause. Beides brauche ich.

Wie haben Sie für Olympia trainiert?
50 Wochen lang 35 Stunden die Woche: 10 Stunden Rad, 10 Stunden Laufen, 10 Stunden Schwimmen, 5 Stunden Kraft im Kraftraum.

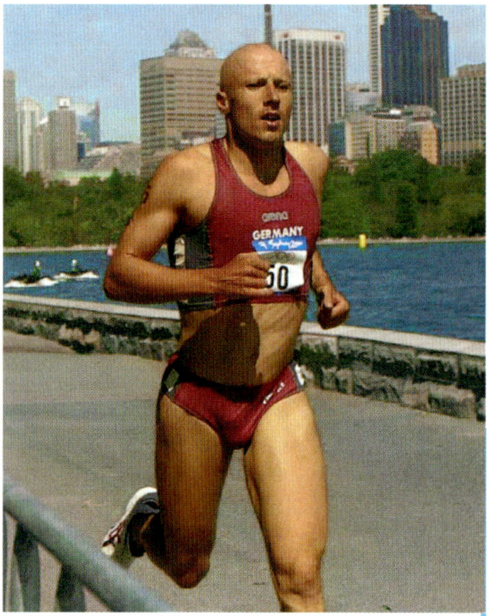

Stephan Vuckovic gewann bei den Olympischen Spielen in Sydney 2000 die Silbermedaille im Triathlon: 1,5 km Schwimmen, 40 km Rad fahren, 10 km Laufen. Seine Zeit: 1:48:37,85.

Und welches Muskelfutter gab's?
Eiweiß für den Muskelaufbau, Kohlenhydrate für die Energietanks, Vitamine fürs Immunsystem.

Was machen die Füsse?
Keine Verletzungen mehr. Habe mein Krafttraining auf die unterentwickelten Muskeln ausgedehnt.

Was sind Muskeln für Sie?
Mein wichtigstes Kapital. Mein Geschäft. Ich lebe vom Triathlon.

Pflegen Sie sie?
Natürlich. Mit Bädern, Massagen, Elektromassagen, ausreichenden Ruhephasen – und viel Schlaf.

Empfinden Sie Ihre Muskeln nicht manchmal als einen Alptraum?
Wenn der Laktatwert beim Laufen gegen 4 geht, tut es extrem weh. Das ist im Trainingsplan aber nur selten vorgesehen.
Aber genau dafür erntet man Schnelligkeit.
Ja. Und wenn man als Hochleistungssportler

in extreme Geschwindigkeitsbereiche vorstößt, passiert das Unglaubliche: Der Schmerz geht über in ein Glücksgefühl, das einen weiterträgt, fliegen lässt. Der Körper schüttet Endorphine aus. Dieser Rausch, dieses Glücksgefühl, kann aber auch gefährlich sein.

Warum?
Es hält einen davon ab, rechtzeitig Schluss zu machen.

Und dann?
Wenn es zu viel wird, macht der Muskel zu. Wie ein Gartenschlauch. Wenn man dosiert vorne abdrückt, kommt ein kräftiger Strahl raus. Drückt man zu fest, kommt gar nichts mehr. Und dann platzt er – der Muskel auch.

Schon mal passiert?
Bei zu vielen Reizen machen Kopf und Muskeln zu. Manchmal, nach einer harten Trainingsphase, wenn ich 2 Wochen lang dem Muskel alles abverlangt habe, dann spüre ich, dass er nicht mehr mitmacht. Aber ich habe ein Gefühl dafür entwickelt, wann mein Körper genug hat – und ich vertraue meinem Trainer.

Haben Sie vor Olympia mal übertrainiert?
4 Wochen vor dem Start fühlte ich mich nicht fit, sondern platt. Noch 7 Tage vor Olympia dachte ich: Es geht gar nichts mehr, bin so kaputt, die Muskeln sind sauer, schwer wie Blei, tun weh, ich habe irgendwas falsch gemacht. Ich war schier verzweifelt.

Und?
Thomas Springstein, mein Trainer, hat mich beruhigt, nach dem Motto: »Alles okay, nun gönne dir Pausen, dein Muskel wird es dir danken.« Habe mich dann brav an die aktiven Ruhephasen gehalten.

Wie sahen Ihre »aktiven Ruhephasen« aus?
Ich bin in einem Tempo gejoggt, das mir schon peinlich war. Mit einem Puls, den andere haben, wenn sie sitzen.

Dann der grosse Tag: 17. September 2000 ...
Beim Schwimmen kam mir Wasser in die Brille. Platz 34. Beim Radfahren war ich nach 20 Kilometern völlig platt. Doch die Zuschauer haben mich angefeuert – das war dann wie ein 2-Stunden-Orgasmus.

Und der muss beim Laufen angehalten haben?
Genau. Ich konnte nicht fassen, dass ich alle auf dem Papier besseren Läufer nach und nach überholte. Ich dachte immer: »Hey, was macht ihr denn, warum bleibt ihr stehen?«

Nur einer war schneller.
Im Schlussspurt überholte mich der Kanadier Simon Whitefield. Er war halt einfach besser.

Wie lautet das Geheimnis eines Siegers?
Der Muskel funktioniert nur im perfekten Zusammenspiel von Geist und Körper.

Vielen Dank für den netten Chat!

ZUM NACHSCHLAGEN

Adressen, die weiterhelfen

◆ **Bundesinstitut für Sportwissenschaft**
Carl-Diem-Weg 4, D-50933 Köln
◆ **Deutscher Leichtathletik-Verband**
Postfach 10 04 63, D-64204 Darmstadt
◆ **Deutscher Sportbund,** Otto-Fleck-Schneise 12, D-60528 Frankfurt/Main
◆ **Institut für Prävention und Nachsorge GmbH (IPN**), Bahnstr. 40, D-50858 Köln
◆ **Österreichischer Leichtathletik-Verband**
Volkslaufreferent, Prinz-Eugen-Straße 12
A-1040 Wien
◆ **Schweizerischer Leichtathletik-Verband**
Postfach 2233, CH-3001 Bern
◆ **Verband für unabhängige Gesundheitsberatung (UGB),** Kepplerstr. 1,
D-35390 Gießen

Bücher, die weiterhelfen

◆ Bromm, Dr. S.: **GU Kompass Low Fat.** Gräfe und Unzer Verlag, München
◆ Chichester, B./ Croft, J.: **Powerfully Fit (Men's Health).** Rodale Press Inc., Emmaus, Pennsylvania
◆ Geiger, U./ Schmid, C.: **Muskeltraining mit dem Theraband.** BLV Verlagsgesellschaft, München
◆ Geo – Wissen: **Körper, Bewegung, Gesundheit** (Nachdruck 24/97). Gruner + Jahr, Hamburg
◆ Grillparzer, M.: **Fatburner. So einfach schmilzt das Fett weg.** Gräfe und Unzer Verlag, München
◆ Grosser et al: **Richtiges Muskeltraining.** BLV Verlagsgesellschaft
◆ Hopfenzitz, P.: **GU Kompass Mineralstoffe.** Gräfe und Unzer Verlag
◆ Mende, J.: **Muskeltraining.** Rowohlt Verlag
◆ Rüdiger, M.: **Bauch, Beine, Po. Bodystyling BBP,** Gräfe und Unzer Verlag
◆ Schutt, K.: **Massagen – Wohltat für Körper und Seele.** Gräfe und Unzer Verlag
◆ Schwarzenegger, A.: **Fit mit Arnold Schwarzenegger.** Seehamer Verlag
◆ Seiwert, L. J.: **Wenn Du es eilig hast, gehe langsam.** Campus Verlag
◆ Strunz, Dr. med. U.: **Forever young. Das Glücks-Kochbuch.** Gräfe und Unzer Verlag
◆ Strunz, Dr. med. U.: **Forever young. Das Ernährungsprogramm.** Gräfe und Unzer Verlag
◆ Strunz, Dr. med. U.: **Forever young. Das Erfolgsprogramm.** Gräfe und Unzer Verlag
◆ Strunz, Dr. med. U.: **Forever young. Das Leicht-Lauf-Programm.** Gräfe und Unzer Verlag
◆ Strunz, Dr. med. U.: **Forever young. Fitness-Drinks plus Eiweiß.** Gräfe und Unzer Verlag
◆ Thalmann, Dr. med. H. H.: **Jahre jünger!** Cornelia Ahlering Verlag
◆ Trunz et al: **Fit durch Muskeltraining.** Rowohlt Taschenbuchverlag
◆ Unger, E.: **Handbuch für Muskeltraining.** Meyer & Meyer Verlag

➤ TIPP

Suchen Sie weitere Informationen zu ...

◆ ... Eiweißpräparaten, Nahrungsergänzungsmitteln oder
◆ ... Seminaren und Workshops mit dem Autor Dr. Strunz?
◆ ... Trainern aus dem Forever-young-Team?
Dann sehen Sie bitte im **Internet** nach unter **www.vitalmind.net** oder senden Sie ein **Fax** mit Ihrer Adresse an die Nummer **07832 / 994986**

◆ ... Blutanalysen, Laktattests, Leistungsparametern?
Dann senden Sie ein **Fax** mit Ihrer Adresse an die Nummer **07832 / 994986** oder per **Mail** an **info@vitalmind.net.**

Register

Impressum

Redaktion: Reinhard Brendli
Lektorat: Cornelia Klaeger, München

Fotos: Andreas Hosch
Weitere Fotos: Bavaria: S. 51; Folio ID (Majocchi): S. 131; Freudenberger Fotografie: S. 30; Image Bank: S. 35 (Derr); Jump: S. 11 unten 2 und 4, 32 (Lenz), 41, 45, 57, 118, 128, hintere Umschlagklappe außen/oben (Vey); Manfred Kage: S. 19, 42; Okapia: S. 11 oben; Manfred Pforr: S. 132; Tom Roch: S. 13, 121, 124, 126, 127 oben 1, 137 oben 3; Thomas von Salomon: S. 136; Reiner Schmitz: S. 120, 123, 127 oben 2–4, 130, 134; Christophe Schneider: S. 137 oben 1, 2, 4; Prof. Lothar Seiwert: S. 27; Sportimage: S. 8 (Ames), 24, 47; The Stock Market (Jeff Zaruba): hintere Umschlagklappe innen/rechts unten; Tony Stone: Umschlagvorderseite, S. 1, 3 oben (Pollock), 11 unten 1 und 3 (Madison), 18 rechts (Cornish), 21 unten (Ayres), 28 (Thomas), 44 (Fisher); Dr. Ulrich Strunz: S. 10 (und weitere Verwendungen), Umschlagrückseite; Süddeutscher Bilderdienst: S. 138; Tanita: S. 17; Prof. Gerhard Uhlenbruck: S. 49; Ullstein Bilderdienst: S. 12; Ute Wingenfeld: S. 38
Illustrationen: Detlef Seidensticker (außer S. 15: Axel Kock/Fit for fun)

Umschlaggestaltung und Innenlayout:
independent Medien-Design
Herstellung: Susanne Mühldorfer
Layout und Satz: Ludger Vorfeld, München
Lithos: Repro Ludwig
Druck und Bindung: Druckhaus Kaufmann

ISBN 3-7742-5637-3

Auflage	5.	4.	3.	2.	1.
Jahr	2005	2004	2003	2002	2001

Umwelthinweis
Dieses Buch wurde auf chlorfrei gebleichtem Papier gedruckt. Um Rohstoffe zu sparen, haben wir auf Folienverpackung verzichtet.

Dank
Der besondere Dank des Autors gilt Marion Grillparzer und Holle Bartosch für ihre Hilfe beim Schreiben dieses Manuskriptes.

Wichtiger Hinweis
Die Gedanken, Methoden und Anregungen in diesem Buch stellen die Meinung beziehungsweise Erfahrung des Verfassers dar. Sie wurden vom Autor nach bestem Wissen erstellt und mit größtmöglicher Sorgfalt geprüft. Sie bieten jedoch keinesfalls Ersatz für kompetenten medizinischen Rat. Jede Leserin, jeder Leser sollte für das eigene Tun und Lassen auch weiterhin selbst verantwortlich sein. Weder Autor noch Verlag können für eventuelle Nachteile oder Schäden, die aus den im Buch gegebenen praktischen Hinweisen resultieren, eine Haftung übernehmen.

Ihr Gräfe und Unzer Verlag
Redaktion Gesundheit
Postfach 86 03 25, 81630 München
Fax: 0 89/4 19 81-1 13
e-mail: leserservice@graefe-und-unzer.de

FOREVER YOUNG

das Erfolgsprogramm von Dr. Strunz

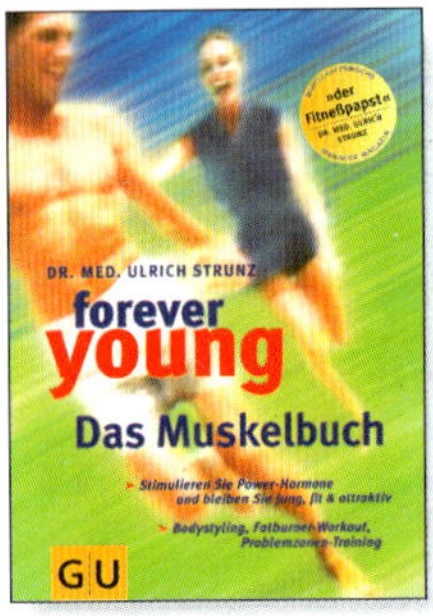

ISBN 3-7742-5637-3
144 Seiten

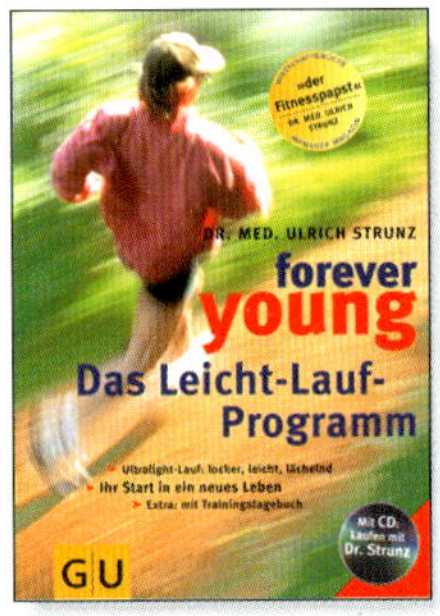

ISBN 3-7742-4830-3
160 Seiten
mit Lauftagebuch und CD

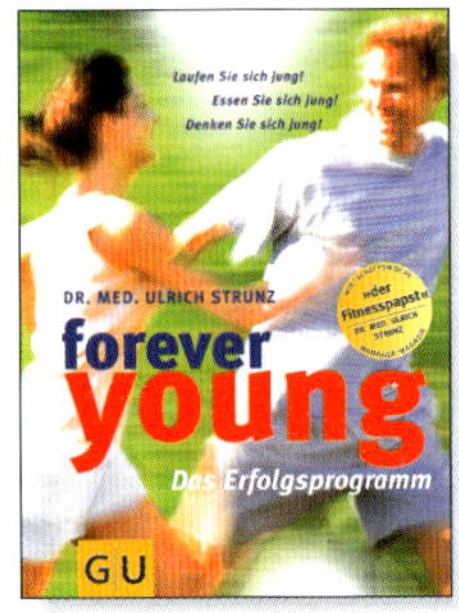

ISBN 3-7742-1736-X
192 Seiten
mit Lauftagebuch

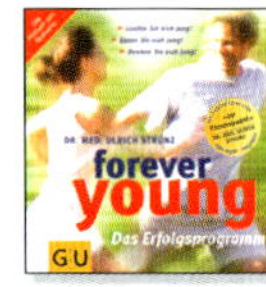

ISBN 3-7742-6262-4
2 CDs
ca. 90 Min. Laufzeit

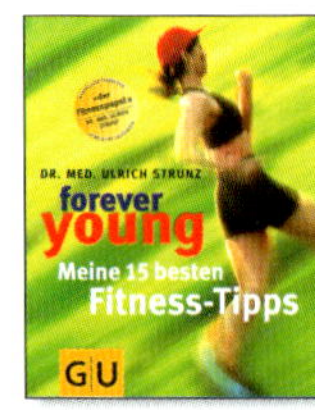

ISBN 3-7742-6237-3
32 Seiten

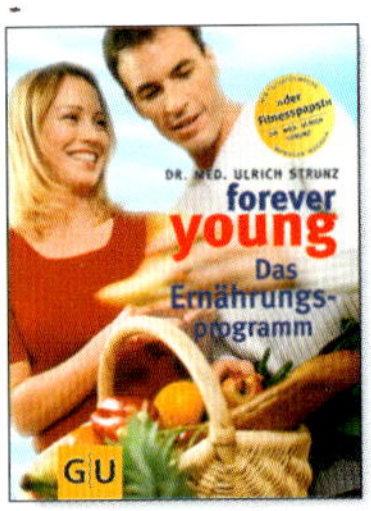

ISBN 3-7742-4001-9
128 Seiten

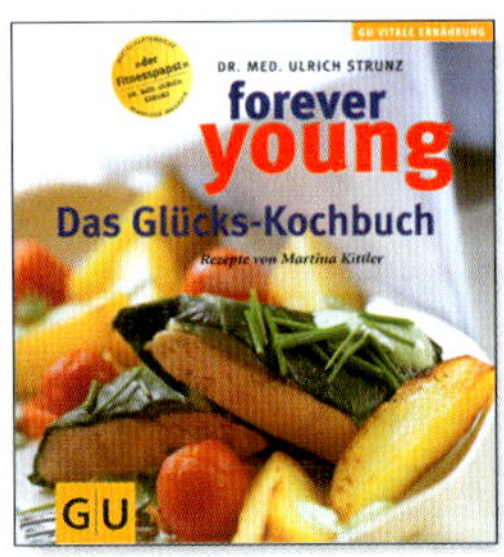

ISBN 3-7742-2025-5
168 Seiten

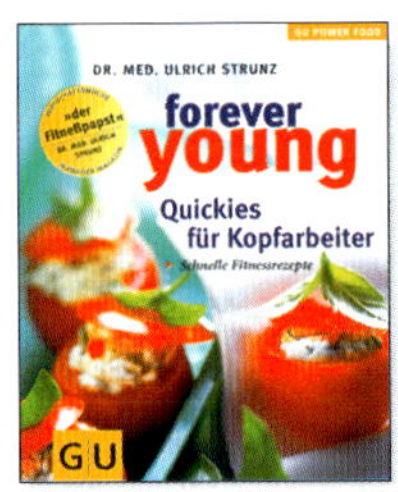

ISBN 3-7742-2613-X
64 Seiten

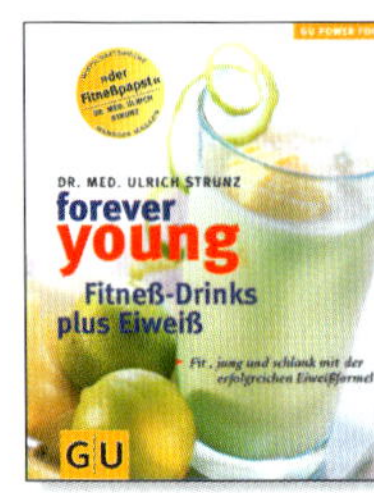

ISBN 3-7742-1904-4
64 Seiten

Starten Sie ab heute in Ihr neues Leben. *Mit dem sensationellen Erfolgsprogramm von Dr. Strunz: Laufen Sie sich jung! Essen Sie sich jung! Denken Sie sich jung!*

GU

Gutgemacht. Gutgelaunt.